Viver bem e Morrer bem
agora e sempre

Viver bem e Morrer bem
agora e sempre

Bel Cesar

Como superar traumas, lutos
e lidar com o processo da morte

1ª edição

São Paulo
2022

© Isabel Villares Lenz Cesar, 2022

1ª Edição, Editora Gaia, São Paulo 2022

Jefferson L. Alves – diretor editorial
Richard A. Alves – diretor geral
Flávio Samuel – gerente de produção
Jefferson Campos – assistente de produção
Juliana Tomasello – coordenadora editorial
Giovana Citrangulo – revisão
Bel Cesar – pinturas e fotos
Renata Zincone – capa e projeto gráfico
Danilo David – coordenador de arte
Taís do Lago – diagramação

Pinturas em aquarela por Bel Cesar, inspiradas em *Tibetan medical thangka of the four medical tantras* (Translator and compiler of the original edition: Byams-pa 'Phrin-las; Wang Lei. Tibet People's Publishing House, 2008).

Letras em tibetano por Bebel Franco (pintura da p. 420).

Na Editora Gaia, publicamos livros que refletem nossas ideias e valores: Desenvolvimento humano / Educação e Meio Ambiente / Esporte / Aventura / Fotografia / Gastronomia / Saúde / Alimentação e Literatura infantil.

Em respeito ao meio ambiente, as folhas deste livro foram produzidas com fibras obtidas de árvores de florestas plantadas, com origem certificada.

Dados Internacionais de Catalogação na Publicação (CIP)
(Câmara Brasileira do Livro, SP, Brasil)

Cesar, Bel
 Viver bem e morrer bem : agora e sempre : como superar traumas, lutos e lidar com o processo da morte / Bel Cesar. – São Paulo : Editora Gaia, 2022.

 ISBN 978-65-86223-38-5

 1. Budismo - Doutrinas 2. Budismo - Tibete 3. Meditação - Budismo I. Título.

22-129367   CDD-294.3923

Índices para catálogo sistemático:
1. Budismo tibetano : Meditação   294.3923

Cibele Maria Dias - Bibliotecária - CRB-8/9427

Obra atualizada conforme o
NOVO ACORDO ORTOGRÁFICO DA LÍNGUA PORTUGUESA

Editora Gaia Ltda.
Rua Pirapitingui, 111-A – Liberdade
CEP 01508-020 – São Paulo – SP
Tel.: (11) 3277-7999
e-mail: gaia@editoragaia.com.br

 globaleditora.com.br    /editoragaia

 /editoragaia   @editora_gaia

 blog.grupoeditorialglobal.com.br

Direitos reservados.
Colabore com a produção científica e cultural.
Proibida a reprodução total ou parcial desta obra sem a autorização do editor.

Nº de Catálogo: **4589**

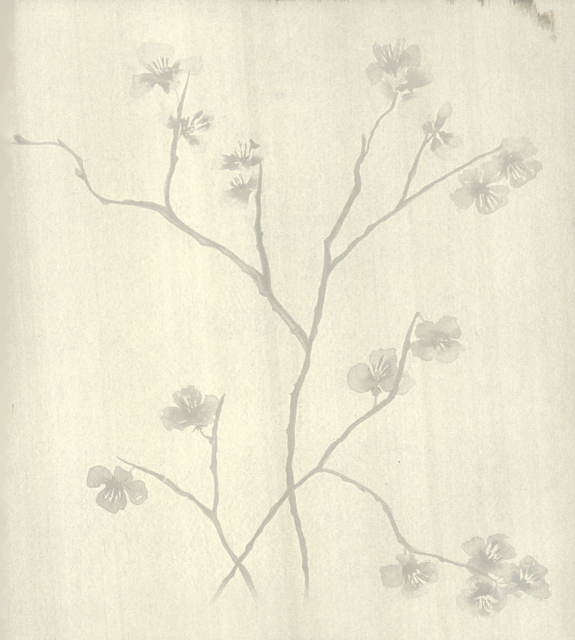

Viver bem e Morrer bem
agora e sempre

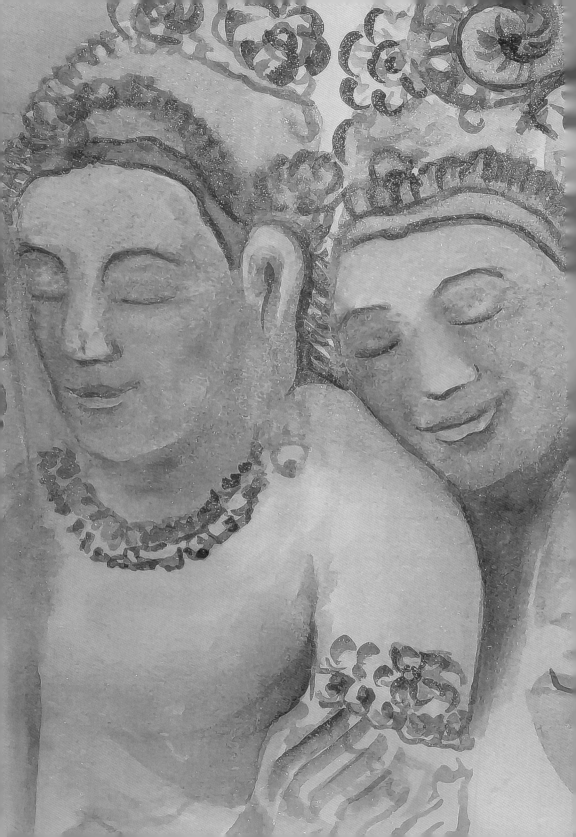

Dedicação

SÊM-TCHEN NÊPA DJÍNHYE PA
NHIÚRDHU NÊLE THÁR-GUIUR
TCHIG DRÔWE NÊNI MÁLÜPA
TÁGTU DJÚNGWA MÊPAR SHOG

MÊNAM THÚDANG DÊNPA DHANG
SANG-NGAG DÊDJÖ DRÚBPAR YI
KHÁNDRO SÍNPO LÁSOG PA
NHYÍNG-DJE SÊMDHANG DÊNGUIUR TCHIG

TCHÔG-NAM KÜNA LÜDHANG SEM
DÚ-NGAL NÊPA DJÍNHIE PA
DHÊDHAG DÁGUI SÖNAM KYI
DÊDHAG GUIÁTSO THÔB-PAR SHOG

Que qualquer ser doente que exista,
possa rapidamente se liberar da sua doença.
Possam todos os seres
sempre ser livres de qualquer doença.

Possam os remédios ser eficazes,
possam as preces [para os doentes] e os mantras [de cura] se realizar.
Possam os seres que criam doenças que vêm do espaço e os microrganismos
desenvolver compaixão [por aquele que está doente].

Possam todos os sofrimentos e doenças de corpo e mente
que existem nas dez direções,
pelo poder das forças de meus méritos,
obter oceanos de bem-estar e alegria.

Versos de **Shantideva**
(capítulo 10 do *Bodhisattvacharyavatara*)
transmitidos por
Lama Gangchen Rinpoche

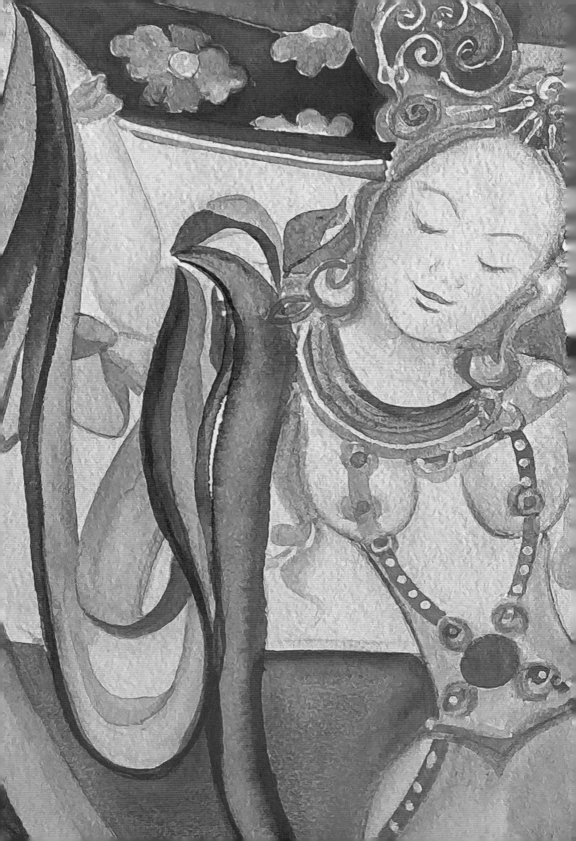

Agradecimentos

Agradeço *in memoriam* ao **Lama Gangchen Rinpoche** por todos os seus ensinamentos, seu amor e suas orientações para minha vida.

Agradeço ao meu filho **Lama Michel Rinpoche** por sua sabedoria e seu carinho.

Agradeço à minha filha **Fernanda Lenz** pela luz que traz em minha vida com sua coragem bondosa.

Agradeço ao meu marido **Peter Webb** pelo contínuo amor e confiança entre nós sempre crescente.

Agradeço ao meu sempre amigo e editor **Jefferson Alves** por me dar a preciosa oportunidade de expressar minha voz por meio das palavras.

Agradeço à minha mãe, **Elisa Villares Lenz Cesar**, pela vida que me deu e por seu exemplo de perseverança e fé.

Agradeço a todos os meus amigos e pacientes que me inspiram a seguir em frente com a certeza de que *juntos podemos*.

Agradeço a todos os profissionais que participaram diretamente deste livro com abertura, confiança e generosidade: Keila Bis, André Balboni, Cornélia Rossi, Sonia Gomes, Rabino Avraham, Tito Luis Kehl, Pastor Everaldo Pedro da Silva, Reverendo Ageu Cirilo Magalhães Jr., Osmar Fantinato, Sacerdote Sergio Martins dos Reis, Zeno Millet, Elias Leal, Awayunyc Kamaiurá, Lucila de Jesus M. Gonçalves, Doutor Am Chi Tsetan, Ricardo Villares Lenz Cesar, Jorge Mário Ruiz Alvarez, Renata Zincone, Geshe Lobsang Phuntsok, Doutora Maria Goretti Sales Maciel e Elkana Waarsenburg.

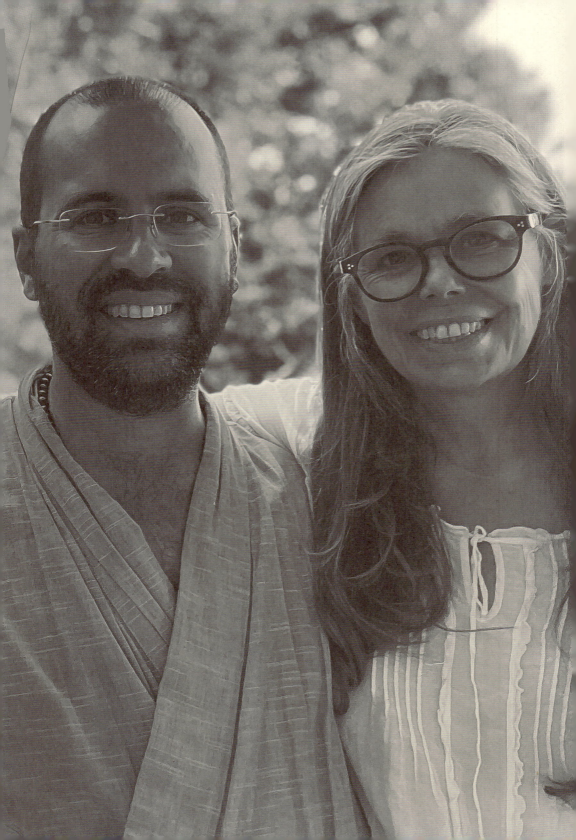

Prefácio por Lama Michel Rinpoche

Todos nós vivemos constantemente em transformação. E cada momento de nossa vida, cada experiência, encontro ou pensamento com os quais interagimos geram, continuamente, uma mudança.

A vida se passa em um contínuo fluxo de pensamentos, ações, experiências e encontros, por meio dos quais fazemos escolhas, interagimos, agimos e direcionamos o nosso ser e a nossa vida.

Normalmente, passamos boa parte do viver sendo influenciados pelo passado, reagindo ao que ocorreu. Muitas vezes, nossas emoções, escolhas e ações são uma simples reação ao que vivemos, ao que os outros fizeram ou disseram. Nos deixamos levar pelo nosso passado, por aquilo que aconteceu. Por outro lado, temos uma outra possibilidade, a de nos deixar levar pelo futuro. Nos permitir sonhar. Viver o presente como a força que gera e cria o futuro e não apenas como resultado do passado. Permitir-se imaginar o futuro: quem eu quero ser, o que eu quero fazer ou, até mesmo, como eu quero morrer.

Viver o presente conscientemente, com uma rede complexa de interações que cria e gera o nosso futuro. Deixar que o futuro seja a força que nos guia.

Estou seguro de que quem vive bem, em harmonia consigo mesmo e com o mundo à sua volta, está pronto para morrer bem. Ao mesmo tempo, quem se prepara para a própria morte, quem está em paz com a morte, naturalmente sabe viver bem.

A vida não existe sem a morte, assim como a morte não existe sem a vida. Para mim, não são duas coisas separadas. São duas manifestações da mesma continuidade.

O problema não é morrer, mas, sim, viver mal. Nos preparando para a morte, aprendemos a viver bem. E vivendo bem, nos preparamos para a morte.

Umas das grandes qualidades que nós como seres humanos temos é nossa capacidade de transmitir experiência e conhecimento de geração em geração.

Neste livro, Bel Cesar, minha mãe, compartilha conosco sua experiência e seu conhecimento com teorias, conceitos e ferramentas que nos ajudam a viver melhor, a lidar com as situações da vida e a nos preparar para a nossa própria morte.

Ela nos acompanha, com leveza, por temas profundos e significativos. Não apenas com noções teóricas, mas também com relatos de experiências próprias. Com isso, nos oferece uma riqueza e nos aproxima de temas importantes para as nossas vidas, mas que muitas vezes podem se tornar frios e distantes.

Lama Gangchen Rinpoche, com muito amor, ensinou e transmitiu o seu profundo conhecimento e sua sabedoria, principalmente no seu dia a dia: nas conversas, nos encontros e nos conselhos dados aos seus amigos e discípulos. Nesta obra, minha mãe compartilha muitos desses momentos preciosos, trazendo à nós a presença e a sabedoria de um Mestre tão especial.

Desejo que este livro não seja apenas uma transmissão de conceitos, mas, sim, que cada leitor possa utilizar o conhecimento e as experiências aqui compartilhados na própria vida, no próprio dia a dia. Que seja um instrumento de transformação virtuosa do próprio ser e da própria vida.

Lama Michel Rinpoche
Lama Gangchen Albagnano Healing Meditation Centre
Itália, 6 de outubro de 2022

Lama Michel Tulku Rinpoche nasceu em São Paulo, Brasil, em 2 de julho de 1981. Foi reconhecido por Lama Gangchen Rinpoche e muitos outros grandes mestres como um "tulku", a reencarnação de um mestre budista tibetano. Por decisão própria, aos 12 anos, Lama Michel decidiu deixar a "vida normal" para seguir a vida monástica no sul da Índia, onde estudou e aprendeu os elementos básicos da filosofia budista. Ele sempre esteve entre os melhores alunos da classe de debate, aprendeu a memorização e recitação de alguns dos textos filosóficos mais importantes e, é claro, a língua tibetana. Desde 2004, ele vive na Itália e dá valiosos ensinamentos de Dharma no Kunpen Lama Gangchen e no Albagnano Healing Meditation Centre (Bee-Verbania). Após o falecimento de Lama Gangchen Rinpoche, em 2020, Lama Michel se tornou o principal responsável da sua linhagem espiritual NgalSo Ganden Nyengyu, que tem como raíz a linhagem sussurrada de Ganden, fundada pelo grande Lama Tsongkhapa, no século XIV. Lama Michel Rinpoche é autor do livro *Coragem para seguir em frente,* publicado pela Editora Gaia em 2006.

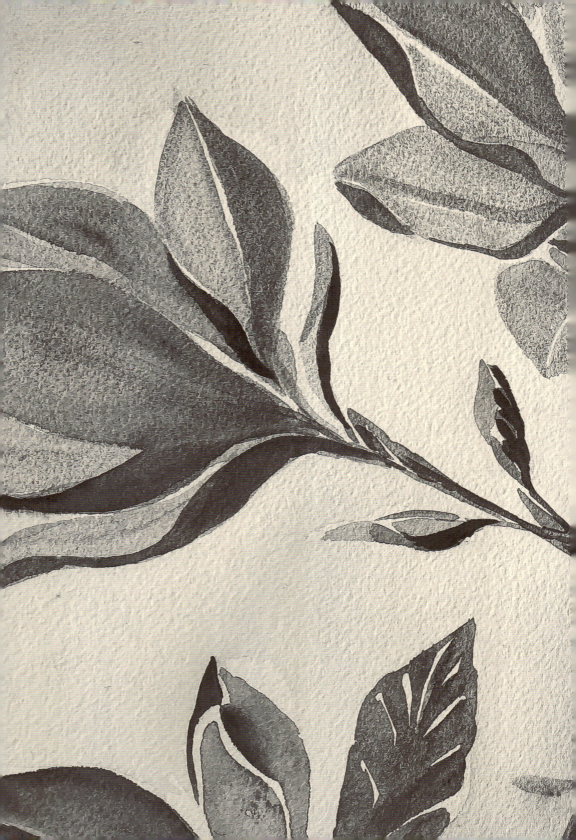

Sumário

Introdução **25**

Parte I – Viver bem

Capítulo 1   Sentir-se bem **31**

Capítulo 2   Estar autorregulado **35**

Capítulo 3   Vivemos além das nossas reais condições
físicas e emocionais? **39**

Capítulo 4   Quando nossas barreiras se romperam **43**

Capítulo 5   Como curar um trauma por meio
da Experiência Somática® **49**

Capítulo 6   A história da formação do cérebro humano **53**

Capítulo 7   Sistema nervoso autônomo e a Teoria Polivagal,
de Stephen Porges **61**

Capítulo 8   A Teoria Polivagal aplicada ao cotidiano **67**

Capítulo 9   Estar em paz é um estado de autorregulação **77**

Capítulo 10 Os nove passos para a reconstrução
do processo psicobiológico **87**

Capítulo 11 Passo I   Criar um ambiente relativamente seguro **91**

Capítulo 12 Passo II   Oferecer apoio, amparar a exploração
inicial e a aceitação da sensação e dos sentimentos **103**

Capítulo 13 Passo III   Pendulação e contenção: o poder inato
do ritmo **115**

Capítulo 14 Passo IV   Usar a titulação para aumentar
a estabilidade, a resiliência e a organização **119**

Capítulo 15 Passo V   Proporcionar uma experiência
corretiva, substituindo respostas passivas
de colapsos e sentimentos de impotência
por respostas defensivas ativas e reforçadas **121**

Capítulo 16 Passo VI   Desacoplar a associação
condicionada de medo e sensação de impotência
da resposta biológica de imobilidade **125**

Capítulo 17 Passo VII   Resolver estados de hiperativação guiando
suavemente a "descarga" e redistribuição da vasta
energia de sobrevivência mobilizada para a ação
de preservação da vida **129**

Capítulo 18 Passo VIII   Restaurar a autorregulação e o
equilíbrio dinâmico **133**

Capítulo 19   Passo IX   Reorientar o ambiente para
o aqui e agora **141**

Parte II – Viver autenticamente

Capítulo 20   Onde nos perdemos? Por que nos tornamos
distantes uns dos outros? **147**

Capítulo 21   A natureza humana a partir das
necessidades ontológicas **153**

Capítulo 22   I   Somos seres em abertura para o mundo
e para o outro **159**

Capítulo 23   II   Buscamos por significado e direção existencial **173**

Capítulo 24   III   Buscamos por sustentação **181**

Capítulo 25   IV   Buscamos por estabilidade **187**

Capítulo 26   V   Temos necessidade do outro **195**

Capítulo 27   VI   Temos necessidade de edificação **203**

Capítulo 28   VII   Temos necessidade de lugar **211**

Capítulo 29   VIII   Temos necessidade de pai e mãe **215**

Capítulo 30   Quando começamos a temer nossas
próprias emoções? **221**

Capítulo 31   Pessoas altamente sensíveis (PAS) **225**

Capítulo 32   Pessoas com dificuldade de sentir **231**

Capítulo 33   Alexitímicas: pessoas que não sabem nomear
o que sentem **235**

Capítulo 34   Por que as pessoas se agridem mutuamente
em vez de buscarem um entendimento? **247**

Capítulo 35   Quando foi a última vez que você aprendeu
algo que realmente lhe ajudou a viver melhor? **253**

Parte III – Morrer bem

Capítulo 36   Ter um propósito em vida e diante da morte **261**

Capítulo 37   Tudo continua **269**

Capítulo 38   Cada religião tem sua própria visão
sobre o pós-morte **275**

Capítulo 39   Judaísmo **279**

Capítulo 40   Igreja Católica **287**

Capítulo 41	Cristandade Ortodoxa	**295**
Capítulo 42	Igreja Evangélica	**301**
Capítulo 43	Protestantismo	**305**
Capítulo 44	Islamismo	**311**
Capítulo 45	Espiritismo	**317**
Capítulo 46	Umbanda	**323**
Capítulo 47	Candomblé	**329**
Capítulo 48	Tradição africana Dagara	**341**
Capítulo 49	Povos indígenas do alto Xingu	**345**
Capítulo 50	Hinduísmo	**351**
Capítulo 51	Dia dos Mortos no México	**357**
Capítulo 52	Budismo	**359**
Capítulo 53	O que continua?	**365**
Capítulo 54	Com a morte, a mente muito sutil segue seu processo contínuo de vida em vida	**371**
Capítulo 55	O que é a mente?	**375**

Capítulo 56   A importância do último estado mental ao morrer **383**

Capítulo 57   Aceitar a morte **389**

Capítulo 58   O processo gradual da morte **401**

Capítulo 59   Indícios de uma morte próxima **409**

Capítulo 60   A lucidez terminal **417**

Capítulo 61   O processo da morte em oito etapas **421**

Capítulo 62   Consciência além da vida: as experiências
de quase morte **441**

Capítulo 63   O processo do bardo **449**

Capítulo 64   Renascimento **453**

Capítulo 65   Aborto **459**

Parte IV – Despedir-se bem

Capítulo 66   Como ajudar aqueles que estão morrendo **469**

Capítulo 67   Cuidados paliativos **477**

Capítulo 68   Agradecer é uma forma de dizer adeus **493**

Capítulo 69   A dor emocional **497**

Capítulo 70   A tristeza **505**

Capítulo 71   Tocar é uma forma de dar e receber amor **521**

Capítulo 72   O luto antecipatório **533**

Capítulo 73   O processo do luto **541**

Capítulo 74   Os seis estágios diante da morte e do luto,
              segundo Elisabeth Kübler-Ross **545**

Capítulo 75   As quatros fases do luto,
              propostas por John Bowlby **561**

Capítulo 76   Suicídio: quando o sentido encontra-se
              em morrer **567**

Capítulo 77   Como cuidar de si mesmo para ajudar os outros? ... **581**

Capítulo 78   O mito de Inanna e sua irmã Ereshkigal **589**

Índice remissivo **597**

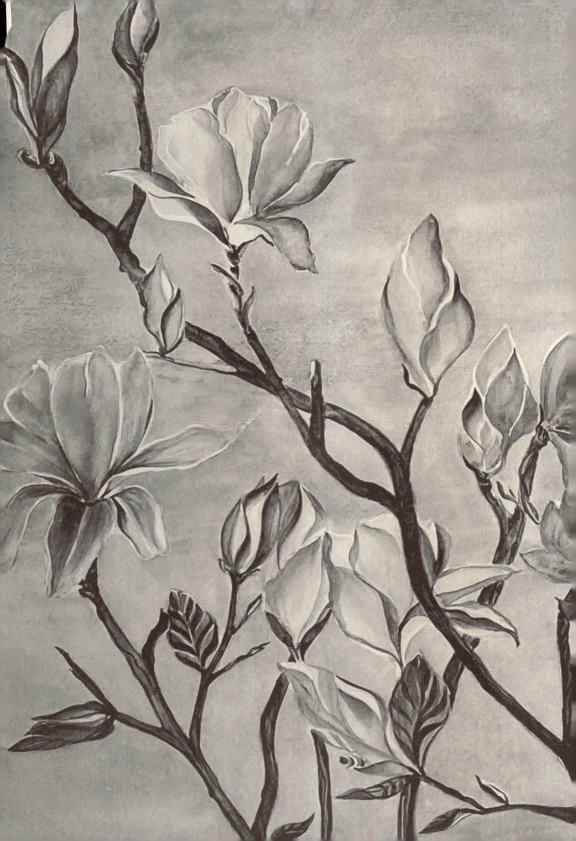

Este livro foi escrito para ser lido, também, de modo não linear.

Escolha no sumário o tema que lhe interessa e vá diretamente a ele.

Além disso, você pode usá-lo como um oráculo.

Pense em algo que gostaria de saber e, de olhos fechados, peça por inspiração.

Depois, abra aleatoriamente numa página qualquer, onde encontrará a sua resposta.

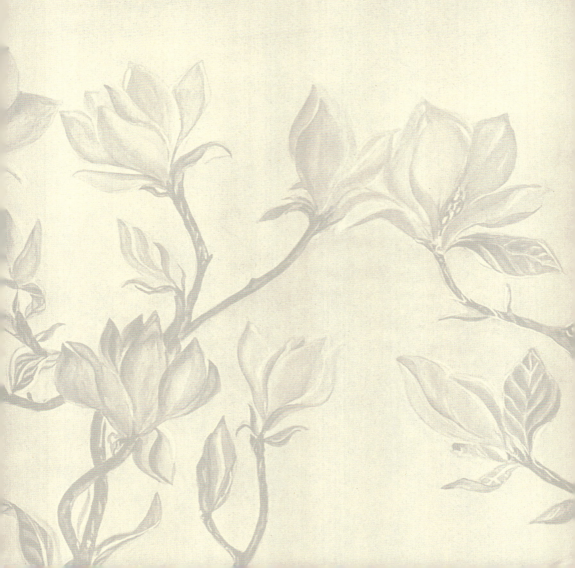

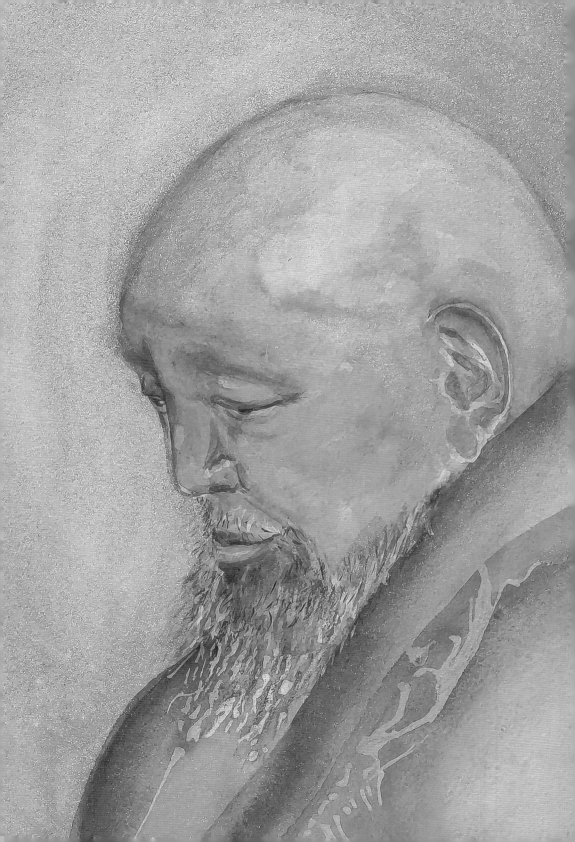

Introdução

Minha vida pessoal, profissional e espiritual estão bem sincronizadas. Sou psicóloga clínica e desde 1992 me dedico ao acompanhamento daqueles que enfrentam a morte. O que me levou a atender também quem vive o processo de luto e outros traumas. Em 2014, incluí no tratamento dos pacientes o método de resolução de traumas psicológicos chamado Experiência Somática® (SE™), de Peter Levine. Em todo o meu trabalho clínico, integro os princípios da filosofia do budismo tibetano.

No ano 1987, quando tinha 30 anos e conheci Lama Gangchen Rinpoche, a espiritualidade foi despertada em mim. Tive a preciosa oportunidade de conviver com Ele por 33 anos. Aprendi o budismo principalmente observando o modo como Rinpoche lidava com as situações cotidianas. Como sempre tive o hábito de anotar suas falas, agora, após seu falecimento, em 2020, elas tornaram-se a sua presença entre nós. Essas frases são a experiência viva de um mestre. Por isso, sei que elas são o que tenho de mais precioso para compartilhar com vocês.

Lama Gangchen Rinpoche nasceu no Tibete, em 1941. Ele era um mestre do budismo tibetano que tinha um particular poder de cura, pois sabia como lidar com a realidade nos níveis grosseiros e sutis. Ele nos dizia: "Precisamos investigar e cuidar dos níveis grosseiro, sutil e muito sutil dos fenômenos nos mundos relativo e absoluto. E aprender a usar todos os fenômenos de forma positiva."

Para nós, essa visão tão refinada e complexa é um mistério. Para ele, era um modo de vida. Rinpoche nos contava que ainda jovem realizava *pujas* (cerimônias) tradicionais para abençoar as fronteiras dos campos de arroz a fim de evitar os javalis, as secas e as doenças e para tirar as interferências negativas sobre as comunidades.

Nas sociedades modernas, não há mais práticas que possibilitem nos relacionarmos com o mundo sutil. Ele dizia: "No Ocidente, rezamos quando estamos vulneráveis, mas quando as coisas desorganizam, pensamos que foi o que estava mesmo para acontecer".

Em 1982, Rinpoche visitou a Europa pela primeira vez e, no mesmo ano, estabeleceu seu primeiro centro europeu: Karuna Choetsok, em Lesbos, na Grécia. Desde então, ele não parou de viajar e chegou a visitar mais de cinquenta países. Estava sempre em movimento e constantemente ajudando as pessoas, direta ou indiretamente. Participava de conferências e encontros com cidadãos capazes de somar forças para levar a paz ao mundo. Anualmente, visitava os seus vários centros e grupos de estudos de budismo espalhados principalmente pela América do Sul e Europa. Por anos seguidos, pudemos acompanhá-lo durante suas peregrinações a lugares sagrados na Índia, no Tibete e em Borobudur, na Indonésia.

Ele sempre caminhava de mãos dadas com quem estivesse ao seu lado. Posso afirmar que ele conhecia as necessidades emocionais e espirituais de cada discípulo e buscava atendê-las pessoalmente. Com dois celulares, estava ligado ao mundo 24 horas por dia.

Em março de 2020, meu marido, Peter Webb, e eu viemos passar três meses no Albagnano Healing Meditation Centre (AHMC), em Albagnano, na Itália, de onde eu escrevo este livro. Com o advento do falecimento do Lama Gangchen Rinpoche devido à Covid-19, em abril de 2020, compreendi que era o momento de nos transferirmos definitivamente para a Itália para estar ao lado do meu filho, Lama Michel

Rinpoche. Ele se tornou o principal responsável espiritual para dar continuidade aos trabalhos de Lama Gangchen Rinpoche.

Certa vez, Rinpoche disse que não deixou o Oriente para propagar o Dharma (os ensinamentos budistas) como religião, mas por eles serem tão maravilhosos, seria uma pena guardá-los somente para si. Com a mesma motivação, compartilho o que aprendi.

Neste livro, iremos percorrer um caminho de reflexões e técnicas que nos ajudam a lidar tanto com a vida quanto com os processos de doença e morte. Elas são baseadas nos princípios da Teoria Polivagal, de Stephen Porges, nos métodos de cura do trauma Experiência Somática® (SE™), de Peter Levine, na Focalização, de Eugene Gendlin, e nas necessidades ontológicas do ser humano. Além disso, conheceremos as diversas perspectivas das religiões sobre a morte e o luto. Em especial, a morte e o renascimento a partir do olhar do budismo tibetano.

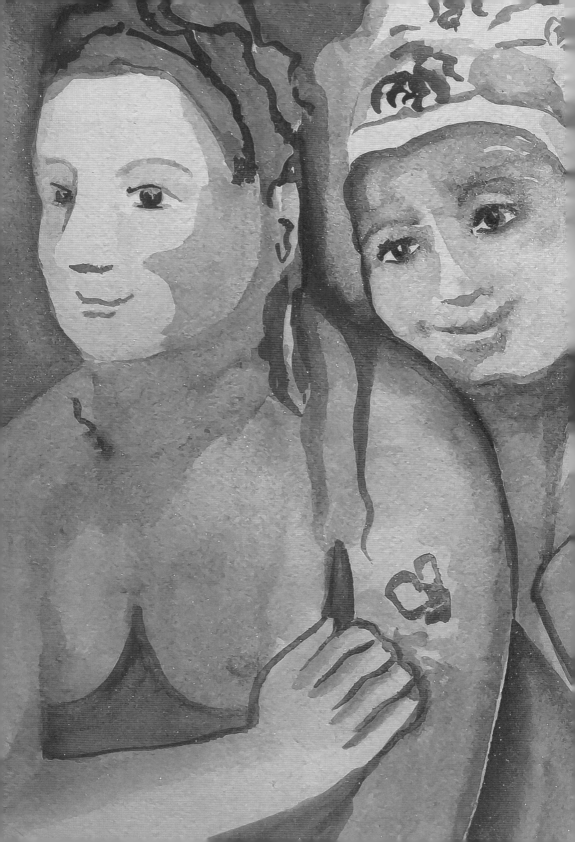

Viver bem

Parte I

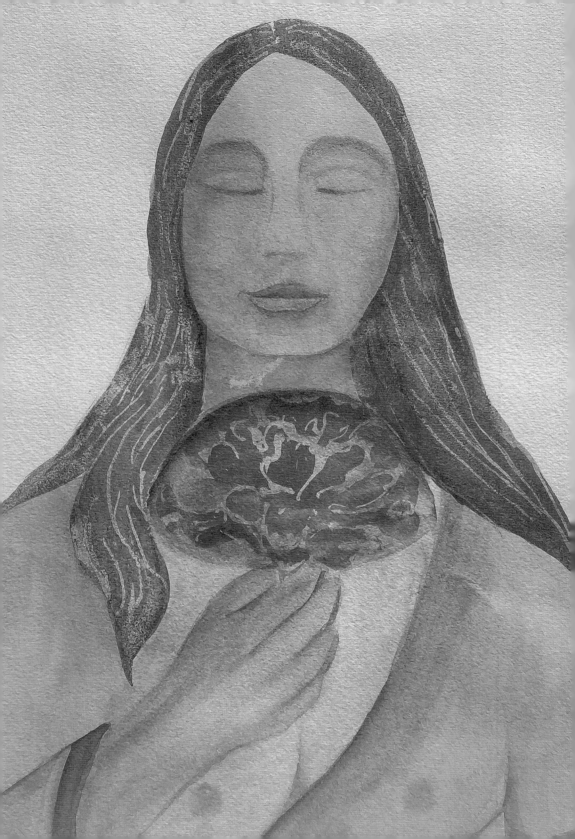

Capítulo 1
Sentir-se bem

*A felicidade é um estado de verdadeiro bem-estar
no qual a pessoa não deseja que nada seja diferente daquilo que ela está vivendo.
É um sincero "tudo bem".
Existem momentos em que sentimos
a felicidade em seu estado mais puro;
em outros, nos sentimos felizes,
mas ainda estamos presos
a alguns estados mentais negativos.*

Lama Michel Rinpoche

Entre nós brasileiros é natural respondermos "Tudo bem" quando alguém nos pergunta como estamos. Na Itália, costuma-se responder "Seguimos em frente" (*Si tira avanti*). Em ambos os casos, estamos nos propondo a nos sintonizar com uma sensação de bem-estar que seja suficientemente boa para levarmos a vida com fluidez.

Certa vez, Lama Gangchen Rinpoche chamou a nossa atenção sobre o que significa responder "Tudo bem": "Por um lado, é uma posição positiva diante da vida, mas também precisamos reconhecer o que é sentir-se tudo bem de verdade". Repetidas vezes, ele dizia que primeiro precisamos identificar o que é a paz para depois segui-la. Com isso, estava nos ensinando que a paz já existe em nós. Quando aprendemos a distingui-la, estamos aptos a viver com ela.

Ele nos dizia, por exemplo, para levarmos a paz do banheiro para o nosso dia a dia. Afinal, depois de irmos ao banheiro, expiramos com alívio. Por um instante nos sentimos bem, mas assim que saímos do banheiro já contraímos a mente novamente. Essa é a diferença entre uma mente relaxada e uma mente tensa. Rinpoche nos incentivava a valorizarmos o sentimento de bem-estar que surge quando fazemos coisas simples e belas, como sentir uma profunda satisfação de estar na companhia de pessoas amigas ou rezar mantras juntos.

Segundo ele, não devemos nos deixar pressionar pelo futuro, pois assim teremos uma mente estável e flexível ao mesmo tempo.

> Ter a mente tensa é como ter as mãos tensas: você não consegue tocar em nada. Portanto, precisamos decidir não cultivar uma mente estúpida, programando-nos com muita precisão. É tudo uma questão de não seguir emoções negativas, aceitando a paz e seguindo a paz. Quando estamos em paz, tudo começa a vir automaticamente de maneira positiva.

Em outro momento, ele nos falou:

> Nós precisamos estar sempre muito atentos porque se tivermos uma mente negativa, veremos apenas coisas negativas, como os problemas sociais e o ambiente urbano degenerado. Precisamos manter nossa mente sempre do lado da solução.

Em todos os seus ensinamentos, Lama Gangchen Rinpoche estava nos alertando que é possível estar em paz mesmo quando as situações externas se tornam ameaçadoras.

Se não estivermos habituados a nos sentir felizes, nossa mente insatisfeita voltará sempre a se manifestar. Por isso, a felicidade requer autorregulação emocional: a capacidade de harmonizar os estados de medo, dúvida, raiva e irritação diante das vicissitudes da vida.

O método de cura do trauma Experiência Somática® (Somatic Experiencing®, ou SE™, como costuma ser chamada), de Peter Levine[1], e a Teoria Polivagal, de Stephen Porges[2], nos ajudam a compreender o que é autorregulação e como praticá-la.

---

[1] Ph.D. em Física Médica, pela University of California, também possui doutorado em Psicologia, pela International University. É o fundador da Somatic Experiencing® (SE™) e estabeleceu a Foundation for Human Enrichment, em Boulder, no Colorado (EUA), para servir como centro de treinamento dos praticantes de SE™.

[2] Cientista universitário da Indiana University, nos Estados Unidos, onde é o diretor fundador do Traumatic Stress Research Consortium.

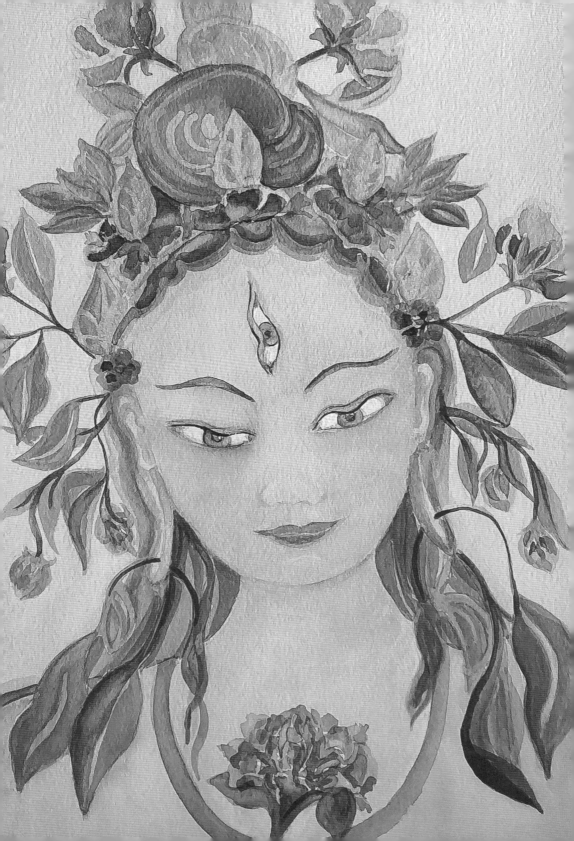

Capítulo 2

Estar autorregulado

A autorregulação é a capacidade natural de nos adaptarmos ao constante fluxo de intensidade externa e interna, de ameaças e desafios. Ela é um equilíbrio dinâmico de abertura, confronto e relaxamento, ou seja, é a habilidade de transitar entre diferentes estados emocionais e psicofísicos, mantendo uma visão panorâmica do ambiente, assim como o engajamento social.

Ela ocorre a partir de nós, mas em ressonância com os outros e com todo o ambiente. A psicoterapeuta americana Marion Solomon[1] sugere que os parceiros influenciam a autorregulação um do outro durante o processo de regulação mútua:

> Cada indivíduo é um sistema auto-organizado que possui seus próprios estados de consciência (estados de organização cerebral) que podem ser expandidos em estados mais coerentes e complexos em colaboração com outro sistema auto-organizado.[2]

Marion encoraja, portanto, as pessoas que estão num relacionamento a explorar e desenvolver novas maneiras de criar e transformar seus estados de vínculos.

---

[1] Especialista no tratamento de problemas que perturbam os relacionamentos, Marion Solomon vive em Los Angeles (EUA). Participa do corpo docente da Escola de Medicina David Geffen, do Departamento de Psiquiatria da University of California, Los Angeles (UCLA), e do Departamento de Humanidades, Ciências e Ciências Sociais, também da UCLA.

[2] Fosha, Diana; Siegel, Daniel; Salomon, Marion. *Attraversare le emozioni*: nuovi modelli di psicoterapia. Mimesis Frontiere della Pasche, Milão, Itália, 2012, p. 127. Tradução livre.

A partir de uma base aterrada, confiante e gentil, lidamos bem com nossas capacidades de fugir ou atacar algo, porque nos sentimos capazes diante da vida. O psicólogo americano Peter Levine, criador do método de cura do trauma Experiência Somática® representa esse estado fluido como a correnteza de um riacho:

> A nossa vida é como um riacho. As correntezas de nossas experiências fluem ao longo do tempo em ciclos periódicos de tranquilidade, perturbação e integração. Os nossos corpos são as margens do riacho, que contêm e dão limites à nossa energia vital, ao mesmo tempo que permitem que ela flua livremente entre as margens. É a barreira protetora das margens que nos permite experimentar com segurança o nosso senso de movimento e mudanças interiores.[3]

No entanto, quando um trauma acontece, essas margens se desfazem.

> Usando a analogia do riacho, o trauma de choque pode ser visualizado como uma força externa que rompe a proteção de nossa experiência (margens). Essa fenda cria, então, um vórtice turbulento. Com o rompimento, uma corrente explosiva de energia vital gera um vórtice de trauma. Esse redemoinho existe fora das margens de nossa correnteza de experiência normal de vida. É comum que pessoas traumatizadas ou sejam sugadas pelo vórtice de trauma, ou evitem totalmente a fenda, ficando a distância da região onde a fenda (trauma) ocorreu.[4]

Os pensamentos, as emoções e as sensações fora do nosso controle formam o vórtice de trauma. Os nossos recursos externos – como pessoas e lugares de segurança – e internos – autoestima e confiança

---

[3] Levine, Peter; Ann Frederick. *O despertar do tigre*: curando o trauma. Summus Editorial, São Paulo, SP, 1999, p. 171.

[4] Levine, Peter; Ann Frederick. *O despertar do tigre*: curando o trauma. Summus Editorial, São Paulo, SP, 1999, p. 172.

nos aprendizados de como identificar e solucionar os problemas, por exemplo – formam o contravórtice, isto é, o vórtice de cura.

A terapeuta familiar síria Gina Ross[5], em seu livro *Do trauma à cura: um guia para você*, esclarece:

> O "vórtice de cura" se refere à capacidade inata do ser humano de lidar com a tragédia e de se curar de suas consequências. Pesquisas recentes confirmam que a cura do trauma é possível. Elas mostram que o cérebro humano é flexível: pode regenerar-se a qualquer momento e levar o organismo de volta ao equilíbrio. O importante é que ele consegue formar novas conexões neuronais inspiradas e moldadas por relacionamentos sadios e novas experiências positivas durante a vida. Notavelmente, o vórtice de cura é acionado no sistema nervoso no mesmo momento que o vórtice de trauma é desencadeado. Mas, se o trauma for muito devastador, em magnitude ou impacto, o vórtice de cura precisará de ajuda para emergir: consciência e recursos dão a partida. Recursos relembram nosso sistema nervoso de sua habilidade de autorregulação e ativam nossa capacidade de resposta. Com o vórtice de cura fortalecido, somos capazes de processar a experiência traumática e integrá-la na correnteza da vida, recuperando o nosso controle emocional e mental.[6]

Na medida em que aprendemos a reconhecer os sinais de que estamos nos perdendo, podemos recuperar o nosso eixo de segurança. Para tanto, é preciso que primeiro aprendamos a reconhecer esse estado de segurança.

---

[5] Fundadora e presidente dos Institutos Internacionais de Trauma-Healing, nos Estados Unidos e em Israel, e cofundadora do Centro Israelense de Trauma no Hospital Herzog, em Jerusalém. Especializou-se em trauma coletivo e usa o método da Experiência Somática® nos conflitos entre grupos e nações, como entre as sociedades israelitas e palestinas, para promover a superação de mal-entendidos transculturais.

[6] Ross, Gina. *Do trauma à cura*: um guia para você. Summus Editorial, São Paulo, SP, 2014, eBook Kindle, posição 826.

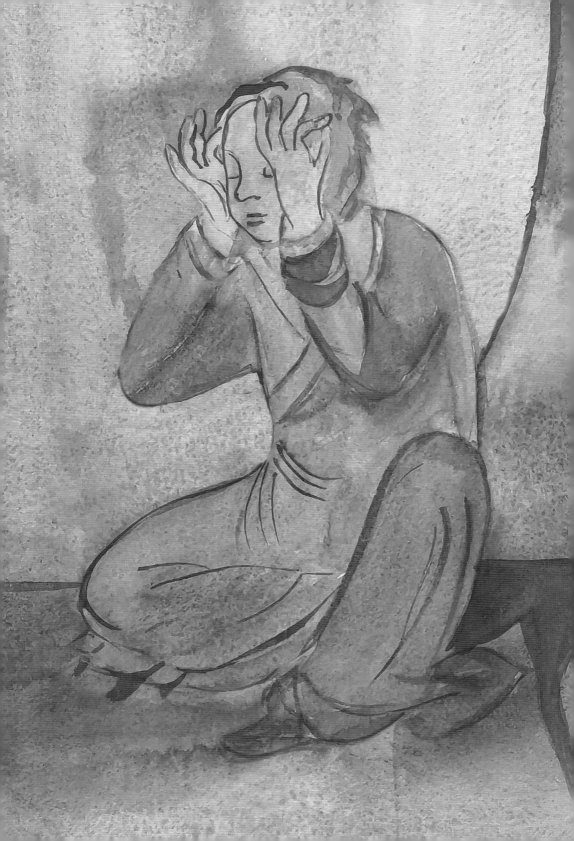

Capítulo 3

Vivemos além das nossas reais condições físicas e emocionais?

Às vezes, temos a impressão de que
quanto mais tentamos ser felizes,
mais tristes ficamos.
Sob este prisma,
a vida parece ser uma corrida
sem qualquer sentido;
nossos esforços para sermos felizes
fazem-nos andar em círculos,
até ficarmos frustrados e esgotados.[1]

Lama Yeshe

Cada um tem um limite do quanto pode suportar de acordo com o momento que está vivendo, mas a grande maioria de nós não o respeita e está cronicamente estressada.

Por onde recomeçar? "É sempre melhor começar pelo lugar onde você se encontra", costuma nos dizer Lama Michel Rinpoche. Quando não sabemos o que fazer, primeiro precisamos dar tempo e espaço para, aos poucos, compreendermos o que nos faltava saber e, gradualmente, interagirmos com a situação.

---

[1] Yeshe, Lama. *Introdução ao tantra*. Gaia, São Paulo, SP, 2007, p. 26.

Creio que um bom ponto de partida seja dar à nossa vida um contorno seguro no qual possamos ter tempo e espaço para atender às nossas necessidades físicas, emocionais e espirituais. Algumas pessoas se adaptam excessivamente às demandas externas sem se darem conta que estão se descuidando dos seus limites pessoais.

Cuidamos de nós mesmos quando não ultrapassamos os nossos limites e cultivamos conexões saudáveis em que podemos expressar espontaneamente quem somos.

Cuidamos de nós mesmos quando honramos o direito de parar para reconhecer o que precisamos e desejamos nos manter conectados com a nossa base.

Cuidamos de nós mesmos quando escutamos e respeitamos nosso real tamanho.

Quanto maior for a capacidade de termos empatia com nós mesmos, maior será a nossa habilidade de ressoar, de entrar em sintonia com os outros.

Ao cuidarmos de nós mesmos, muito provavelmente não estaremos violando fronteiras alheias e nem sendo por elas invadidos. É como perceber o tempo justo de um abraço: podemos dizer "não" quando ele é excessivo ou pedir por mais presença quando é leve demais.

O desafio do autocuidado está em manter uma boa capacidade intuitiva de quando é melhor nos abrirmos ou nos fecharmos.

A vida está constantemente nos estimulando a nos abrir e nos fechar. Quando estamos abertos, temos curiosidade e receptividade, e nos deixamos ser tocados por novas realidades. Quando estamos fechados, nos encontramos retraídos, sem abertura para novos estímulos.

Se estivermos fechados para fora, mas abertos para testemunharmos e dialogarmos com o que se passa em nosso interior, não iremos nos sentir bloqueados pelas pressões externas.

Podemos nos fechar para fora e, ainda assim, nos mantermos abertos para dentro.

Existem momentos em que queremos nos abrir para os outros, mas estamos muito cansados para fazê-lo. O excesso de estímulos, a pressão do tempo e a logística da vida nos ocupam demais.

Enfrentar desafios garante a sanidade do nosso cérebro. Porém, se ultrapassarmos repetidamente nossos picos de estresse, adoecemos. Viver moderadamente é o grande desafio para o homem no século XXI. Para tanto, é importante aprender a surfar sobre ondas de tensão e relaxamento sem nos deixarmos levar pelos extremos da hiperatividade ou do tédio.

Qual é o meu real tamanho neste momento?

Quais são os meus recursos?

O que eu preciso agora?

Saber responder a essas perguntas para si mesmo e comunicá-las aos outros nos leva a ter relacionamentos baseados na transparência e confiança mútua.

Quando a segurança interna está estabelecida, surge a necessidade de correr o risco de romper – de lutar contra o limite. Nossas fronteiras não são rígidas como os muros que separam países em conflito. Elas são contornos, adornos que tornam possível não nos perdermos nos campos alheios.

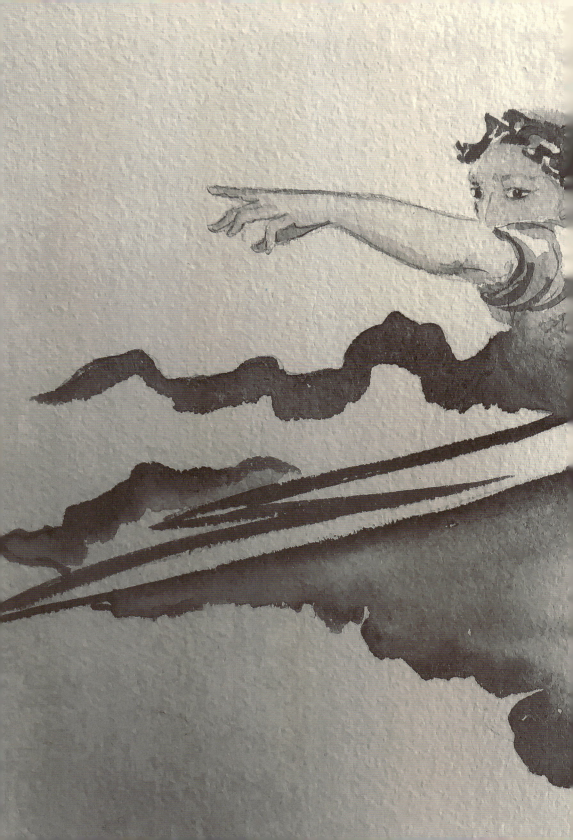

Capítulo 4

Quando nossas barreiras
se romperam

*O mundo fora de nós
é um reflexo de nosso mundo interno.
A troca é contínua.
O mundo interno influencia o mundo externo
e o mundo externo transforma o mundo interno.*
Lama Gangchen Rinpoche

Por um instante, procure se lembrar de um momento em que você se sentiu bem consigo mesmo e no ambiente em que se encontrava. Não que tudo fosse perfeito, mas a lembrança é de que se sentia bem. Talvez esteja se sentindo assim agora mesmo.

Relembre as situações em que o mundo era suficientemente seguro para você se mover com facilidade. Aonde a sua curiosidade o levava? O que você gostava de explorar? Você preferia estar só ou em grupo?

À medida que você se lembra dessas situações, note o que está ocorrendo com o seu corpo. Como você sente os músculos dos seus ombros, da sua barriga, de suas pernas e de seus braços? Eles estão confortáveis, relaxados ou tensos?

Você tem vontade de explorar mais essas lembranças? Gostaria de escrevê-las ou de compartilhá-las com alguém? O que elas despertam em você?

Eu nasci em 1957, em São Paulo, Brasil. Era uma cidade grande, mas ainda podíamos empinar papagaio na rua atrás da nossa casa. Tínhamos a liberdade para conhecer o mundo em nossas brincadeiras. Essa confiança básica em um mundo seguro o suficiente para ser explorado rompeu-se claramente quando sofri, aos 42 anos, um sequestro relâmpago. Até então, acreditava que se eu estivesse bem internamente, nada de ruim iria me acontecer. Naquele momento, justamente porque estava tranquila conversando com uma amiga no carro, não vi que dois homens armados estavam vindo em nossa direção.

As fronteiras entre o meu bem-estar e o mundo exterior ameaçador se romperam. Naquele momento, a minha confiança básica em explorar o mundo estava abalada. São Paulo havia se tornado uma cidade perigosa para o meu corpo e minha mente. Antes desse ocorrido, *sabia* que era perigoso. Desde então, passei a *sentir* o perigo.

Muitas pessoas sofrem com a quebra de uma fronteira saudável quando são ainda crianças bem pequenas, cedo demais para seu sistema psicofísico elaborar qualquer perda de proteção. Essas pessoas se tornaram vulneráveis interna e externamente.

Quando você sentiu que a sua barragem com o mundo rompeu?

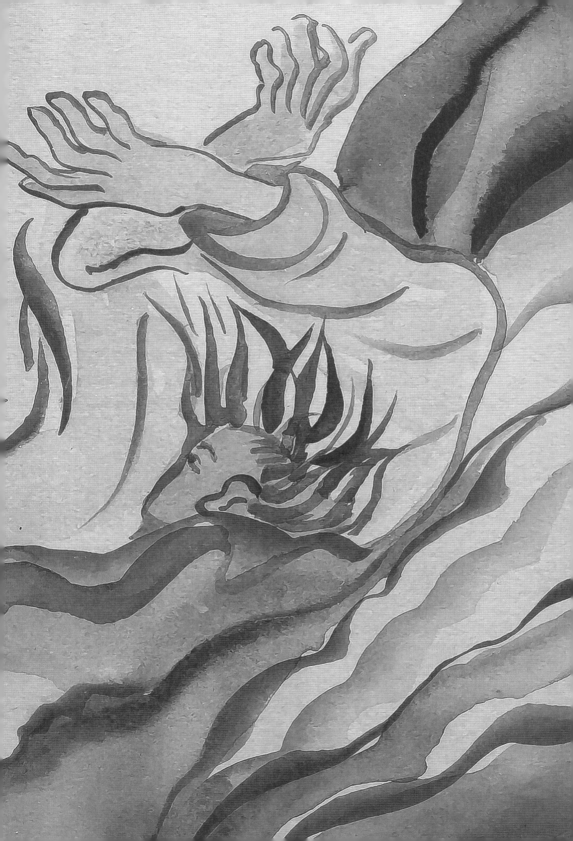

Cada um carrega suas próprias marcas de quando algo cedo demais, intenso demais ou rápido demais lhe ocorreu. Sem tempo para se defender ou para se proteger, a memória de uma ação inacabada fica impressa em nosso sistema psicofísico.

O processo de cura de um trauma por meio da Experiência Somática® trabalha justamente na liberação dos impulsos de luta e fuga que ficaram incompletos e permaneceram inconscientes em nosso sistema subcortical, isto é, no interior do cérebro onde ocorrem a formação da memória, das emoções e do prazer, e a produção hormonal.

Quem nasceu após a Segunda Guerra Mundial, até que viveu o século XX sem grandes ameaças coletivas. Mas em 2001, com o atentado do 11 de setembro, passamos a *sentir* o mundo bem mais frágil aos ataques intensos e rápidos demais. Inúmeras vezes nosso cérebro foi bombardeado pelas imagens das torres gêmeas, em Nova York, caindo. Isso sem falar das pessoas que tiveram uma experiência direta com a tragédia. Depois, em 2004, assistimos ao tsunâmi na Tailândia, na Índia e no Sri Lanka. Outras experiências semelhantes se repetiram com o tsunâmi no Japão, em 2011, assim como o tsunâmi na Indonésia causado pela erupção do vulcão Krakatoa, em dezembro de 2018.

Em 2015, houve o terremoto em Kathmandu, no Nepal. No Brasil, no mesmo ano, vimos o rompimento da barragem de rejeitos da Usina de Mineração Samarco, em Mariana, Minas Gerais. Pouco mais de três anos depois, outra nova tragédia tão chocante quanto surgiu com o rompimento da barragem de rejeitos da Mina do Feijão, no município de Brumadinho, também no estado mineiro.

Em fevereiro de 2020, as fronteiras entre todas as nações mundiais foram abaladas com a chegada da Covid-19. Com a pandemia do coronavírus, todos nós perdemos um lugar seguro, dentro e fora de nós. Cada um, a seu modo, precisa de ajuda e precisa saber como ajudar aqueles que podem ser ajudados.

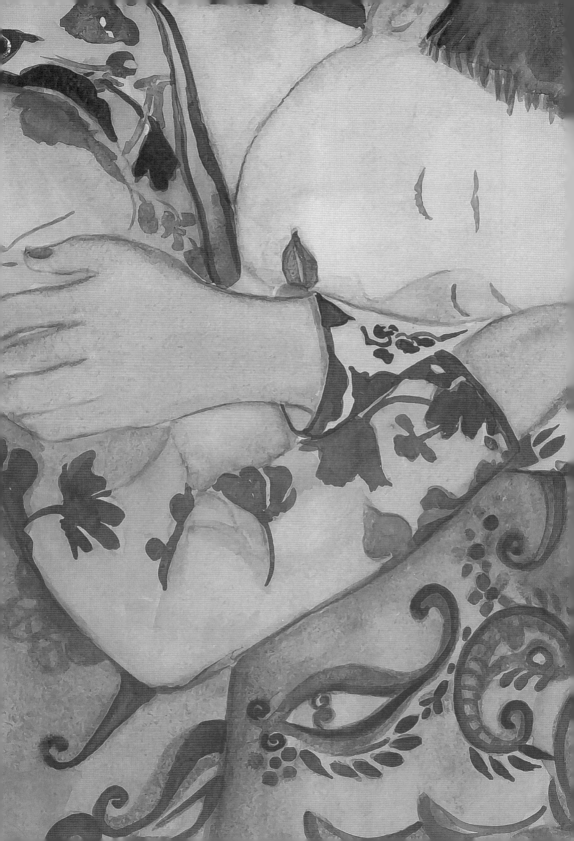

Capítulo 5

Como curar um trauma por meio da Experiência Somática®

Trauma significa quebra de continuidade
na existência de um indivíduo.
É somente sobre uma continuidade
no existir que o sentido do self,
de se sentir real, de ser,
pode finalmente se estabelecer
como uma característica
da personalidade do indivíduo.[1]
Donald Winnicott

É a percepção pessoal, e não os eventos reais que ocorreram durante
uma experiência, que cria as consequências pós-traumáticas.
Peter Levine

O trauma ocorre quando algo é forte demais, rápido demais ou cedo demais para o nosso sistema suportar.

Um trauma é um impacto não resolvido, não curado, uma ação ou um gesto não concluído que aguarda para se completar sempre que possível. Para Peter Levine, o trauma é uma resposta biológica de defesa incompleta, onde o sistema nervoso autônomo se mantém em alta ativação por não conseguir se defender de uma ameaça, seja

---

[1] Winnicott, Donald. *Tudo começa em casa*. Ubu, São Paulo, SP, 2021, eBook Kindle, posição 161. Tradução livre.

atacando-a ou fugindo dela. Por isso, mesmo após o evento traumático passar, uma pessoa pode continuar presa ao medo, à vulnerabilidade e à desconfiança.

A ressalva de Peter Levine é de que o trauma não está no evento em si, mas na disponibilidade ou na ausência de recursos para lidar com uma situação de estresse no momento em que ela ocorre.

O trauma também é formado em repetidas ações cotidianas, e não em um único evento. Por isso pode ser mais difícil de ser identificado.

Peter Levine desenvolveu a Experiência Somática® (SE™) a partir de suas observações com animais selvagens. Ele compreendeu como os animais se recuperam de forma relativamente rápida de situações traumáticas e aplicou essa percepção a humanos.

Para conhecer o trabalho de Peter Levine, recomendo começar pelo seu primeiro livro, *O despertar do tigre: curando o trauma*, publicado em 1997. Em seguida, ler *Uma voz sem palavras: como o corpo libera o trauma e restaura o bem-estar*, de 2010[2]. Indico também a obra *Do trauma à cura: um guia para você*, de Gina Ross, que é um verdadeiro manual para quem quiser conhecer a Experiência Somática® – todas as obras são publicadas pela Summus Editorial. Sobretudo, aconselho a fazer os cursos de formação do SE™, pois mesmo sem a intenção de tornar-se um terapeuta, o curso iniciante nos dá uma base importante para conhecer o funcionamento do corpo e da mente.

---

[2] Outros livros de Peter Levine: *Trauma and Memory – Brain and Body in a Search for the Living Past*. Com Maggie Kline, é coautor de *Trauma Through a Child's Eyes: Awakening the Ordinary Miracle of Healing* e de *Trauma Proofing your Kids: A Parents Guide for Instilling Confidence, Joy and Resilience*. Com Maggie Phillips, publicou o livro *Freedom from Pain: Discover your Body's Power to Overcome Physical Pain*. Peter ainda lançou os audiolivros *Healing Trauma – A Pioneering Program for Restoring the Wisdom of your Body*, *Sexual Healing – Transforming the Sacred Wound* e *It Won't Hurt Forever – Guiding your Child Through Trauma*.

A Experiência Somática®[3] oferece aos terapeutas nove ferramentas básicas para "renegociar" e transformar o trauma. Com essas técnicas, descarregamos a energia excedente acumulada durante o evento traumático e conseguimos completar as respostas de defesa e ataque que permanecem armazenadas a nível visceral e motor.

Vamos conhecer essas ferramentas ao decorrer dos próximos capítulos, de modo introdutório, mas suficiente para aplicá-las em nosso cotidiano diante de situações estressantes. Conhecê-las é um começo para compreendermos como podemos nos autorregular e ajudar os outros a fazer o mesmo.

Para uma melhor compreensão da Experiência Somática®, iremos percorrer uma longa história sobre a formação do sistema nervoso autônomo, pois assim compreenderemos a Teoria Polivagal, de Stephen Porges, na qual a Experiência Somática® também se baseia.

Optei por darmos um mergulho na história da formação do sistema nervoso desde seu surgimento. Assim, veremos como ainda carregamos uma herança autônoma tal como viviam nossos ancestrais.

---

[3] Para mais informações, acesse o site da Associação Brasileira do Trauma: <www.traumatemcura.com.br>.

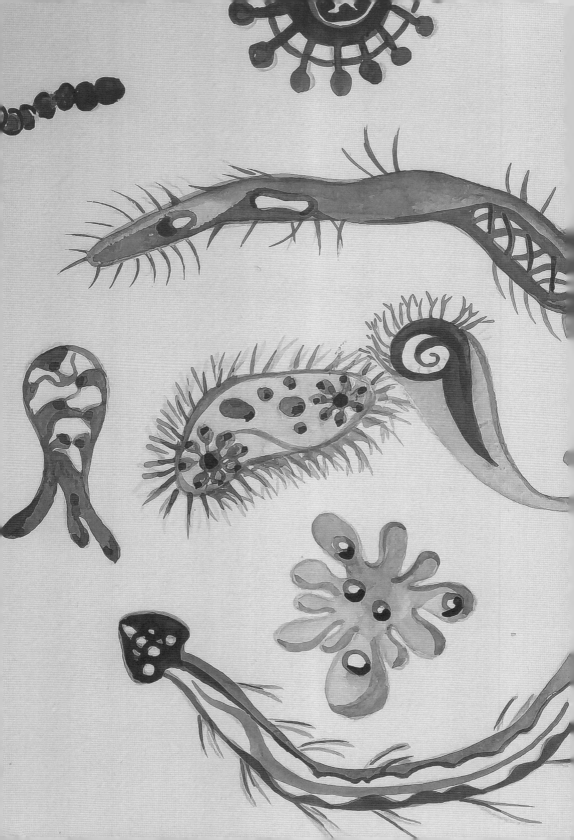

Capítulo 6

A história da formação
do cérebro humano

A neurociência costuma ressaltar que temos, praticamente, o mesmo mecanismo de funcionamento do cérebro de nossos ancestrais, embora vivamos em condições tão diferentes. Compreender a sua formação nos ajuda a reconhecer nossas habilidades e limitações. Portanto, vamos partir do início das primeiras células vivas.

Os primeiros seres vivos foram organismos unicelulares, sendo que o fóssil tido, atualmente, como o mais antigo é denominado Eubacteria e data de, aproximadamente, 3,4 bilhões de anos atrás. Há cerca de 700 milhões de anos, surgiram as células eucarióticas, cujo núcleo, envolvido por uma membrana, tornou-se capaz de se dividir e se reproduzir, o que levou ao surgimento dos primeiros organismos multicelulares.

Esses organismos logo invadiram o meio marinho, onde encontraram condições mais estáveis para a sua evolução, dando origem a peixes primitivos com esqueletos mineralizados, há aproximadamente 570 milhões de anos.

A principal função do sistema nervoso, desde então, é propiciar a adaptação dos organismos ao meio ambiente por meio de três propriedades importantes:

I. Irritabilidade: propriedade de ser sensível a um estímulo e, assim, detectar as modificações do meio ambiente. Dessa forma, um ser unicelular, como uma ameba, ao ser estimulado, afasta-se de onde foi tocado.

II. Condutibilidade: permite determinar uma resposta em outra parte da célula através da condução de uma mensagem.

III. Contratilidade: caracterizada como uma resposta do organismo para as informações que recebeu do meio externo; por meio do encurtamento da célula, é possível fugir de um estímulo nocivo.

Essas habilidades estão presentes até hoje em todos os seres vivos. Outra habilidade importante para a sobrevivência surgiu no Período Devoniano, conhecido como a Era dos Peixes. Diante de uma ameaça, que poderia acarretar na falta de oxigênio, o ser diminuía o seu metabolismo ao mínimo para sobreviver e entrava em estado de congelamento, isto é, de imobilização tônica, como se estivesse morto.

Após o Período Devoniano, surge o Carbonífero, resultado da queda global do nível do mar, que provocou uma grande extinção marinha. Há cerca de 400 milhões de anos, as primeiras plantas começaram a cobrir os continentes ainda desertos. Surgiram as montanhas e as florestas, com samambaias, e as cicadáceas, com folhas semelhantes às das palmeiras, podendo chegar a 89 metros. Tais árvores foram importantes durante o Carbonífero, pois puxavam toneladas de gás carbônico da atmosfera e liberavam, consequentemente, muito oxigênio, o que permitiu a proliferação e diversificação de inúmeros animais.

Entramos, então, na Era dos Anfíbios. Os répteis foram os primeiros animais vertebrados terrestres. Nesse período, surgiram também os primeiros animais com a capacidade de voar (insetos, muitos deles semelhantes a libélulas). Nos répteis, surge o sistema nervoso simpático, isto é, o sistema de luta e fuga.

Durante o Período Permiano, há 300 milhões de anos, o último período da Era Paleozoica, surgiram as tartarugas e os mamíferos.

As florestas extensas do Carbonífero haviam desaparecido, deixando para trás vastas regiões de deserto árido no interior continental. Esse processo resultou na maior extinção em massa da história do planeta Terra. Cerca de 90% das espécies marinhas e 70% das espécies terrestres desapareceram.

Os mamíferos daquela época não eram maiores que ratos. Eles teriam surgido a partir das tartarugas, devido às semelhanças de quadril e clavícula. A partir deles, surge o nervo vago ventral com uma função *dimmer* para ajustar a periculosidade. Ele regula o ritmo da respiração. Esse será um importante diferencial para compreendermos o sistema nervoso autônomo.

O Período Mesozoico, há 251 milhões de anos, foi marcado pelo aparecimento, domínio e desaparecimento dos dinossauros. Em seguida, começou a Era Cenozoica, a Era dos Mamíferos, há aproximadamente 65,5 milhões de anos, e que se estende até a atualidade. Nessa era, surgiram também os onívoros.

Os cientistas estimam que os seres humanos ramificaram-se de seu ancestral comum, os chimpanzés – o único hominídeo ainda vivo –, entre 5 e 7 milhões de anos atrás. Diversas espécies de Homo evoluíram e agora estão extintas, como o *Homo erectus*, que habitou a Ásia, e o *Homo neanderthalensis*, que viveu na Europa. O *Homo sapiens* arcaico evoluiu entre 400 mil e 250 mil anos.

Há 70 mil anos, o *Homo sapiens* começou a formar sistemas ainda mais intrincados, conhecidos como "culturas", dando início ao que é conhecido por Revolução Cognitiva – mas ainda não se sabe o que causou essa mudança.

O israelense Yuval Noah Harari, um dos mais importantes historiadores e filósofos da atualidade, conta em seu *best-seller Sapiens: uma breve história da humanidade* que, a partir do momento em que os humanos passaram a andar com o corpo ereto, puderam mais facilmente visualizar as árvores distantes e localizar animais para caça ou inimigos. Além disso, eles passaram a ter os braços disponíveis para atirar pedras, fazer sinais e colher frutos.

> Quanto mais coisas essas mãos pudessem fazer, mais exitosos eram seus proprietários, motivo pelo qual a pressão evolucionária gerou uma concentração crescente de nervos e músculos bastante precisos nas palmas e nos dedos. Como consequência, os humanos podem executar tarefas muito complexas com as mãos – em especial produzir e utilizar ferramentas sofisticadas.[1]

A curiosidade por conhecer o seu ambiente e o prazer em trabalhar com as mãos é tão antigo quanto a formação do *Homo sapiens* moderno.

Outro legado desse período em que nossos ancestrais passaram a colher os frutos está na nossa compulsão por doces! Comenta Yuval Noah Harari:

> Um coletor típico de 30 mil anos atrás tinha acesso a apenas um tipo de comida doce – frutas maduras. Se uma mulher da Idade da Pedra se deparasse com uma figueira carregada de frutos, a coisa mais sensata a fazer era comer tantos quantos pudesse ali mesmo antes que o bando local de babuínos deixasse a árvore nua. O instinto de se fartar com comida altamente calórica está implantado em nossos genes. Podemos

---

[1] Harari, Yuval Noah. *Sapiens*: uma breve história da humanidade. Companhia das Letras, São Paulo, SP, 2020, eBook Kindle, posição 172.

viver hoje em prédios altos, com geladeiras abarrotadas, mas nosso DNA ainda acha que estamos na savana.[2]

Por volta de 10 mil anos a.C., começou a Revolução Agrícola, um período em que muitos grupos de nômades passaram a domesticar as plantas, tornando possível uma população cada vez maior. Explica Harari:

O indivíduo comum na Jericó de 8500 a.C. levava uma vida mais dura do que quem viveu entre 9500 a.C. e 13 mil a.C. Mas ninguém se dava conta do que estava acontecendo. Cada geração vivia como a precedente, fazendo apenas ligeiros aperfeiçoamentos aqui e ali no modo como as coisas eram feitas. Paradoxalmente, uma série de "melhorias", cada qual com o objetivo de tornar a vida mais fácil, aumentava o fardo sobre aqueles camponeses. Por que eles cometeram um equívoco tão desastroso? Pela mesma razão por que ao longo da história as pessoas os cometem: elas são incapazes de avaliar todas as consequências de suas decisões. Sempre que resolviam trabalhar um pouquinho mais – digamos, enterrar as sementes em vez de espalhá-las pela superfície –, as pessoas pensavam: "Sim, vamos ter que trabalhar mais duro, mas a colheita vai ser muito abundante! Não teremos mais que nos preocupar com os anos ruins. Nossos filhos nunca mais irão para a cama com fome." Fazia sentido. Se trabalhassem mais duro, teriam uma vida melhor. Esse era o plano.[3]

E assim continuamos até hoje, nos afastamos das necessidades básicas humanas e nos tornamos cada vez mais estressados. Somos basicamente seres ávidos de acumular o que quer que seja por medo da falta e não avaliamos as consequências dos hábitos de nossas gerações.

---

[2] Harari, Yuval Noah. *Sapiens*: uma breve história da humanidade. Companhia das Letras, São Paulo, SP, 2020, eBook Kindle, posição 1506.

[3] Ibidem.

Nosso cérebro continua sendo programado para enfrentar desafios e imprevistos da mesma forma como viveu o *Homo sapiens*. Nosso corpo reage à ameaça (seja ela real ou imaginária) acionando os hormônios de estresse, o que gera uma cadeia de eventos cuja consequência acaba por se refletir em nossa saúde geral.

O psiquiatra doutor Sergio Klepacz, com quem escrevi o livro *O sutil desequilíbrio do estresse*, comenta que a grande armadilha da natureza do homem é que somos feitos para achar problemas, por isso o ser humano tem a tendência de perceber mais o negativo do que o positivo.

> Com a evolução, o homem passou a ter mais condições de se defender e sobreviver. Criamos mecanismos que nos resguardam de muitos perigos. De modo que, hoje, não há necessidade urgente ou constante de detectar intimidações. No entanto, muitas vezes, nossa mente cai na armadilha de continuamente buscar dicas de ameaça no ambiente, transformando o medo numa experiência constante. Isso é muito comum em pessoas mais velhas, porque quanto mais frágil é o corpo, maior a tendência de querer impedir os perigos, procurando detectar todas as circunstâncias possíveis de risco. Já os jovens tendem a se sentir imunes às tribulações, por isso, ao contrário, costumam se colocar frequentemente em situações perigosas. Basta ver quanto custa um seguro de carro para motoristas na faixa dos 18 aos 25 anos![4]

---

[4] Cesar, Bel; Klepacz, Sergio; Lama Michel Rinpoche. *O sutil desequilíbrio do estresse*. Gaia, São Paulo, SP, 2011, p. 51.

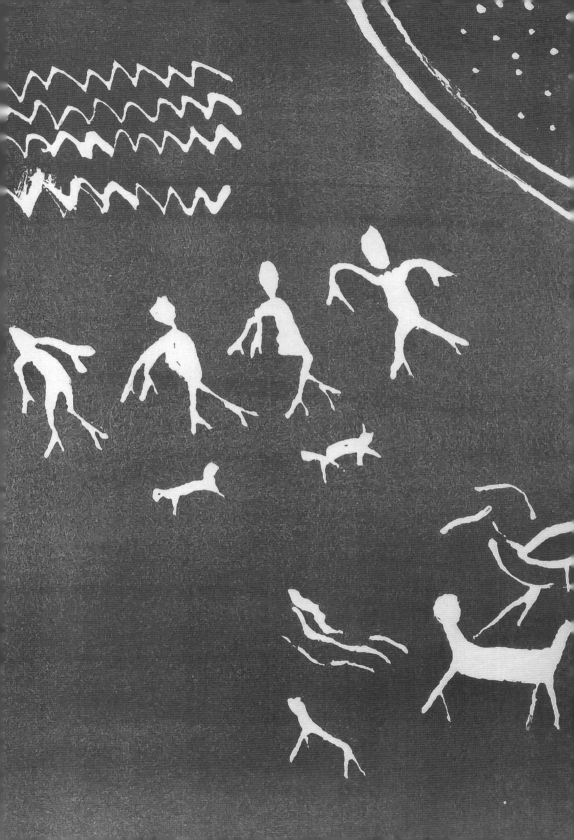

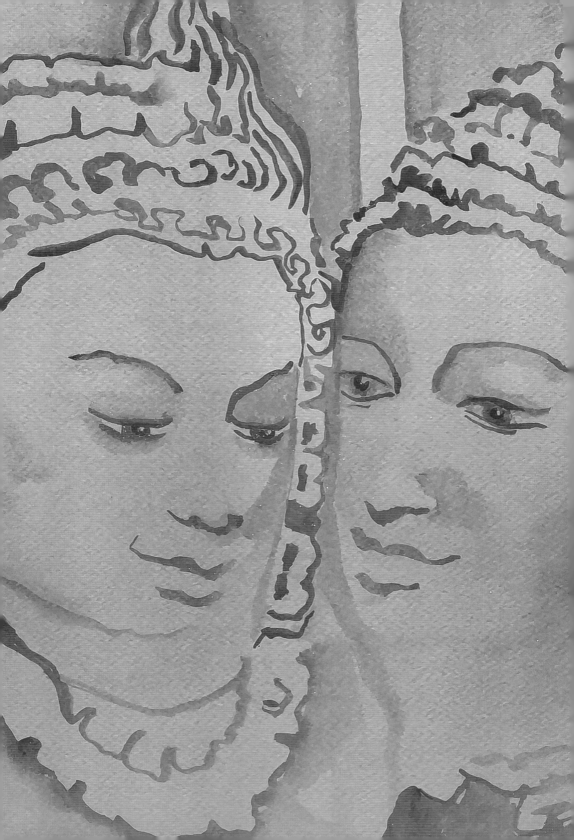

Capítulo 7

Sistema nervoso autônomo e a Teoria Polivagal, de Stephen Porges

O sistema nervoso autônomo (SNA) avalia continuamente as informações sensoriais provenientes do ambiente externo e interno para checar o risco ao qual estamos expostos e garantir a nossa sobrevivência. Ele está relacionado ao controle da vida vegetativa, ou seja, das funções como a respiração, circulação do sangue, temperatura e digestão.

Classicamente, o SNA é subdividido em dois grandes ramos: a divisão simpática (estado de estresse) e a divisão parassimpática (estado de relaxamento).

O sistema nervoso simpático (SNS) é responsável por estimular o organismo a responder a situações de alerta. Ele faz isso por meio da aceleração dos batimentos cardíacos, do aumento da pressão arterial, da dilatação das pupilas e dos brônquios, da inibição dos movimentos peristálticos e da secreção gástrica, e do aumento da adrenalina e do açúcar no sangue.

Já o sistema nervoso parassimpático (SNP) estimula ações que permitem ao organismo responder a situações de calma. Sentimos isso quando há desaceleração dos batimentos cardíacos e da pressão arterial e a diminuição da adrenalina e do açúcar no sangue.

A denominação SNA foi criada pelo fisiologista britânico John Langley (1853-1925) por acreditar que o SNA era, consideravelmente, independente do restante do sistema nervoso. A classificação das subdivisões SNS e SNP é utilizada até os dias de hoje.

Na década de 1920, esse modelo de pares antagônicos foi formalizado e caracterizou a atividade do SNA como uma batalha constante entre o SNS – associado aos comportamentos de luta ou fuga – e o SNP – associado ao crescimento, à saúde e à recuperação. Uma dominância do simpático poderia, por exemplo, estar ligada a sintomas de ansiedade, hiperatividade ou impulsividade. Enquanto uma dominância parassimpática pode estar relacionada a sintomas de depressão e letargia.

Atualmente, compreende-se que o sistema nervoso autônomo está dividido em três partes: o sistema nervoso simpático, o sistema nervoso parassimpático e o sistema nervoso entérico, também chamado de "segundo cérebro". É fato que o sistema entérico, por sua conformação, funcionalidade e extensão, é comparável ao cérebro e suas funções superiores. Ele é composto por todas as fibras nervosas que revestem as vísceras e controla o trato intestinal, incluindo o pâncreas e a vesícula biliar, por meio de neurônios motores entéricos que atuam sobre a musculatura lisa, os vasos sanguíneos e a atividade secretora.

O psiquiatra italiano Leonardo Marchetti, em seu livro *Il nervo vago*, ressalta que a experiência de bem-estar está ligada às atividades do sistema entérico:

> A maior parte da serotonina produzida pelo nosso corpo é feita pelo sistema nervoso entérico. A serotonina tem um papel fundamental nos distúrbios afetivos, assim como desempenha um papel predominante na sua cura.[1]

---

[1] Marchetti, Leonardo. *Il Nervo Vago*. Amazon Itália Logistica S.r.L., Torrazza Piemonte, TO, Itália, 2021, p. 30.

Em 1994, Stephen Porges, em sua Teoria Polivagal, identificou a presença de uma hierarquia de respostas inerente ao SNA e ancorada no desenvolvimento evolutivo da espécie. Ele notou que o sistema parassimpático contém duas vias distintas: a dorsal (mais antiga) e a ventral (mais recente). Ambas se estendem ao longo do nervo vago e se distinguem tanto pela anatomia quanto pela funcionalidade e filogenia.

Resumidamente, a teoria de Porges afirma que, nos seres humanos, os três subsistemas básicos de energia neural – o sistema simpático (luta e fuga) e os dois sistemas parassimpáticos, ventral (segurança) e dorsal (risco de vida) – dão suporte ao estado global do sistema nervoso e aos comportamentos e emoções correlacionados.

As origens do nervo vago dorsal do ramo parassimpático remontam aos tempos de nossos ancestrais vertebrados. Como vimos, a origem do sistema dorsal surgiu na Era dos Peixes Cartilaginosos há bilhões de anos. Na via dorsal, o sistema nervoso autônomo garante a sobrevivência por meio da conservação metabólica de energia e da imobilização, que é um estado de desligamento (congelamento).

As origens do nervo vago ventral do ramo parassimpático remontam ao tempo dos mamíferos, há 300 milhões de anos. Esse nervo se tornou mais refinado nos primatas, há cerca de 80 milhões de anos, pois ele atua como mediador de complexos comportamentos sociais e de vínculo.

O nervo vago é como um tubo com numerosas fibras sensoriais e motoras que se originam ou terminam em diferentes áreas do tronco encefálico, na base do crânio. Ele viaja em duas direções:

I. Para baixo do diafragma, o nervo vago dorsal conecta-se com pulmões, coração, diafragma, estômago, fígado, baço, rim, cólon e intestinos e é responsável pela função do sistema digestivo.

II. Para cima do diafragma, o nervo vago ventral conecta-se com a parte superior do coração, os pulmões, os nervos do pescoço, a garganta, os olhos e os ouvidos. Dessa forma, atua como um mediador da expressão facial e da vocalização e comunica nossas emoções, tanto para os outros quanto para nós mesmos.

Na função diária, o vago ventral cria uma homeostase saudável, e o vago dorsal proporciona uma digestão saudável. Quando estamos firmemente ancorados ao nosso trato ventro-vagal, temos um senso de conexão, segurança e empatia com nós mesmos, com os outros e com o mundo. Temos curiosidade, compaixão e autocompaixão.

O próximo no desenvolvimento evolutivo é o sistema nervoso simpático. Esse sistema de ativação global evoluiu do período reptiliano, há aproximadamente 300 milhões de anos. Sua função é a mobilização e a ação aprimorada (como na luta ou fuga) e os membros são seu alvo no corpo.

O sistema simpático (luta e fuga) e os dois sistemas parassimpáticos – ventral (segurança) e dorsal (risco de vida) – funcionam ao mesmo tempo. O que difere nosso estado emocional e físico é a dominância de um desses sistemas.

Porges criou o termo "neurocepção" para descrever as maneiras pelas quais o autônomo responde a sinais de segurança, perigo e ameaça à vida vindos de nosso corpo, do mundo ao nosso redor e de nossas conexões com os outros.

A neurocepção precede a percepção. Trata-se do processo de avaliação inconsciente do meio ambiente, como um radar que localiza e sintoniza qualquer possível ameaça. Diferentemente do conceito de percepção, a neurocepção é "sentir sem consciência", uma experiência subcortical (não racional) que ocorre muito abaixo do reino do pensamento consciente.

A Teoria Polivagal mostra que o sistema nervoso autônomo avalia o ambiente e gera uma resposta de sobrevivência adaptativa mesmo antes de entendermos racionalmente o que está acontecendo. O corpo sabe antes de a mente entender.

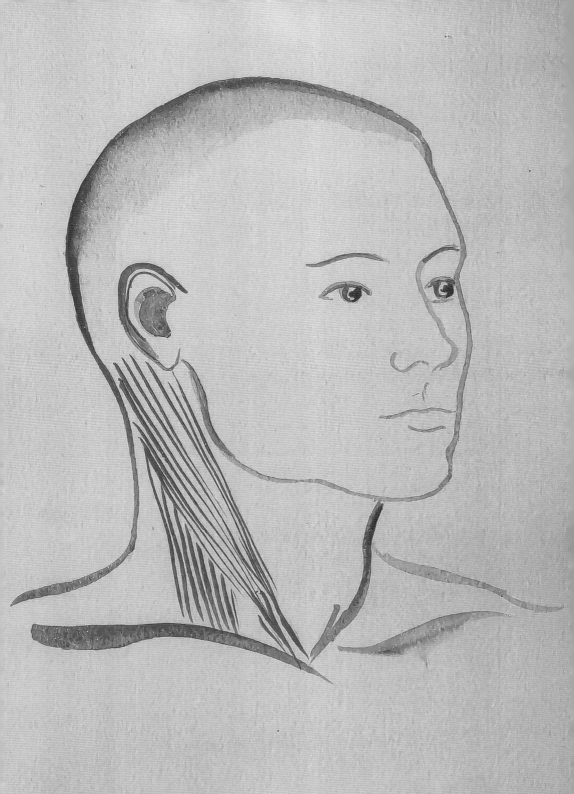

Capítulo 8
A Teoria Polivagal
aplicada ao cotidiano

Imagine um dia em que você amanheceu descansado, se alimentou, foi ao banheiro e está motivado para seguir em frente com o seu dia. Há uma sensação natural de bem-estar. Ao encontrar-se com outras pessoas, trocou olhares e sorrisos. Isso é possível porque apesar de estar atento aos estímulos de perigo (sistema nervoso simpático), como ter atenção para não se queimar ao fazer o seu café, você se sente seguro. Esse é um estado autorregulador e ele ocorre porque você está sob o domínio do sistema parassimpático ventral.

Os músculos do pescoço estão com bom tônus. Ao longo do pescoço, o músculo bilateral, conhecido por esternocleidomastóideo, nos permite olhar para os lados, o que proporciona uma visão panorâmica da realidade. Estamos interessados em nos comunicar. Como vimos, o nervo vago ventral está ligado a todos os músculos da face, ele nos permite sorrir, fazer contato visual e ter receptividade auditiva. Assim como deixa a nossa voz melódica e agradável por estar conectado à faringe e à laringe. A respiração e os batimentos cardíacos são regulares. Autorregulados, temos a habilidade de nos movermos entre a ação e a calma.

Assim como nos disse certa vez Lama Gangchen Rinpoche quando estávamos em fila para cumprimentar um importante mestre: "Quick and relax" (Rápido e relaxado). De maneira semelhante, Rinpoche nos dizia que não era um problema estarmos sempre ocupados durante o dia, contanto que estivéssemos em paz. Quando estamos sob o domínio do estado vago ventral, temos motivação para seguirmos em frente. Podemos estar a sós ou acompanhados e nos sentimos seguros e cheios de recursos. Mesmo diante de problemas e preocupações, estamos bem-dispostos. Nossa mente está sincronizada com o nosso corpo, o que nos permite observar o que está nos acontecendo e nos ajustarmos diante dos desafios.

Ativando a dominância simpática

De repente, algo inesperado ocorre. Um gatilho imaginário ou real que nos desestrutura. Como diante de uma provocação em que nos sentimos irritados. Para as pessoas mais vulneráveis ao abandono, pode ser um simples gesto de indiferença do parceiro. Para quem vive em ambientes violentos, pode ser a notícia de que alguém agressivo está para chegar.

Se antes tínhamos a sensação de segurança, agora estamos ativados. Nossos pensamentos tornaram-se fixos e obsessivos. O sistema simpático entrou em domínio. O músculo esternocleidomastóideo fica tenso para direcionarmos nossos olhos para o local de fuga ou o alvo de ataque. Com esse músculo tenso, não conseguimos mais sorrir, nossa voz perde sua melodia e ouvimos somente os sons que nos chamam a atenção ao perigo. O batimento cardíaco acelera, assim como a respiração. Nossa expressão não é mais de quem quer fazer contato, mas de quem está pronto para brigar ou para cair fora.

Nesses momentos, em que não funciona conversar, queremos ser compreendidos, mas nossa expressão facial não revela confiança. Nem mesmo a tentativa de sorrir é convincente. Queremos ser agradáveis, mas, na realidade, desejamos agredir ou escapar.

Ativando a dominância do parassimpático dorsal

Estamos a ponto de explodir. Quando uma situação é intensa demais, nosso sistema nervoso dorsal passa a nos dominar. Como um disjuntor que cai quando a carga elétrica da casa é excessiva, nosso corpo vai colapsar. Agora o músculo esternocleidomastóideo perde sua força, nos levando a entrar num estado dissociativo, de presença-ausência. Olhamos para longe, sem expressões faciais. Nos sentimos desconectados. Mal ouvimos o que os outros dizem. Estamos longe. Em alguns casos, chegamos a desmaiar ou dormir profundamente.

Ao entrarmos em tais estados, nossa mente torna-se lenta, temos dificuldade para raciocinar. Assim como a popular expressão "deu branco", uma espécie de falha na memória, que ocorre quando estamos sob pressão. Em inglês, a situação é conhecida como "mental choking" (choque mental). Estamos bloqueados para novos aprendizados. Quando o estado dissociativo é muito alto, entra-se no estado de imobilidade tônica, conhecido por "fingir-se de morto".

O estado de imobilidade tônica com medo

Esses estados de imobilidade tônica são parecidos com os de muitos animais, já que o nosso sistema dorsal-vagal primitivo, que remonta há 500 milhões de anos, tem a função de proteção por meio da imobilização, fechando os sistemas do corpo para conservar energia.

A gazela, por exemplo, quando é pega por um leopardo, simula a morte em resposta à ameaça à própria vida. Ela entra no estado de imobilidade tônica, como se estivesse morta. Por "fora", parece mole e imóvel, mas, por "dentro", o seu sistema nervoso está muito ativado devido à perseguição em que precisou correr a setenta quilômetros por hora. Embora esteja quase sem respirar, o coração da gazela está bombeando sangue em taxas muito elevadas. Seu cérebro e corpo estão sendo inundados por adrenalina e cortisol, que propiciaram sua fuga. No entanto, no instante em que o leopardo a larga, apenas para garantir que não há outro animal por perto que queira roubar a sua presa, ela rapidamente se levanta e consegue escapar – há uma série de vídeos no YouTube em que é possível ver cenas como essa.

O estado de imobilidade tônica com medo ocorre com frequência em casos de estupro. O cérebro dissocia-se para ajudar a sobrevivente a passar por aquele momento. Mas isso também a torna incapaz de reagir, pois seu corpo está inerte, como se estivesse morto.

A pesquisadora Anna Möller, do Instituto Karolinska e do Hospital Geral do Sul de Estocolmo, na Suécia, afirma que dentre as 298 mulheres entrevistadas que já foram estupradas, 70% relataram imobilidade tônica significativa e 48%, imobilidade tônica extrema. Entre as 189 mulheres que completaram a avaliação de seis meses, 38,1% desenvolveram transtorno de estresse pós-traumático (TEPT) e 22,2%, depressão grave.

A psicanalista e pesquisadora americana Karlen Lyons-Ruth mostrou que o fator mais responsável pela dissociação do corpo e da mente não é o abuso do estupro em si, mas a falta de segurança que ele representa. Por exemplo, se uma criança é abusada por seu pai, ela irá confundir o que é segurança e o que é perigo, e, como consequência, irá desligar seu corpo e suas emoções para preservar a imagem afetiva do pai.

Outro sintoma em pessoas que foram molestadas é a dificuldade no engajamento social. Não se pode esperar que ela volte facilmente a se conectar com os outros, pois está presa numa neurocepção de perigo ou de ameaça à sua própria vida. É como se ela aprendesse instintivamente a não expressar sua dor, porque sabe que, se expressá-la, irá revelar-se fraca e ferida, tornando-se uma "presa" ainda mais vulnerável. Com o tempo, pode perder o contato com qualquer emoção, até não sentir mais nenhum prazer.

O estado de imobilidade tônica sem medo

Existem estados leves de imobilização destemida. Eles estão associados àqueles gerados por calmantes, *cannabis*, álcool, estados meditativos contemplativos e também à síndrome da mudança de fuso horário (*jet lag*). Com o *jet lag*, além da dificuldade em acertar os novos horários para dormir e comer, podemos sentir uma certa ansiedade e irritabilidade por não nos sentirmos aterrados no aqui e agora. Quando nos sentimos "zumbis" significa que o vago dorsal assumiu o controle.

A professora brasileira de Experiência Somática® Cornélia Rossi[1] comenta:

> A imobilidade tônica sem medo é uma reação mágica que o sistema nervoso autônomo (parassimpático) tem e que me encanta: quando um animal mamífero tem que transportar sua cria de um lugar a outro e

---

[1] Cornélia Rossi é bióloga, psicóloga e terapeuta de Experiência Somática® há mais de quarenta anos. É professora da SEI (Somatic Experiencing® Internacional). É uma das fundadoras da organização brasileira SE™. Ela faz parte do conselho diretor da Associação Brasileira de Trauma (ABT) há oito anos, e do conselho diretor do Somatic Experiencing® Trauma Institute, sendo a presidente do Comitê Internacional de Pesquisa.

agarra seu filhote pelo cangote, o filhote não expressa qualquer resistência e fica como que anestesiado até que a mãe o coloque em um lugar seguro. No caso dos humanos, o congelamento tônico sem medo ocorre quando, após o orgasmo, há aquele relaxamento profundo em que não se deseja movimentar, mesmo que a situação o demande. Cada um desses estados tem sua função, mas o importante é que são estados de graça do parassimpático.

Desativando a dominância do parassimpático dorsal

Se uma pessoa estiver num estado de imobilidade destemida, vai deixá-lo quando as condições que o desencadearam terminarem. Mas se o estado de imobilidade tônica estiver baseado no medo, ele permanecerá até que surja uma situação segura, uma pessoa segura e, principalmente, que o nosso corpo entenda que seja seguro sair desse congelamento.

Quando o corpo consegue reconhecer essa segurança, o disjuntor, que havia sido desligado, vai ser religado. Assim como as luzes que estavam acesas no momento da queda de luz voltam a acender, o corpo que estava relaxado volta a se ativar. Ou seja, o estado de tensão no qual a pessoa se encontrava quando entrou no estado dissociativo será reativado. Se ela estava com raiva, agora terá força para contra-atacar. Mas, como o perigo já passou, não entende por que sente tanta vontade de reagir. Esse é o momento em que escutamos nos dizerem "Está tudo bem, passou", mas nosso corpo nos diz "Tudo bem nada, quero me defender!"

Ativando a dominância
do parassimpático ventral

Uma vez que o corpo começa a sair do congelamento, vai descarregar a energia em excesso das emoções e sensações que estavam ativas no momento em que houve o colapso. Elas voltarão a se manifestar para poderem completar sua ação de fuga ou ataque. Se assim for, o trauma poderá ser resolvido.

Os sinais de descarga que surgem quando a energia presa é liberada são: formigamento, mudanças no tom da pele, calor, frio, tremores, solavancos involuntários, mudanças espontâneas na respiração – de uma comprimida e superficial para outra profunda e relaxada. Além de bocejar, soltar gases, arrotar e espirrar. Em nossa cultura, esses sinais de descarga são comportamentos sociais rejeitados por serem identificados como falta de educação, mas são extremamente importantes.

A pessoa pode também passar abruptamente da paralisia e do desligamento à hiperagitação e à fúria. O fato é que nos assustamos com a volta da energia ativada e, se não reconhecemos os sinais de descarga como um grande valor de reparação do sistema nervoso autônomo, iremos bloquear essa descarga, impedindo que as respostas de ação, de luta e de fuga sejam completadas. Quando isso ocorre, entramos novamente nos estados de congelamento. Quanto mais vezes voltarmos à imobilidade, maior será a agressão ao sair, por isso essa descarga deve ser gradual.

Na medida em que as descargas ocorrem e as respostas de luta e fuga puderem se completar, voltamos a nos autorregular. Nos sentimos vivos e reais. Se isso não puder ocorrer, estaremos traumatizados, com a nossa capacidade de autorregulação bloqueada. É por isso que, muitas vezes, apesar de já termos elaborado nossas lembranças dolorosas por meio da compreensão mental, não conseguimos liberá-las emocionalmente. Quem já não se pegou dizendo: "Já entendi por que sofro, mas continuo sofrendo"?

O corpo guarda suas marcas. Enquanto as respostas adaptativas não forem resolvidas, a pessoa fica presa em seus padrões habituais do sistema nervoso simpático e dorsal. Como não se sente segura diante de si mesma, dos outros e de seu ambiente, ela não aciona o sistema vago ventral que produz a autorregulação. Por isso, precisamos tratar o trauma a nível físico do sistema nervoso autônomo. Se não, continuaremos sofrendo emocionalmente.

Sabemos quando estamos curados de algo que nos feriu quando pensamos sobre ele e nosso corpo se mantém tranquilo.

Todos nós guardamos memórias traumáticas no corpo. Algumas se revelam mais limitadoras, outras menos. Não se trata de sua dimensão, mas de como a pessoa viveu essas experiências, com mais ou menos capacidade de defesa. Nesse sentido, abusos físicos, sequestros, acidentes de carro, afogamentos e terremotos podem traumatizar tanto quanto abusos morais cotidianos – resultando em uma vida baseada no medo e na incapacidade de se defender.

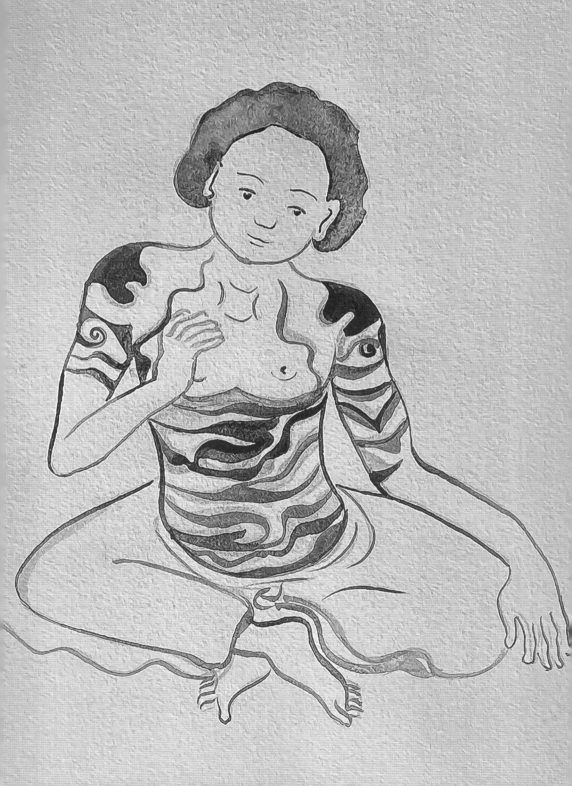

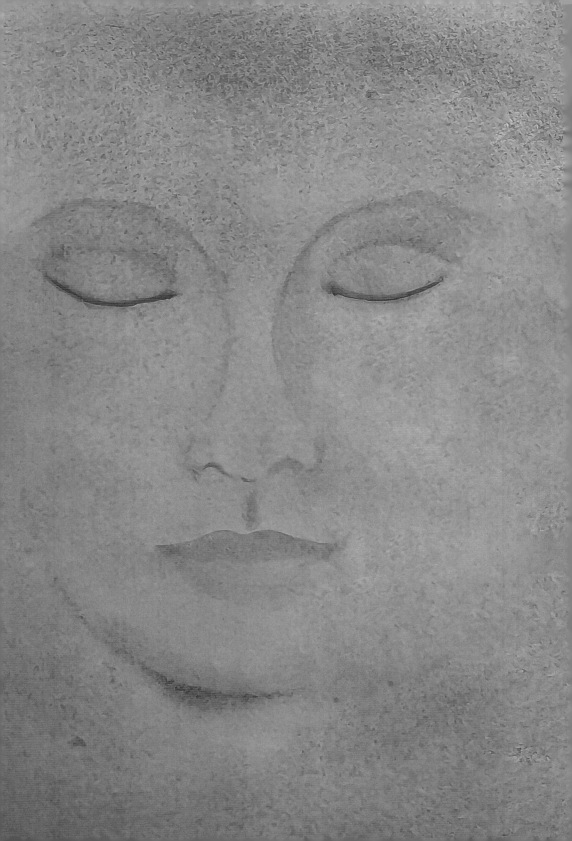

Capítulo 9

Estar em paz é um estado de autorregulação

"Primeiro é preciso reconhecer a paz, para, então, segui-la", nos dizia Lama Gangchen Rinpoche. Identificar quando estamos de fato autorregulados é uma forma de reconhecermos um estado de paz.

A terapeuta clínica e consultora especializada no uso da Teoria Polivagal, Deb Dana[1], fala sobre a importância de sabermos reconhecer os diferentes estados do sistema nervoso autônomo. Essa é uma forma de autoconhecimento capaz de compreender e resolver o impacto do trauma.

Quando o sistema nervoso parassimpático ventral está dominante

O sistema nervoso parassimpático ventral está mais ativo quando temos a sensação de que está tudo bem, mesmo diante de algumas dificuldades. Sentimos que damos conta do recado e que o mundo é suficientemente seguro para nos movermos com facilidade.

Ele assume o controle quando nos sentimos vistos, sentidos e em sintonia, principalmente com as pessoas que são importantes em nossa vida, assim como com nossos animais de estimação.

---

[1] Fundadora, com Stephen Porges, do Instituto Polivagal. Autora de *The Polyvagal Theory in therapy: engaging the rhythm of regulation, Polyvagal exercises for safety and connection: 50 client-centered practices*, coeditora com Stephen Porges de *Clinical applications of the Polyvagal Theory: the emergence of Polyvagal-informed therapies* e criadora do *Polyvagal Flip Chart*.

O simples fato de uma pessoa nos olhar com tranquilidade e presença já nos ajuda a nos autorregular. Esse é o efeito regenerador de ser atendido com gentileza por um médico ou pelo olhar tranquilo de uma enfermeira.

Eu me lembro de uma vez que estava na fila de uma farmácia em Nova York me sentindo insegura por não saber dizer em inglês o que queria. Quando chegou a minha vez, uma senhora muito simpática me disse bom dia e me perguntou de uma maneira sincera, mas engraçada: "Are you ok?" (Você está bem?). Sua percepção sutil de que de fato eu não estava bem me ajudou a rir e relaxar de tal forma que até hoje me lembro dela.

Ouvir uma piada e poder rir com ela também é uma forma de recuperarmos o humor. Chögyam Trungpa esclarece a qualidade da visão panorâmica sobre o humor:

> O senso de humor parece provir de uma alegria que tudo penetra, uma alegria que tem espaço para expandir-se em uma situação completamente aberta, uma vez que não está empenhada na batalha entre "isto" e "aquilo". A alegria se desenvolve nessa condição de ver ou sentir panoramicamente todo o terreno, o terreno aberto.[2]

Ouvir música ou ficar em silêncio, olhar o horizonte do mar ou uma vista do alto de uma montanha amplia a percepção panorâmica.

Saber onde estamos e para onde vamos acionam o nervo vagal ventral. Localizar-se no tempo e no espaço, mesmo em um momento de espera, nos ajuda a retomar o senso de segurança interna.

---

[2] Trungpa, Chögyam. *Além do materialismo espiritual*. Cultrix, São Paulo, SP, 1986, p. 111.

Quando estamos ansiosos pela resposta de algo que não sabemos quando virá nem o que será, costumo dizer que ainda assim podemos aplicar a espera ocupada: fazer algo que seja suficientemente interessante para servir de âncora durante esse período indefinido.

Um modo de recuperar a abertura mental é fazer alguma atividade sem intelectualizar demais. Acionar um campo mental neutro. Passei a denominar esse estado como "neutralidade com abertura". Para não criar suposições positivas ou negativas das possíveis situações que possam ocorrer, procuro me concentrar em algo que me dê a sensação de bem-estar. Ler, pintar, fazer tricô, cozinhar, passear, andar de bicicleta. Cada um tem o seu brinquedo.

Lama Michel Rinpoche compartilhou um ensinamento do mestre budista Loki Chandra que falava sobre a importância das coisas inúteis, aquelas que não têm um fim produtivo em si mesmas. Fazer algo sem a preocupação de estar produzindo algo gera espaço interior. Como temos a mania de produzir "algo" em função de um resultado mais à frente, estamos sempre com nosso espaço interior ocupado com preocupações e devaneios. Mas, quando fazemos algo para simplesmente ser, estamos produzindo o ambiente interior capaz para meditarmos e nos autodesenvolvermos.

Quando o sistema nervoso simpático está dominante

Nosso sistema nervoso simpático assume o controle quando nos sentimos sobrecarregados. Temos uma sensação de fundo desagradável, de não estarmos à altura do que nos é solicitado. Naquele momento, se alguém nos perguntar ou nos pedir algo mais, parece que vamos enlouquecer. Percebemos que sentimos medo porque nosso corpo se retrai, ou que temos raiva porque queremos avançar sobre o outro.

O bruxismo, o ato inconsciente de apertar ou ranger os dentes de forma constante e excessiva, é um sintoma de que estamos muito ativados. Assim como o zumbido no ouvido e a dor no pescoço.

Todas as vezes que estamos sob a pressão da falta de tempo e espaço, ativamos o sistema nervoso simpático. Quando somos levados a fazer uma escolha rápida ou tomar uma posição sobre algo que ainda temos dúvida, nosso sistema de alerta está sendo ativado.

O mecanismo de manipulação psicológica conhecido por *gaslighting* é um grande ativador do sistema nervoso simpático. O termo tem origem no filme *Gaslight* (*À meia-luz*), de 1944, estrelado por Ingrid Bergman e Charles Boyer. O longa é uma adaptação de uma peça de teatro de 1938. Na trama, o marido tenta convencer a mulher e as pessoas que a cercam de que ela é louca, manipulando pequenos elementos do seu ambiente e insistindo que ela está errada ou que se lembra de coisas de maneira incorreta.

O título do filme faz referência às lâmpadas da casa dos personagens que são alimentadas a gás e, em certo momento, piscam. O *gaslighting* é sempre gerado por duas pessoas: um *gaslighter*, que é quem semeia a confusão e a dúvida, e a *gaslightee*, que é quem se dispõe a duvidar das próprias percepções para manter o relacionamento.

Esclarece a médica americana Stephanie Sarkis[3]:

> Os *gaslighters* usam as suas próprias palavras contra você; tramam contra você; mentem na sua cara; negam as suas necessidades; exibem poder excessivo; tentam convencê-la de uma realidade forjada; fazem com que a sua família e os seus amigos se voltem contra você – tudo isso para vê-la sofrer, para consolidar o poder que exercem e para fazer com que você fique mais dependente deles. O *gaslighting* é praticado igualmente por homens e mulheres. Mas é bem provável que você ouça falar mais em homens que fazem esse tipo de manipulação, pois o comportamento das mulheres às vezes não é levado tão a sério como deveria. Para os *gaslighters*, manipular é um estilo de vida.[4]

Infelizmente, esse tipo de manipulação é muito mais presente do que se possa pensar, principalmente para quem cresceu não se sentindo suficientemente bom no que faz e precisa de constante aprovação. Por isso, aconselho a quem se identificar com o assunto a ler também o livro de Robin Stern, *O efeito gaslight: como identificar e sobreviver à manipulação velada que os outros usam para controlar sua vida*.

Nessa obra, ele descreve situações frequentes em que ocorrem esse tipo de manipulação.

> O *gaslighter* é um especialista em usar esse ponto fraco como arma secreta. Ele pode lembrar-lhe de seus piores medos: "Você está muito gorda/frígida/sensível/difícil..." Ameaçá-la com o total abandono:

---

[3] A doutora Stephanie Sarkis é uma autora e especialista em transtorno de déficit de atenção com hiperatividade (TDAH), distúrbios de ansiedade, distúrbios do espectro do autismo e dor crônica. Suas sessões de aconselhamento, palestras, livros, vídeos, entrevistas e episódios de *podcast* têm ajudado milhões de pessoas a viverem vidas mais felizes e produtivas. Ela é uma das vinte médicas dos Estados Unidos que têm a dupla designação de Diplomata e Especialista Clínica em Aconselhamento de Crianças e Adolescentes.

[4] Sarkis, Stephanie. *O fenômeno gaslighting*: a estratégia de pessoas manipuladoras para distorcer a verdade e manter você sob controle. Cultrix, São Paulo, 2019, eBook Kindle, posição 86.

"Ninguém nunca vai amar você de novo", "Você vai ficar solteira pelo resto de sua vida", "Ninguém mais aguentaria você". Invocar outros relacionamentos problemáticos: "Não me admira que você não consiga se dar bem com seus pais", "Talvez seja por isso que sua amiga Suzi desistiu de você", "Você não entende, é por isso que seu chefe não respeita você". Usar seus ideais contra você: "O casamento não envolve amor incondicional?", "Eu pensei que amigos deveriam ser solidários", "Uma verdadeira profissional seria capaz de suportar a pressão". Fazer você duvidar das próprias percepções, memória ou senso de realidade: "Eu nunca disse isso – você só imaginou", "Você prometeu pagar essa conta; não lembra?", "Minha mãe ficou muito magoada com o que você disse", "Nossos convidados a acharam ridícula – todos estavam rindo de você".[5]

A pessoa que vive sob essas condições pode aprender a reconhecer a natureza perversa do manipulador e não se identificar com ela. Entendendo que o outro precisa que ela se sinta vulnerável e maluca, ela poderá aprender a se autoconsultar. É assim que desenvolvemos a autoridade interna, a capacidade de nos dizermos: "Eu de mim sei, não vou seguir o que ele diz". Quem sofre assédio moral também está constantemente sendo ativado, pois a dinâmica preferida de um narcisista é colocar o seu parceiro numa posição de indefinição e incerteza.

Aconselho veemente a quem esteja sob tal situação a ler os livros de Marie-France Hirigoyen, entre eles, *Assédio moral: a violência perversa no cotidiano* ou *Abuso de fraqueza e outras manipulações*. Ela escreve:

> O discurso do perverso narcisista encontra ouvintes que ele consegue seduzir e que se mostram insensíveis à humilhação sofrida pela vítima.

---

[5] Stern, Robin. *O efeito gaslight*: como identificar e sobreviver à manipulação velada que os outros usam para controlar sua vida. Alta Books, Rio de Janeiro, RJ, 2019, eBook Kindle, posição 1005.

Não é raro um agressor pedir, olhando em volta, que participem, com maior ou menor boa vontade, de sua tarefa de demolição. Em suma, para desestabilizar o outro, basta:

- zombar de suas convicções, de suas escolhas políticas, de seus gostos;
- não lhe dirigir mais a palavra;
- ridicularizá-lo publicamente;
- denegri-lo diante dos outros;
- privá-lo de toda possibilidade de expressar-se;
- debochar de seus pontos fracos;
- fazer alusões desabonadoras a seu respeito, sem nunca explicitá-las;
- pôr em dúvida sua capacidade de avaliação e decisão.[6]

Esses itens descrevem o dia a dia de muitas pessoas que vivem submissas a alguém ou a algum sistema. Diante dessas atitudes, a pessoa sente-se cada vez mais vulnerável porque não consegue compreender claramente o que está de fato acontecendo. Paralisada, não sabe como se defender dessas atitudes depreciativas. É exatamente isso que o agressor quer: atacá-la sem perdê-la, para que ela continue à sua disposição.

O agressor primeiro seduz, estabelece um vínculo de proximidade e confiança para depois manipular. Dessa forma, o sistema de segurança e ameaça da pessoa manipulada está sendo altamente ativado, o que a leva a acionar o sistema nervoso parassimpático dorsal.

Quando o sistema nervoso parassimpático dorsal está dominante

Nosso sistema nervoso parassimpático dorsal assume o controle quando desistimos de nós mesmos. Nos sentimos insignificantes e com poucos

---

[6] Hirigoyen, Marie-France. *Assédio moral*: a violência perversa no cotidiano. Bertrand Brasil, Rio de Janeiro, RJ, 2002, p. 122.

recursos. Sem esperança, nos tornamos indiferentes. Desconectados de nós mesmos, dos outros e de nossos recursos internos e externos. Sem vontade de falar sobre qualquer assunto, muito menos de expressar o que estamos sentindo, nos sentimos isolados, longe do mundo.

São aqueles momentos em que olhamos para longe, sem focar em nada. Algo semelhante ocorre naturalmente quando contemplamos o fogo de uma lareira, ora olhamos apenas para o fogo, ora nos perdemos em nossos pensamentos e nem nos damos conta dele.

É comum termos essa sensação assim que sabemos do falecimento de uma pessoa querida. O mundo à nossa volta torna-se distante. Quando somos tomados pela saudade, durante o processo de luto, entramos e saímos desse estado dorsal várias vezes num mesmo dia. Podemos até estar num lugar seguro, com uma pessoa segura, sem sinais de alerta, mas ainda não termos as condições necessárias para estimular uma neurocepção segura. É um tempo do corpo para aceitar a dor da alma.

Peter Levine ressalta que a capacidade de ajuste rápido e transição suave é prejudicada pela experiência traumática. Serão necessárias oportunidades contínuas de corregulação para o sistema nervoso autônomo voltar a um estado de dominância baseado no sistema autônomo parassimpático ventral.

É fundamental estar com quem está bem. Realizar atividades compartilhadas com pessoas confiáveis, que estejam reguladas, nos ajudará a voltar gradualmente para uma realidade menos sofrida. Quando nos sentimos solitários, não estamos apenas infelizes, mas também nos sentimos em perigo.

A solidão crônica carrega uma mensagem persistente de perigo e nosso sistema nervoso autônomo fica preso no modo de sobrevivência. Serão os relacionamentos confiáveis baseados na reciprocidade que irão nos ajudar a reconstruir uma base. É como se inicialmente precisássemos apenas garantir nossa vaga de sobrevivência no mundo, para, então, poder habitá-lo criativamente.

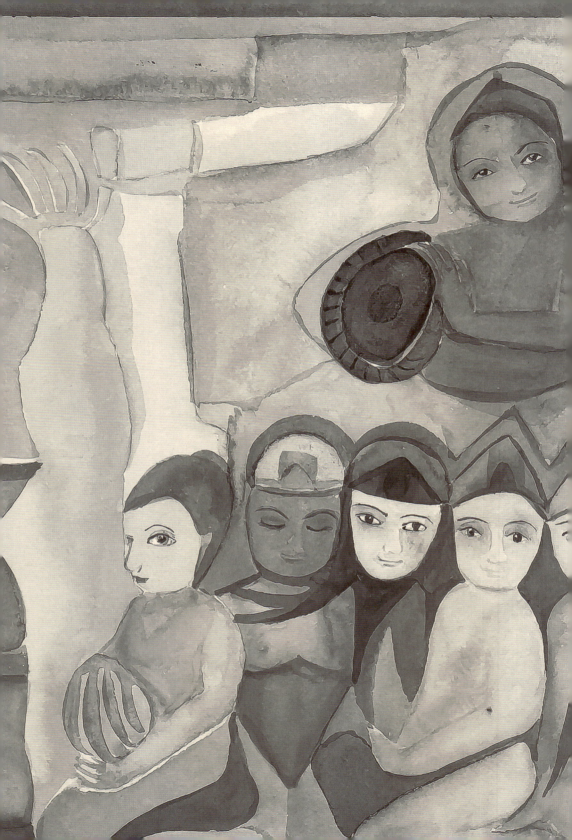

Capítulo 10

Os nove passos para a reconstrução do processo psicobiológico

De acordo com Peter Levine, os nove passos a seguir são ferramentas básicas para "renegociar" o trauma. Os três iniciais devem sempre ser feitos primeiro, os demais poderão ocorrer conforme surjam as suas necessidades. São eles:

I. Criar um ambiente relativamente seguro.

II. Oferecer apoio, amparar a exploração inicial e a aceitação da sensação e dos sentimentos.

III. Pendulação e contenção: o poder inato do ritmo.

IV. Usar a titulação para aumentar a estabilidade, a resiliência e a organização. A titulação consiste em fazer cautelosamente o contato com pequenas "gotas" de ativação fisiológica de sobrevivência, e outras sensações difíceis, para evitar a (re)traumatização.

V. Proporcionar uma experiência corretiva, substituindo respostas passivas de colapso e sentimentos de impotência por respostas defensivas ativas e reforçadas.

VI. Desacoplar a associação condicionada de medo e sensação de impotência da resposta biológica de imobilidade (normalmente limitada no tempo, mas agora se tornando desadaptada).

VII. Resolver estados de hiperativação guiando suavemente a "descarga" e redistribuição da vasta energia de sobrevivência mobilizada para a ação de preservação da vida. E, ao mesmo tempo, liberar essa energia para apoiar o funcionamento do cérebro de nível superior.

VIII. Restaurar a autorregulação e o equilíbrio dinâmico, o estado de alerta relaxado.

IX. Reorientar o ambiente para o aqui e agora, para o contato com o meio ambiente e restabelecer a capacidade de envolvimento social.

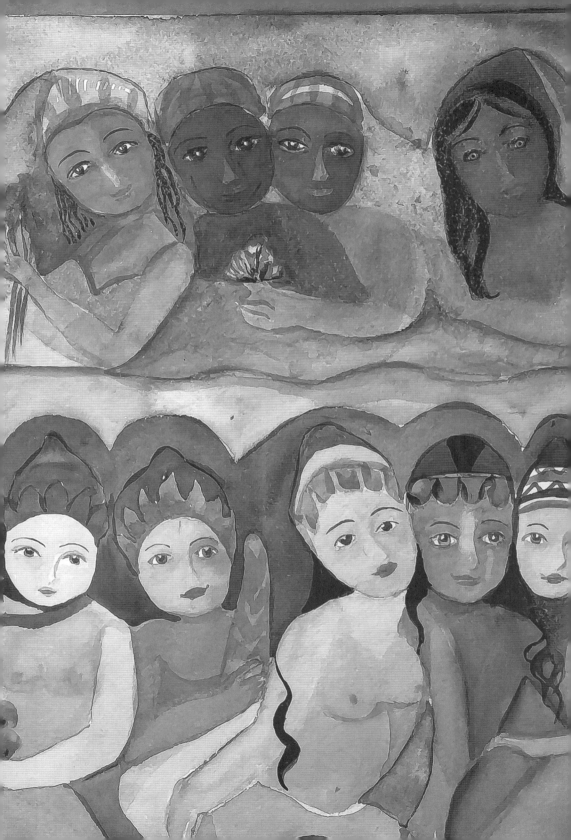

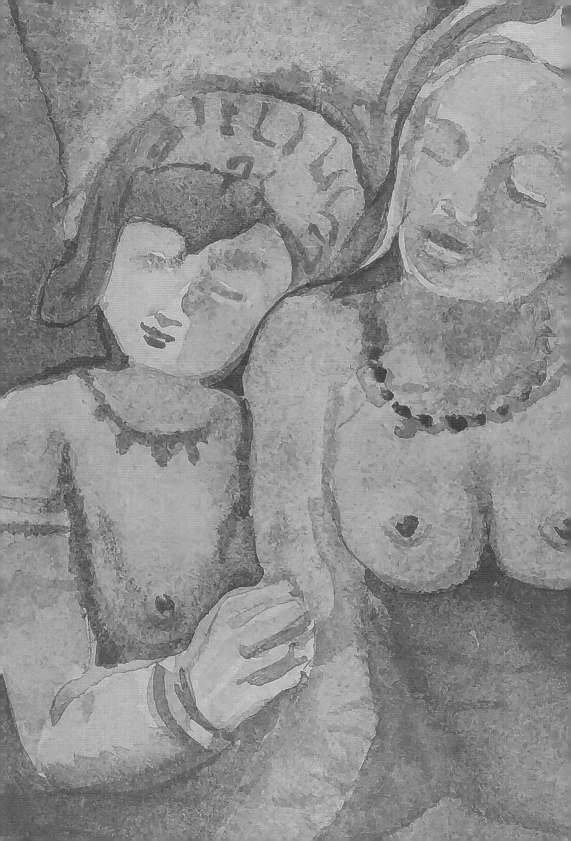

Capítulo 11

Passo I – Criar um ambiente relativamente seguro

O futuro é menos assustador quando sentimos segurança no presente. Nos sentimos seguros quando sabemos onde estamos e para onde vamos. Muitas vezes não sabemos para onde vamos, mas ainda assim conseguimos nos sentir seguros internamente. Há algo em nós que nos diz que está tudo bem, mesmo não estando nada bem. Contamos com a nossa capacidade de nos autossustentar.

Entramos e saímos do conforto inúmeras vezes. Isso não é um problema. É assim mesmo que o nosso corpo flui. É essa capacidade dinâmica de se adaptar que permite aos seres vivos se manterem ajustados, mesmo diante de mudanças do ambiente.

Contar consigo mesmo é uma arte a ser cultivada todos os dias. Ela envolve, inclusive, a capacidade de saber pedir ajuda para quem pode realmente nos ajudar. Esse auxílio pode ser tanto interno – como sua fé em algo ou alguém – como externo.

A mente busca segurança onde teve uma experiência segura. Mesmo não estando num local seguro ou não tendo alguém seguro por perto, ainda assim você pode imaginá-los. Por exemplo, algumas pessoas diante do processo da morte ou com fortes infecções perdem a orientação do tempo e do espaço. Elas podem até alucinar. É comum chamarem por suas mães, mesmo quando elas já faleceram há muito tempo.

Quando reconhecemos a segurança, nos empoderamos da sensação de autoridade interna. Algo em nós nos diz que somos capazes de passar por aquilo. Quando estivermos vulneráveis, o simples fato de termos por perto uma pessoa que esteja calma já nos ajuda a nos sentirmos melhor. Precisamos primeiro nos autorregular para então ter condições de ajudar outra pessoa a fazer o mesmo. Dar segurança somente com segurança.

O processo de segurança envolve um estado de abertura com relaxamento. Quando encontramos no outro a disponibilidade para nos servir como uma base para gerarmos nossa própria autossustentação, sentimos amor.

Não adianta dizer a nós mesmos que está tudo bem se internamente nos sentimos desequilibrados, com uma sensação interna de frio no estômago, tremor ou com dificuldade para respirar. Precisamos de alguns minutos em silêncio para pousar em nós mesmos e notar o que se passa dentro de nós.

Uma vez ambientados internamente, podemos rastrear as zonas de conforto e desconforto no corpo, somente para reconhecê-las, sem a intenção de corrigi-las. Apenas para nos darmos conta. Ao identificar um local confortável, aproveitamos para descansar nossa mente nele. É como dizer a si mesmo: "Aqui eu posso ficar o tempo que quiser".

Ao escanerizar o corpo, estamos desenvolvendo a capacidade de focalizar internamente e fazer uma avaliação de como estamos nos sentindo com relação ao ambiente e de como queremos reagir.

Escanerizar requer um estado conhecido por "ser na presença" (*self-in-presence*), no qual somos capazes de lidar conscientemente com uma situação, um acontecimento ou com alguém sem qualquer resistência.

Essa habilidade chama-se *sensopercepção* ou *felt sense*, termos cunhados pelo filósofo e psicólogo americano Eugene Gendlin[1]. Ele desenvolveu a abordagem Focalização (*Focusing*), sustentada na ligação mente-corpo.

Eugene Gendlin esclarece que a Focalização não é uma mera sensação corporal:

> O *felt sense* é a sensação física do corpo em relação a um problema ou alguma preocupação ou situação. É uma sensação física de um significado. Pergunte a si mesmo como está a sua vida, e logo depois sentirá uma sensação corporal. [...] É o modo como o seu corpo carrega todo o problema.[2]

Os métodos da Focalização e da Experiência Somática® possuem metodologias diversas, mas ambos trabalham como a sensopercepção (*felt sense*). É interessante notar que o poder de cura já começa a ocorrer no simples fato de escanerizar nosso corpo.

Tal como explica a educadora americana Ann Weiser Cornell, em *Focusing: il potere della focalizzazione nella vita e nella pratica terapeutica*:

> A Focalização é um processo centrado no corpo que leva à consciência emocional e à cura. Consiste simplesmente em voltar nossa atenção para como nos sentimos e conversar com nossos sentimentos e sensações que, na maioria das vezes, apenas ouvimos. A Focalização começa com uma experiência bastante comum, a de sentir no corpo uma reação ao que está acontecendo em nossa vida.
>
> Quando você sente a boca do estômago apertar ao se levantar para falar ou quando sente um aperto no peito antes de fazer um telefonema

---

[1] Em 1978, o doutor Eugene Gendlin, da Universidade de Chicago, publicou o livro *Focalização* (Gaia, 2006), em que revelou o seu método, Focalização, em seis etapas: clareando espaço, *felt sense*, gancho, ressoando, perguntando e acolhendo.

[2] Gendlin, Eugene. *Focalização*: uma via de acesso à sabedoria corporal. Gaia, São Paulo, SP, 2006, p. 87.

importante, você está experimentando o que chamamos de "mensagem ouvida", uma sensação corporal significativa.[3]

Por meio da Focalização, aprendemos a escutar tanto as mensagens de segurança quanto as de insegurança de nosso corpo e deixá-las como estão, sem a intenção de organizá-las de alguma maneira. O interessante é que quando permitimos que nossas sensações sejam como são, elas mudam por si só. Mas quando tentamos mudá-las, elas permanecem inalteradas!

Nessa etapa inicial da Experiência Somática® de criar um ambiente de relativa segurança, iremos nos dar conta dos desconfortos, mas nos concentraremos nos pontos de bem-estar.

"Descanse sua mente numa experiência sensorial", disse Gelek Rinpoche (lê-se "Guelek") ao nos ensinar a sentir a entrada e a saída do ar com um dedo abaixo das narinas.

Um corpo seguro está bem encaixado na situação presente. Nem sente muita necessidade de mudar de posição. Assim como acontece com a postura ereta daqueles que têm o hábito de meditar. Quanto mais a mente estiver à vontade em seu próprio corpo, mais aberta estará para explorar o que nele ocorre.

Portanto, a primeira coisa a fazer para aprender a acessar, tolerar e utilizar as sensações internas é criar condições para se sentir bem seguro e enraizado no chão.

Experimente colocar os pés no chão. Caso se sinta pouco aterrado ou notar que um pé está mais aterrado que o outro, imagine que o chão está recebendo os seus pés, em vez de ser os pés que estão apoiados no

---

[3] Cornell, Ann Weiser. *Focusing*: il potere della focalizzazione nella vita e nella pratica terapeutica. Edizioni Crisalide, Spigno Saturnia, Itália, 2006, p. 15. Tradução livre.

chão. Essa mudança de percepção, mesmo que imaginária, nos ajuda a soltar o corpo.

Note se um pé está mais pousado no chão que o outro. Observe se o lado do seu corpo desse pé mais aterrado está mais confortável que o lado oposto. Dessa forma, podemos constatar como um corpo mais aterrado traz, de fato, mais bem-estar.

Se você notar que um pé está muito diferente do outro ou que ambos têm baixa sensação de tocar o chão, faça o seguinte exercício de Aterramento (*grounding*): pressione os calcanhares sobre o chão como se estivesse amassando uma casca de banana. Depois, faça o mesmo com as pontas dos pés. Vá alternando entre as duas posições, sem pressa. Se preferir, alterne fazendo com um pé e depois com o outro. Após ter realizado esse movimento algumas vezes, você vai sentir que a sua respiração se tornou mais longa e os seus pés estarão naturalmente fincados no chão.[4] Quando sentir ambos os pés bem enraizados no chão, perceba se consegue ter uma percepção do seu corpo como um todo. Sentir a sua totalidade é um verdadeiro antídoto contra um ataque de pânico, pois essa concentração nos traz imediatamente para o aqui e o agora.

Se você se sentir muito agitado, pode fazer o exercício proposto por Peter Levine de inspirar profundamente e expirar lentamente emitindo o som "vuuuu", sentindo-o ressoar na barriga. Esse som, que vem das vísceras, descongela a energia paralisada e restaura a vitalidade. Ao concluir, traga seu foco de volta para o lugar onde está.

Um corpo seguro respira sem pressa, a barriga está relaxada e o peito quente. Os músculos não estão tensos nem excessivamente soltos.

---

[4] Aprendi esse exercício com a terapeuta corporal Sonia Gomes (Ph.D., professora do curso de formação no método Somatic Experiencing®), durante o curso *on-line Workshop sensações táteis*, em abril de 2021.

O pescoço pode girar para os lados e a nossa voz está livre e melódica. Sorrimos espontaneamente e nos sentimos dispostos tanto para falar quanto para escutar o outro.

Lama Gangchen Rinpoche nos dizia para treinarmos o sorriso interno, imaginando nossos órgãos sorrindo!

Exercícios que ajudam a despertar a segurança interna

Simples de serem feitos, podem ser realizados em qualquer lugar:

I. Como o abraço da borboleta, cruze os braços e toque em cada um dos ombros com leves batimentos alternados. Esse é um exercício de estimulação bilateral do método Terapia de Dessensibilização e Reprocessamento por Meio dos Movimentos (EMDR). É muito reconfortante.

II. Com os braços relaxados, coloque uma mão no peito e outra na barriga. Depois de sentir bem a sensação que essa posição gera, troque as mãos, sem as deslocar do corpo, o mais lento possível. Sinta qual lado lhe dá mais conforto: se é com a mão direita ou com a esquerda sobre o coração. Depois de permanecer um certo tempo em cada posição, continue com o movimento de alternância. Gradualmente, você irá notar que a respiração se torna mais calma depois de algumas expirações espontâneas.

III. Quando alteramos o foco em algo longe e perto, vamos vagarosamente unindo as percepções de primeiro e segundo plano, o que gera uma experiência de totalidade e integração. Podemos fazer isso ao ouvir o som mais longe possível, depois o mais perto, ou olhar o ponto mais longe possível, depois o mais perto.

Exercícios propostos por Sonia Gomes[5]

Para trazer estabilidade e aterramento

Na posição sentada, sinta o contato de seus pés no chão ao mesmo tempo em que sente a parte de trás da coluna apoiada na cadeira. Você pode colocar um rolo de toalha ou qualquer objeto mais firme atrás das suas costas, numa posição vertical, para ajudar a manter o contato com a coluna vertebral. Pressione suavemente os pés bem enraizados no chão ao mesmo tempo que percebe a gravidade do peso de sua coluna vertebral sobre o encosto. Respire calmamente.

Se você estiver se sentindo dissociado, "fora do corpo", pressione ambos os joelhos com as mãos e sinta o meio das solas dos seus pés. Então, dobre os dedos dos pés como se estivesse "pegando areia" e depois solte.

Segurar com as mãos algo que lhe dê muito prazer também é de grande benefício para aumentar a sensação de auto sustentação.

---

[5] Sonia Gomes é doutora em Psicologia Clínica, professora sênior internacional da SE™ Experiência Somática®, tem formação avançada em Rolfing® estrutural e de movimento. Ela concebeu o SOMA-Embodiment®, modalidade que ensina aos profissionais do trauma práticas somáticas eficazes para tratar as marcas fisiológicas do trauma guardadas no corpo; é um modelo integrativo do Rolfing®, da SE™, da educação pelo movimento, do vínculo afetivo e do sistema sensório-motor em parceria com o Instituto Polivagal para restabelecer um estado de vida mais regulado. Ela leciona no Brasil, na Europa, nos Estados Unidos, na África do Sul e na Ásia.

Para descarregar e liberar a energia excessiva retida no corpo

- Respire três vezes notando o ar que entra pelas narinas.

- Respire três vezes notando o ar que penetra no peito.

- Respire três vezes notando o ar entrando na barriga.

- Faça essa sequência quantas vezes quiser.

Pelo menos três vezes, respire permitindo que o ar penetre em todo o corpo. Libere o ar enquanto emite o som "ha", como num só suspiro, enquanto levanta os braços na inspiração e, na expiração, deixe-os cair junto com todo o peso do seu corpo que se dobra em direção ao chão.

Para gerar simultaneamente limite e proteção

Empurre algo suavemente com a palma da mão direita, pressionando firmemente a sola dos pés contra uma superfície. Se você fizer esse exercício em pé, pressione a sola dos pés contra o chão, mantendo sempre a mão esquerda sobre o peito, respeitando seu centro.

Se você fizer esse exercício na posição sentada, pressione sua mão direita sobre sua coxa ou sobre o assento do sofá, mas sempre pressionando a sola de seus pés contra o chão. Para perceber que seu limite está sendo respeitado, escolha a distância certa (ou seja, o grau de extensão do braço) da mão que dá o limite.

Para gerar um senso de orientação

Mova sua cabeça lentamente, de olhos abertos, com os gestos *sim*, olhando para cima e para baixo, e *não*, olhando para um lado e para o outro.

Sentado, erga os braços e incline todo o tronco para frente a partir da pélvis, exalando e flexionando o tronco até tocar o peito nas coxas (alguns podem alcançar o chão com as mãos). A cabeça e o pescoço arqueiam sob seu peso. Ao levantar o tronco, comece o movimento pressionando os pés contra o chão e suba vértebra por vértebra, e, finalmente, o pescoço e a cabeça estão alinhados em relação ao tronco e aos quadris.

Para desacoplar imagens intrusivas dos olhos

Com os pés bem aterrados no chão, em posição sentada ou em pé, coloque as costas de ambas as mãos sobre os olhos e, ao afastar as mãos, imagine que está afastando também as imagens que estão sendo repetidas em seus olhos.

Para desacoplar sons intrusivos dos ouvidos

Com os pés bem aterrados no chão, sentado ou em pé, coloque as mãos sobre os ouvidos e, ao afastá-las, sinta estar afastando os sons que foram intensos demais, e, portanto, invasivos.

Exercícios do método Focalização de Eugene Gendlin

I. Clareando espaço: ficar em silêncio, ir para dentro, sentir dentro do corpo.

II. *Felt sense* (sensação sentida): selecionar um problema, senti-lo e recuar para notar quais sensações ele desperta no seu corpo. Espere um momento para ver o que surge espontaneamente.

O *felt sense* é uma sensação do problema como um todo, por isso ele inicialmente surge como *algo* vago e impreciso, mas que desperta nossa atenção.

III. Gancho: encontrar uma característica (palavra, frase ou imagem que se encaixe a *algo* percebido). Quando encontramos uma palavra, frase ou imagem correta para essa sensação, para esse *algo*, surge um certo alívio que pode ser notado numa pequena mudança corporal.

> Você precisa sentir essa pequena mudança para não perdê-la. Sua atenção precisa estar no corpo para perceber se essa palavra, frase ou imagem provoca aquele alívio pequeno que diz: "Está certo. Combina."[6]

IV. Ressonando: ir e voltar entre o *felt sense* e a palavra, frase ou imagem até que ela se encaixe adequadamente, isto é, até que o seu corpo vá ficando cada vez mais solto, conforme o que você diz vai sendo percebido como certo. É importante dar pelo menos um minuto para ver como o que você diz se reflete no seu corpo.

V. Perguntando: perguntar à sensação sentida (*felt sense*) como esse problema precisa vir à frente. Por exemplo, se a palavra-gancho foi *isolado*, diga "isolado" para si mesmo e então pergunte-se: "O que nesse problema me deixa tão isolado?" É interessante notar que virão várias respostas já conhecidas, sem uma informação nova. Isso ocorre enquanto não nos abrirmos para deixar que a resposta venha a partir da sensação do corpo. Por isso, devemos aguardar em silêncio para escutar as respostas que venham de *dentro*.

---

[6] Gendlin, Eugene. *Focalização*: uma via de acesso à sabedoria corporal. Gaia, São Paulo, SP, 2006, p. 74.

Como dizia Eugene Gendlin:

> A mente se intromete e não dá espaço para que você entre em contato com o *felt sense*. Deixe tudo isso passar e volte a entrar em contato com o *felt sense*, usando mais uma vez o gancho. Quando o *felt sense* voltar, faça a pergunta a *ele*.[7]

As respostas que virão a partir do corpo irão nos surpreender.

VI. Acolhendo: dar as boas-vindas de maneira amigável ao que vier, sem julgar ou corrigir, e ficar com isso por alguns momentos até que aconteça uma mudança ou liberação. Eugene Gendlin conclui:

> Receba bem qualquer coisa que venha com a mudança corporal, mas mantenha certa distância dela. Você não está *nela*, mas *perto dela*. Esse espaço, em que você está próximo, forma-se em instantes, quando seu corpo relaxa.[8]

---

[7] Gendlin, Eugene. *Focalização*: uma via de acesso à sabedoria corporal. Gaia, São Paulo, SP, 2006, p. 76.

[8] Gendlin, Eugene. *Focalização*: uma via de acesso à sabedoria corporal. Gaia, São Paulo, SP, 2006, p. 79.

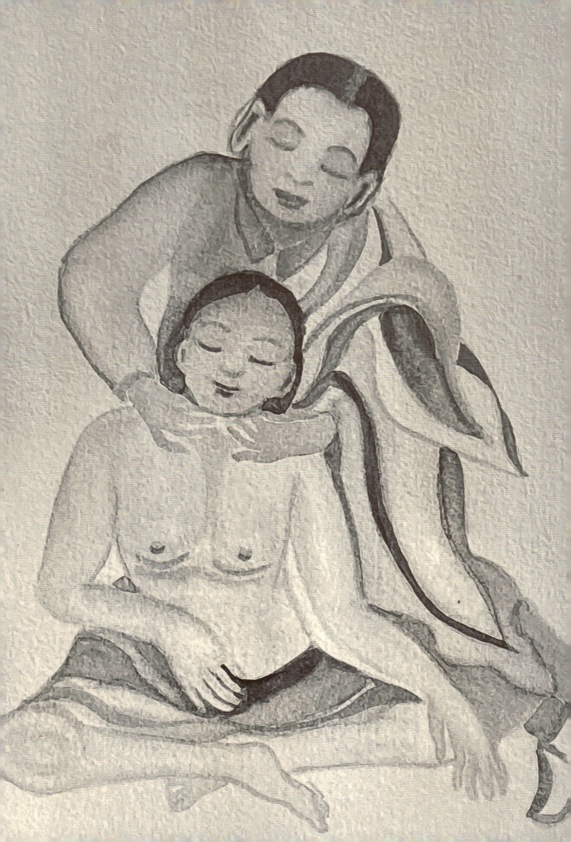

Capítulo 12

Passo II – Oferecer apoio, amparar a exploração inicial e a aceitação da sensação e dos sentimentos

Uma vez que nos sentimos seguros em nosso próprio corpo, agora vamos conhecer como explorar as sensações que surgem quando nos lembramos de algo que queremos elaborar melhor emocionalmente.

O simples fato de prestar atenção nessas sensações pode intensificá-las. Algumas pessoas toleram pouco qualquer mal-estar, mas à medida que aprendem a reconhecer as sensações desagradáveis como passageiras, deixam de temê-las.

Explica Gina Ross:

> Manter o foco na sensopercepção permite que a sensação de constrição se dissipe. Voltar-se para a sensopercepção é mais ou menos como meditar. Fazemos isso suavemente, sem forçar, focalizando a consciência no que experimentamos e não no que pensamos. Quando palavras, imagens, pensamentos e emoções vêm à tona, percebemos, mas permanecemos focados em nossas sensações. Mantemos uma atitude imparcial e curiosa, sem tentar explicar ou interpretar o que observamos.[1]

---

[1] Ross, Gina. *Do trauma à cura*: um guia para você. Summus Editorial, São Paulo, SP, 2014, eBook Kindle, posição 1056.

É a capacidade que temos de nos autossustentarmos diante das situações que permite nos abrirmos para os outros. E se testemunhar a dor alheia se tornar intenso demais, podemos sempre pedir por uma pausa. Precisamos saber nos abrir e nos fechar.

Ter empatia, em alemão *Einfühlung,* significa "sentir dentro", *Ein* quer dizer "um" e *Fühlung,* "sentimento". Sentimos o outro como um, dentro de nós, seja física, emocional ou cognitivamente. No entanto, sentir compaixão, *Mitgefühl,* é sentir *com* o outro. *Mit* quer dizer "com" e *Gefühl,* "sentimento". Sentimos o outro porque estamos *ao seu lado* numa atitude de disponibilidade para beneficiá-lo. Sem empatia, nossas vidas se tornam mecânicas, sem sabor. Vivemos apenas em função de produzir e ganhar mais e mais.

A empatia é o pontapé inicial para sentirmos compaixão, mas sentir o outro dentro de nós pode nos levar à exaustão. Há poucos dias, soube do assassinato da mãe de uma amiga durante um assalto em sua casa. Assim que soube, foi como se tivesse inspirado sua dor para dentro de mim. Compartilhei imediatamente sua fotografia e seu nome com os lamas budistas para incluírem ela em seus *pujas* (cerimônias). Mas pessoalmente estava gelada, paralisada.

Essa notícia mobilizou toda minha energia para minha amiga e sua mãe. Ficamos em contato, mas ainda em choque. No dia seguinte, ela me escreveu dizendo que uma amiga havia lhe sugerido escrever o nome de sua mãe sobre fotografias de lugares bonitos, como uma forma de transportá-la para algo melhor. Dediquei uma tarde para escutar música e recitar mantras para elas enquanto pintava uma aquarela e me deixava ser atravessada pelo que sentia, tristeza e cansaço. No dia seguinte, estava com a energia baixa e precisava trabalhar. Dormi um pouco depois do almoço e, aos poucos, recuperei a minha vitalidade. Essa experiência está me ajudando a passar da empatia para a compaixão.

Pela empatia, sinto a dor alheia entrar em mim. Pela compaixão, sinto o meu amor sendo enviado para o outro. Com a empatia, o ato de receber está ativo. Com a compaixão, a motivação de oferecer está mais exaltada.

A empatia surge do medo e da preocupação, enquanto a compaixão surge da calma e da confiança de que podemos lidar com tal situação. Quando alguns neurocientistas analisaram a estrutura cerebral do monge do budismo tibetano, Matthieu Ricard, se supreenderam com a diferença nítida entre empatia e compaixão. Áreas diferentes do cérebro haviam sido ativadas enquanto ele primeiro sentia empatia e depois compaixão. Ao sentir empatia, a área ativada era das redes neurais associadas à dor física, que é a mesma área relacionada à emocional. Já a fase de compaixão de sua experiência foi registrada em diferentes redes neurais – naquelas associadas com emoções positivas, amor maternal e sentimentos de filiação.

Existem três formas de empatia: cognitiva, emocional e a preocupação empática. Em geral, bloqueamos a empatia pelo desconforto que ela gera, mas por meio da meditação e da prática da compaixão podemos nos abrir para o outro sem nos deixarmos destruir pela dor alheia.

O psicólogo e escritor americano Daniel Goleman[2] esclarece em seu livro *A ciência da meditação: como transformar o cérebro, a mente e o corpo*

---

[2] Daniel Goleman é um jornalista científico dos Estados Unidos. Por doze anos escreveu para o *The New York Times*, principalmente sobre os avanços nos estudos do cérebro e das ciências comportamentais. Escritor de renome internacional, é também psicólogo, jornalista da ciência e consultor incorporado.

que os meditadores vipassana ao meditarem sobre a compaixão, usando a prática da respiração focada, conseguem controlar a dor emocional que surge com a empatia. "Durante uma meditação sobre a compaixão, a amígdala cerebral[3] cresce em volume, ao passo que, na atenção focada em algo como a respiração, é diminuída."[4] Ou seja, podemos aprender a sentir o sofrimento alheio e, ao mesmo tempo, nos mantermos autorregulados se nos concentramos também em algo neutro, como a respiração.

Sem a capacidade de nos autorregularmos, corremos o risco de sofrer por excesso de empatia. Assistir à dor alheia pode gerar angústia e um forte estresse, causando o que alguns neurocientistas e psicólogos sociais chamam de "fadiga da compaixão".

No entanto, a monja zen americana Joan Halifax[5], em seu livro *À beira do abismo: encontrando liberdade onde o medo e a coragem se cruzam*, explica que a compaixão não nos causa fadiga, pois ela é uma fonte de força que apoia nosso desenvolvimento e beneficia os outros. Embora a empatia seja um elemento importante da compaixão, precisamos administrá-la lembrando a diferença entre o outro e eu.

---

[3] A amígdala cerebral funciona como um radar, monitorando as situações e detectando aquilo que necessita ser investigado, por ser novo, surpreendente ou importante. Ela coordena os sinais de advertência no cérebro e provoca a reação de luta, fuga ou inércia diante do perigo.

[4] Goleman, Daniel. *A ciência da meditação*: como transformar o cérebro, a mente e o corpo. Objetiva, São Paulo, SP, 2017, eBook Kindle, posição 1678.

[5] Joan Jiko Halifax (Hanover, 30 de julho de 1942) é uma professora zen budista americana, antropóloga, ambientalista, ativista dos direitos civis, cuidadora e autora de vários livros sobre budismo e espiritualidade.

Isso pode parecer um conselho estranho de uma budista, uma vez que o budismo enfatiza que, de um determinado ponto de vista, eu e outro não somos separados. Creio que temos que sustentar as duas verdades ao mesmo tempo – que estamos interconectados e que também somos distintos um do outro. Temos que caminhar nesse delicado equilíbrio entre abrir a nossa experiência infinitamente e aceitar a singularidade de quem somos.[6]

Quando estamos prestes a perder esse equilíbrio, Joan Halifax nos propõe repetirmos frases que nos orientem para lembrarmos que não *somos* a outra pessoa, mesmo se sentirmos a dor delas como se fosse a nossa. Para tanto, Joan Halifax aconselha as frases criadas pela professora americana budista Sharon Salzberg, que se dedica a ajudar outras pessoas a encontrarem compaixão no profundo sofrimento.

Que eu possa oferecer meu cuidado e a minha presença incondicionalmente, sabendo que posso ser recebida com gratidão, indiferença, raiva ou angústia.

Que eu possa oferecer amor, sabendo que não posso controlar o curso da vida, do sofrimento ou da morte.

Que eu possa encontrar os recursos internos para ser realmente capaz de dar.

---

[6] Halifax, Joan. *À beira do abismo*: encontrando liberdade onde o medo e a coragem se cruzam. Lúcida Letra, Teresópolis, RJ, 2021, eBook Kindle, posição 1494.

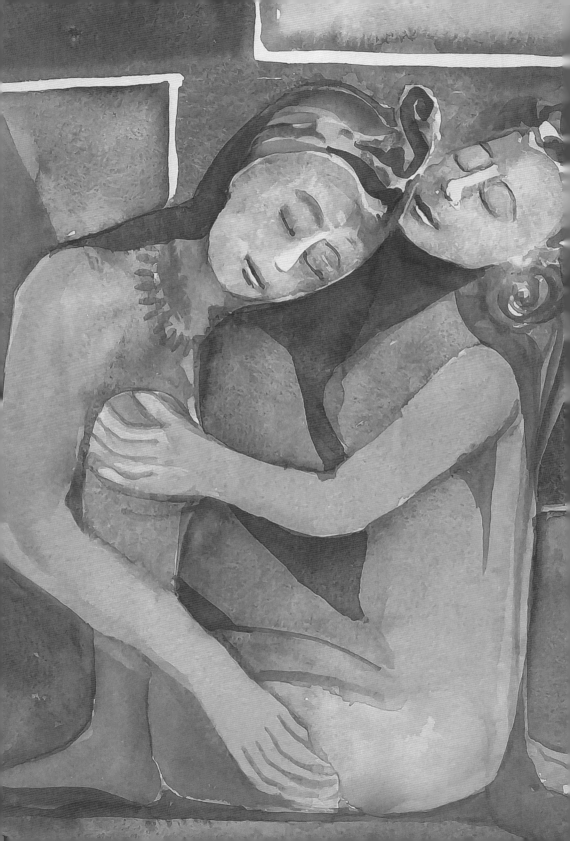

Entrar em ressonância com o outro

Para que a nossa presença possa ter o poder de regular uma outra pessoa é preciso que sintamos amor. "Deveríamos sentir amor com mais frequência", nos disse Lama Gangchen Rinpoche se referindo ao fato de que nossas palavras perderam força, justamente porque não estão mais imantadas de amor verdadeiro. "Palavras ditas com amor possuem o poder de transformar a realidade. Pelo poder da verdade, as coisas se manifestam."

Primeiro precisamos aprender a reconhecer o que sentimos, para então ressoarmos o que se passa com o outro. Uma vez que estamos em sintonia com o que sentimos, podemos perceber o outro, pois saberemos distinguir uma percepção da outra. Essa habilidade surge com treino.

Sentir e ressoar, aqui, tratam-se do mesmo, ou seja, ativar a sensopercepção, o *felt sense*. Ter uma atitude receptiva frente ao que se passa no nosso corpo. Há uma certa gentileza na forma que encaramos nossas experiências e dificuldades.

Eugene Gendlin explica:

> "Não posso resolver tudo num só dia" – você diz a si mesmo. "Eu sei que isso está aí. Posso achar de novo. Mas posso largá-lo por enquanto." Você não está nem fugindo da coisa nem entrando nela. Você tem tempo para respirar. Sente que existe um espaço entre a coisa e você. Você está aqui; ela, lá. Você a possui; você não é essa sensação.[7]

---

[7] Gendlin, Eugene. *Focalização*: uma via de acesso à sabedoria corporal. Gaia, São Paulo, SP, 2006, p. 79.

Eugene está nos dizendo que é muito importante criarmos um mínimo de espaço entre nós e aquele algo com o qual temos que nos confrontar. Acolhemos nossa experiência, mas sem deixar que ela nos domine.

Ser acolhedor significa interessar-se por tudo o que, gradualmente, vamos percebendo dentro de nós mesmos e permanecer naquilo que surge como essencial. Isto é como dizer a si mesmo: "Estou aqui e ficarei com você".

Se sentimos algo que só de pensar em senti-lo já nos cria ansiedade, podemos começar por um simples "oi" a distância. Com esse reconhecimento – *eu sei que você está aqui* –, damos o primeiro passo. Por mais simples que essa atitude possa parecer, ela exige coragem e confiança em nossa própria capacidade de nos abrirmos para sentir algo que estávamos lutando para manter longe de nós.

Referir-se ao que percebemos como *algo* é um bom modo para nomearmos o que estamos percebendo. É como dizer que há algo, mas não sabemos bem do que se trata. Afinal, o *felt sense* não é uma experiência, em si, mental, nem mesmo unicamente emocional, mas de *algo* perceptível corporalmente. Algo difícil de descrever com palavras.

Que sensação a presença de determinada pessoa gera em nós? Por meio do *felt sense* podemos prestar atenção em nossa experiência corporal e descobrirmos quais dicas essa sensação está nos dando. Cem por cento das vezes que estou trabalhando com alguém focalizando alguma questão, sinto esse algo como uma espécie de tensão ou alívio sutil que me ajuda a saber se estou bem sintonizada com ela.

Quando nos propomos a focalizar um problema ou qualquer outra situação, inicialmente nos concentramos numa frase, num pensamento ou numa emoção e, depois, voltamos a atenção para verificar se isso gera conforto ou desconforto. Podemos sentir outras emoções a partir daí, mas o *felt sense* não se encontra na emoção em si mesma, como na raiva, na tristeza ou na alegria, mas, sim, na disponibilidade de sentir a situação como um todo por meio da percepção corporal.

Dessa forma, torna-se possível perceber emoções que procuramos rejeitar. Assim como ressalta Eugene Gendlin:

> Por estranho que pareça, a Focalização é mais leve que emoções fortes. Às vezes emoções fortes afloram na Focalização, mas o *felt sense* é sempre mais cômodo para o corpo do que as emoções.[8]

Como foi falado anteriormente, ter empatia e compaixão pelo outro requer a habilidade de sentir sem se misturar com ele. Por isso o método da Focalização é tão útil. Por meio dele podemos ressoar as sensações físicas alheias em nosso próprio corpo sem nos perdermos nas vivências alheias. É como uma sintonia fina, na qual nos dispomos a espelhar o que está acontecendo com o outro em nós mesmos. Uma vez colhida a informação, voltamos para o nosso próprio ser.

Desde 2020, quando os atendimentos passaram a ser *on-line*, e não posso tocar a pessoa fisicamente, tenho praticado muito mais a ressonância. De fato, é possível sentir o que se passa com o outro percebendo o que ocorre em meu próprio corpo, assim como a pessoa se sentir tocada por meio da sua imaginação.

---

[8] Gendlin, Eugene. *Focusing*: interrogare il corpo per cambiare la psiche. Casa Editrice Astrolabio, Ubaldini Editore, Roma, 2001, p. 117.

Ressonância, segundo a Física, é um fenômeno que ocorre quando uma força é aplicada sobre um sistema com frequência igual ou muito próxima da frequência fundamental desse sistema. A ressonância ocasiona um aumento na amplitude de oscilação maior do que aquele ocasionado por outras frequências. Por exemplo, a cada impulso que dermos para um pêndulo oscilar ele irá atingir amplitudes maiores.

De modo semelhante, quando estamos em ressonância com alguém, nossas emoções começam a se sincronizar, temos a capacidade de percebê-las cada vez melhor e, até mesmo, de prever as intenções um do outro. "Há um fluxo correspondente que transcende a empatia e é considerado como intimidade profunda ou intersubjetividade com a figura de vínculo"[9], comenta a psicóloga clínica britânica Susan Johnson[10].

Quando estamos autorregulados, podemos ajudar uma pessoa que esteja desequilibrada emocionalmente a conectar novas emoções com base na confiança de um relacionamento seguro. Não se trata apenas do que podemos dizer, é possível também gerar calma e segurança a alguém em sofrimento.

Estamos naturalmente conectados uns com os outros. As neurociências dizem que quando observamos o movimento ou a ação de outra pessoa, os neurônios-espelho em nosso cérebro ativam o mesmo movimento e ação no nível neuronal, que é onde somos capazes de sentir o mesmo movimento e ação.

---

[9] Fosha, Diana; Siegel, Daniel; Salomon, Marion. *Attraversare le emozioni*: nuovi modelli di psicoterapia. Mimesis Frontiere della Pasche, Milão, Itália, 2012, p. 153. Tradução livre.

[10] Terapeuta de casais e autora que vive e trabalha no Canadá. Ela é conhecida por seu trabalho no campo da psicologia sobre vínculos, apegos e relacionamentos românticos adultos.

Se quisermos nos abrir para ajudarmos ou sermos ajudados, precisamos primeiro observar quanta abertura e disponibilidade afetiva e energética temos para nos deixarmos ser tocados pela experiência alheia. Isso vale também para quando começarmos a rastrear as sensações do nosso corpo.

Algumas pessoas estão mais familiarizadas com a sensopercepção do que outras. Fechar os olhos para perceber o que se passa em nós pode ser uma tarefa simples para alguns e muito desconfortável para outros. Por isso, o processo de concentrar-se em determinadas partes do corpo e deixar as memórias surgirem requer entrega e confiança. Quando aprendemos a fazer isso, somos capazes de nos sentirmos seguros o suficiente para ajudar.

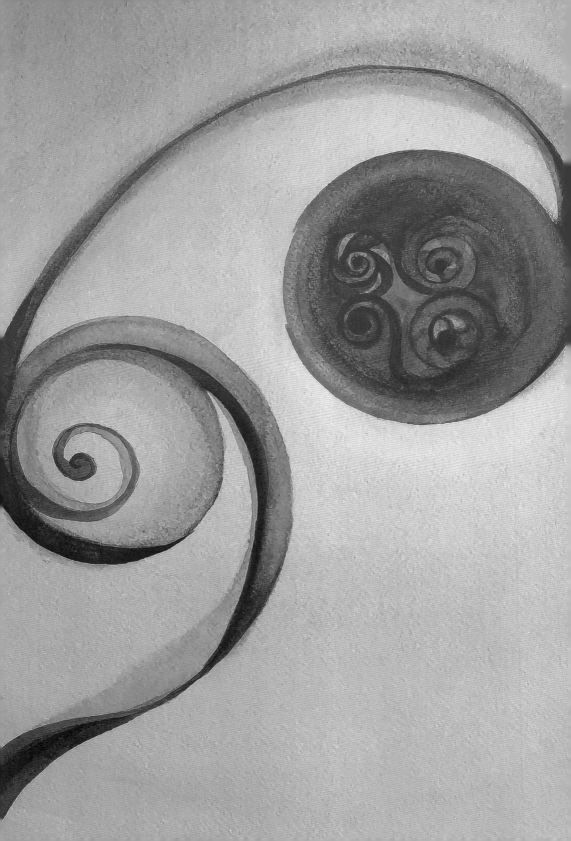

Capítulo 13

Passo III – Pendulação e contenção: o poder inato do ritmo

Enquanto o trauma implica estar congelado ou aprisionado, a pendulação é o ritmo inato do organismo de contração e expansão.

Abrir e fechar, contrair e expandir são ações naturais de um corpo e mente saudáveis. Por exemplo, a fáscia – uma extensa rede de tecido conjuntivo que permite que o corpo se torne uma unidade única e contínua – ao se contrair ou expandir, ativa os vasos sanguíneos que, conectados ao sistema nervoso autônomo, regulam a atividade dos órgãos internos (como intestinos, bexiga, saliva e glândulas sudoríparas). Esses movimentos são capazes de produzir sentimentos e sensações de conforto e desconforto.

Uma vez que rastreamos o corpo e identificamos pontos de conforto e desconforto, agora iremos pendular entre eles, permanecendo tempo suficiente em cada lugar para notar suas sensações e imagens que eventualmente possam surgir. Não é preciso ir em busca delas, são elas que virão nos visitar.

Ao fazê-lo, perceba que ocorrem descargas, ou seja, sinais de descongelamento que geram alívio e ganho de energia. São descargas: formigamento, alterações de calor e frio, tremores involuntários, mudanças espontâneas na respiração – de uma respiração comprimida e superficial para outra profunda e relaxada –, bocejos, arrotos e barulhos digestivos

115

(geralmente, é um bom sinal de que o sistema parassimpático está funcionando novamente).

Um terapeuta de SE™ irá ajudar a estabelecer ciclos de carga e descarga que sejam claros e organizados, pois ele é capaz de reconhecer o tempo justo para que possam ocorrer as descargas. Por isso, é melhor estar acompanhado de um profissional. Mas o importante é entender que todas essas reações, mesmo que vistas pela sociedade ocidental como falta de educação ou simplesmente inadequadas, são descargas que beneficiam nosso sistema nervoso autônomo.

Aos poucos, o sentimento de desconforto diminui e surge a sensação de autoempoderamento, porque não tememos mais sentir nosso próprio corpo e ganhamos confiança em nós mesmos. Nos sentimos vivos, reais porque recuperamos a capacidade de nos movermos adiante.

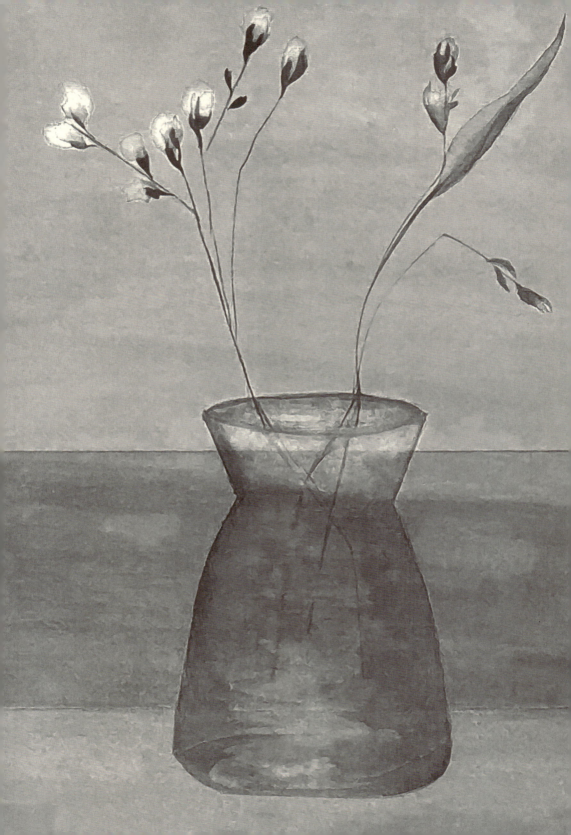

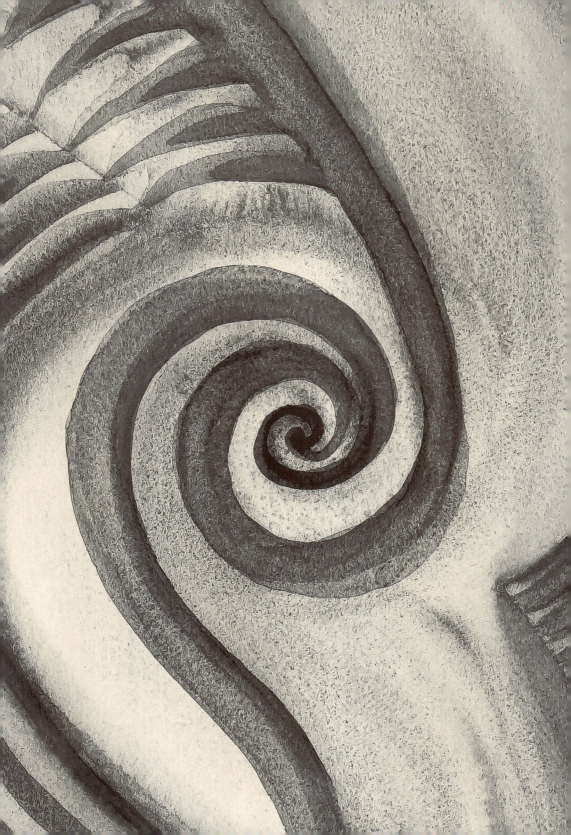

Capítulo 14

Passo IV – Usar a titulação para aumentar a estabilidade, a resiliência e a organização

Peter Levine utiliza o termo "titulação" para indicar o processo gradual, feito em etapas, de renegociação do trauma. A titulação é um procedimento laboratorial utilizado para determinar a concentração em quantidade de matéria de uma solução que contém um ácido ou uma base. Durante a titulação, ocorre uma mistura de soluções químicas, sempre um ácido e uma base, que levam a uma neutralização. Ou seja, se essas duas substâncias químicas forem adicionadas gota a gota, em dosagens muito pequenas, não irão causar uma explosão.

De um jeito parecido, podemos ajustar, aos poucos, a dosagem das pendulações entre o conforto e o desconforto. Ao fazer isso, evitaremos situações de maior intensidade que podem causar a (re)traumatização. Por exemplo, se estivermos mobilizados pela raiva, teremos que, devagar, fazer contato com a força dessa emoção para descarregarmos e direcionarmos sua agressividade de modo eficaz.

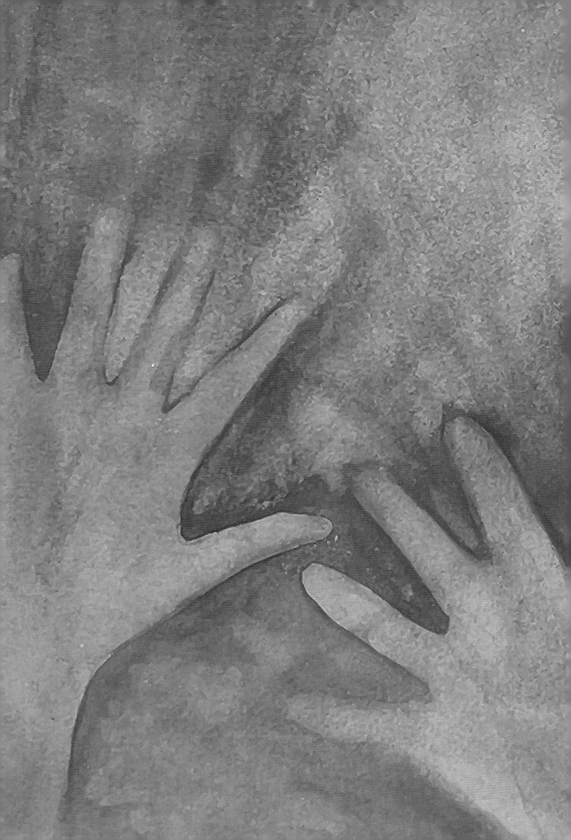

Capítulo 15

Passo V – Proporcionar uma experiência corretiva, substituindo respostas passivas de colapsos e sentimentos de impotência por respostas defensivas ativas e reforçadas

Na medida em que a energia e os gestos de luta e fuga, que ficaram incompletos e permaneceram inconscientes, são descongelados, por meio das descargas advindas da pendulação, eles voltam a se mover. São micromovimentos espontâneos que restauram as respostas instintivas de autoproteção.

O importante é deixar que esses movimentos aconteçam por si mesmos, sem o comando da nossa vontade. Podemos expressar o que estamos sentindo, mas isso não é imprescindível. A cura ocorrerá com as descargas, mesmo sem falar do trauma.

Lembro-me de quando fui inesperadamente abordada por um motoqueiro que subiu na calçada para tentar roubar o meu celular enquanto eu falava com a minha filha. Ao ver ele vindo em minha direção, segurei o celular com mais força e caí no chão. Ele, por sua vez, perdeu o equilíbrio, mas conseguiu fugir rapidamente. Minha filha continuou falando comigo e as pessoas à minha volta me deram o suporte necessário para eu me levantar e sentar numa cadeira do empório da esquina, onde me sentia segura.

Diante desse trauma, havia três condições básicas para eu me recuperar: pessoas seguras, um lugar seguro e ter recuperado a noção de orientação. No entanto, ainda faltava o meu corpo compreender que o perigo tinha passado. Explico melhor. Após um mês, continuava com uma dor no braço que, segundo a fisioterapeuta, não havia uma causa aparente. Ao comentar com a minha amiga Suely, terapeuta de SE™, que tinha notado a minha mão levemente fechada, como se pudesse encaixar nela um celular, nos prontificamos a fazer uma sessão de SE™. Por meia hora permanecemos juntas, tranquilas, enquanto internamente eu dizia a mim mesma: "Você pode soltar os dedos, o perigo já passou". Até que micromovimentos começaram a ocorrer e minha mão se abriu totalmente. Consegui relaxar e a dor no braço passou e não mais voltou.

Gestos de defesa e ataque inacabados precisam ser restaurados, senão eles permanecem em nosso cérebro emocional superativados e continuam a desencadear as reações defensivas de lutar, fugir e congelar – mesmo quando não são mais necessárias. Um terapeuta de SE™ é capaz de ajudá-lo a recuperar essas respostas de defesa.

Se você notar em seus sonhos cenas na qual está paralisado, que não consegue nem fugir ou atacar, procure fazer uma visualização ativa na qual imagina o conflito sendo solucionado. Para tanto, pode usar de todo e qualquer recurso imaginário. Os super-heróis, as divindades e a natureza estão aí para nos ajudar. Ao imaginar cenas de proteção e reparação, o cérebro pode aprender que o perigo de fato passou – assim como basta imaginar uma ameaça para acionar as mesmas regiões do cérebro que seriam ativadas se, um dia, você se deparasse com aquela mesma ameaça na vida real.

Sabemos que um trauma está solucionado quando, ao lembrarmos dele, não sentimos mais tensão em nosso corpo.

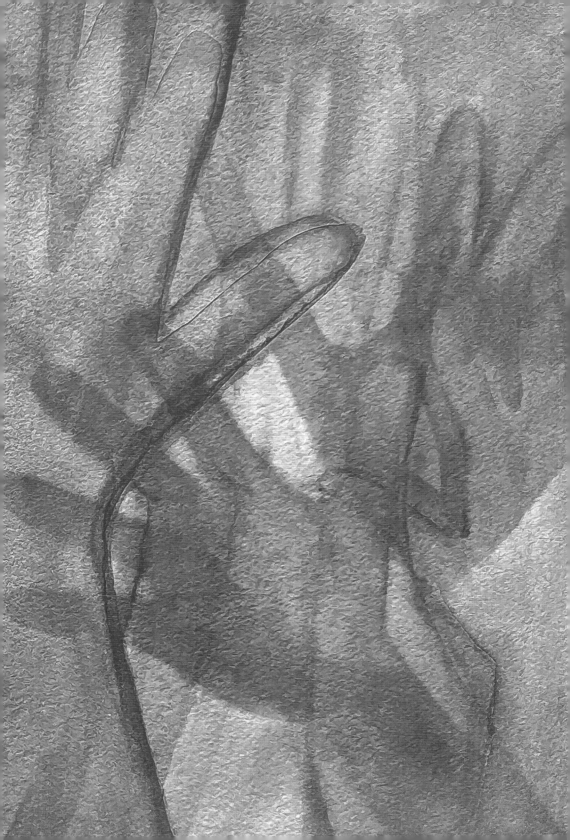

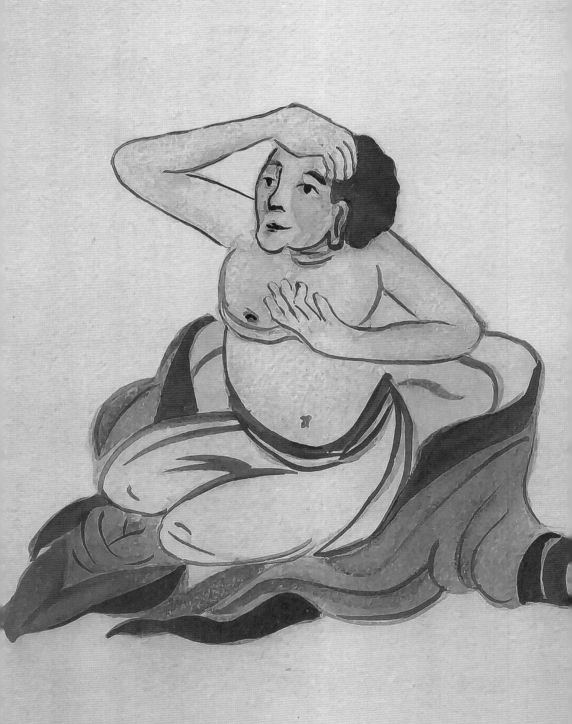

Capítulo 16

Passo VI – Desacoplar a associação condicionada de medo e sensação de impotência da resposta biológica de imobilidade

Voos prolongados, exames como tomografia computadorizada e ressonância magnética, processos cirúrgicos, tratamentos dentários e ortopédicos, engessamento, trânsito com engarrafamento, ficar "de castigo", não poder levantar da mesa, não poder sair da sala de aula… Todas essas situações, mesmo tendo uma saída, podem ser interpretadas como ameaças de aprisionamento por quem viveu algum trauma relativo a estar preso sem escapatória.

Durante o processo de acessarmos traumas e memórias baseados no medo e na raiva, há uma grande chance de nos surpreendermos com a força que estava armazenada em nós.

> Ao sair da imobilidade, ocorre uma "iniciação pelo fogo"; as intensas sensações repletas de energia, biologicamente associadas à fuga não direcionada e à fúria de contra-ataque, são liberadas. É compreensível que as pessoas sintam medo tanto de entrar na imobilidade quanto de sair dela, especialmente quando não têm consciência do benefício que isso traz.[1]

---

[1] Levine, Peter. *Uma voz sem palavras*: como o corpo libera o trauma e restaura o bem-estar. Summus Editorial, São Paulo, SP, 2012, p. 89.

Assim como um animal que, quando é atacado, finge-se de morto, e ao despertar tem força para fugir ou se defender, a pessoa traumatizada também passa abruptamente do estado congelado para a hiperagitação e fúria. Explica Peter Levine:

> O medo dessa fúria e as sensações intensas associadas a ela impedem uma saída tolerável da imobilidade, a não ser que haja informação, preparação, titulação e orientação. O medo da raiva é também o medo da violência – ambos em relação a outras pessoas e a si mesmo. A saída da imobilidade é inibida pelo seguinte impasse: para voltar à vida, a pessoa precisa vivenciar as sensações de raiva e de intensa energia. Entretanto, ao mesmo tempo, tais sensações evocam a possibilidade de perigo mortal. Essa possibilidade inibe um contato prolongado exatamente com as sensações que tornam mais leve a vivência da imobilidade, o que leva à sua resolução.[2]

É preciso ter muito cuidado ao lidar com pessoas traumatizadas por situações geradas pela imobilidade, pois quando elas se dão conta do quanto estiveram paralisadas, sentem vontade de expressar sua indignação. A frustração e a vergonha de não terem podido se defender então virão à tona. Muitas vezes, basta tocar numa lembrança traumatizante para que toda a raiva volte a surgir.

Por isso, quando uma pessoa acessa uma memória traumática, temos que ajudá-la a focar a atenção para o que está ocorrendo no seu corpo no momento presente. Assim, ela reconhece que pode fazer algo por si, mesmo que no momento passado não tenha podido se defender. Reviver uma dor traumática é muito difícil. Vive-se no agora o que ocorreu há muito tempo.

---

[2] Levine, Peter. *Uma voz sem palavras*: como o corpo libera o trauma e restaura o bem-estar. Summus Editorial, São Paulo, SP, 2012, p. 91.

O terapeuta ou quem estiver ao lado dela deve auxiliá-la a ir se concentrando nos pequenos alívios que surgem com as descargas e nas regiões do corpo em que não há muita tensão. É importante a pessoa reconhecer que reações involuntárias, como pequenos tremores e mudanças espontâneas na respiração, são descargas benéficas que ocorrem justamente porque o corpo está liberando a energia armazenada.

Em minha experiência terapêutica, busco negociar com meus pacientes que iremos entrar em contato com essas dores aos poucos, mesmo que elas surjam com muita intensidade. Explico a eles a importância de não gerar uma nova sobrecarga emocional até ganhar a capacidade de lidar com o que surge sem medo ou demasiada raiva. O trabalho de SE™ é sempre feito em parceria.

O importante é compreendermos que o medo ou a raiva que surgem quando uma memória difícil vem à tona resultam do modo como passamos a interpretá-los desde o ocorrido, e que o benefício de nos sentirmos livres para seguir em frente é enorme. Se antes estávamos "desmontados", agora nos sentimos "remontados", mais fortes. Passamos a temer menos a desintegração, porque a associamos como uma oportunidade de fortalecimento. Uma vez que nos reconhecemos mais fortes, o fato de ter sofrido se torna menos relevante.

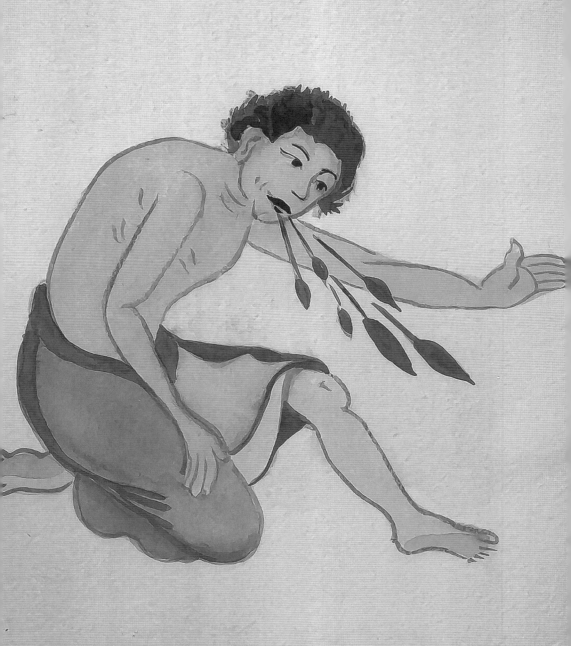

Capítulo 17

Passo VII – Resolver estados de hiperativação guiando suavemente a "descarga" e redistribuição da vasta energia de sobrevivência mobilizada para a ação de preservação da vida

Peter Levine esclarece que quando uma associação consciente ou inconsciente é ativada por um estímulo geral ou específico, todas as defesas químicas e hormonais originais reenergizam os músculos como se a ameaça original ainda estivesse lá. É por isso que um indivíduo revive o trauma como se estivesse novamente diante do fato ocorrido. Na medida em que é bem orientado a como descarregar e completar as respostas autoprotetoras e defensivas que ficaram incompletas no momento do incidente, o corpo se expressa por meio de micromovimentos, quase imperceptíveis.

Se uma pessoa sentir medo ao receber uma anestesia geral antes de uma cirurgia prolongada de risco, como do coração, o seu estado emocional será *congelado*. Quando a cirurgia terminar e todos estiverem comemorando que *foi tudo bem*, a *tensão* gerada no momento da anestesia não será mais levada em consideração. Para os médicos e familiares, tudo ocorreu bem, mas para a pessoa ainda não está nada bem. Sem saber que precisa e pode liberar a energia contida, irá sentir a angústia e apreensão residual no seu corpo e na sua mente. Sonhos sem saída revelam esse estado de imobilidade com medo. Eles podem estar carregados de pânico e horror.

É comum que alguém passe abruptamente da paralisia e do desligamento à hiperagitação e à fúria, o que assusta a própria pessoa e quem está à sua volta. Por isso, é tão importante ir aos poucos e explicar que ela não está louca em sentir o que sente, apenas precisa descarregar a energia residual de forma gradual e bem orientada.

Uma vez que tenha tido uma descarga, é imprescindível dar tempo para a acomodação e integração antes de passar para uma próxima titulação. É preciso tempo para que o aprendizado se firme. Tempo de decantar. Algumas pessoas costumam dormir profundamente depois das sessões.

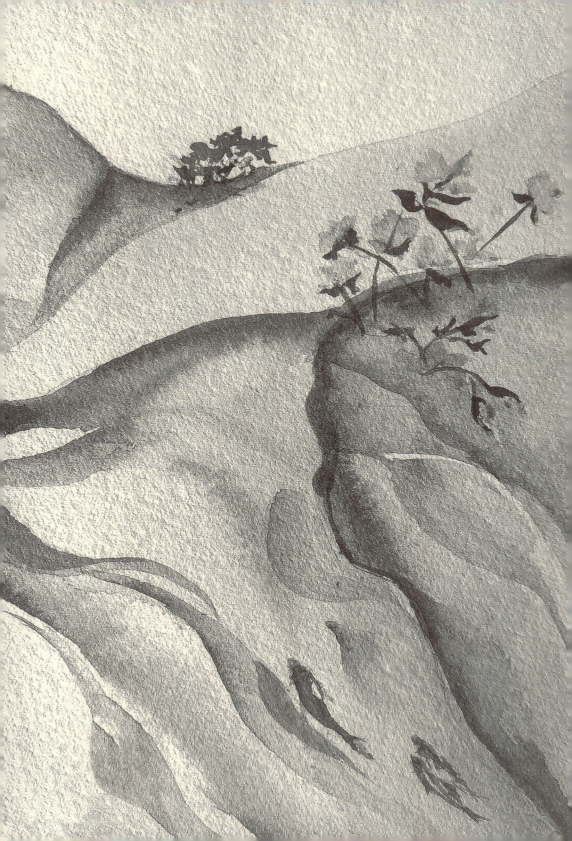

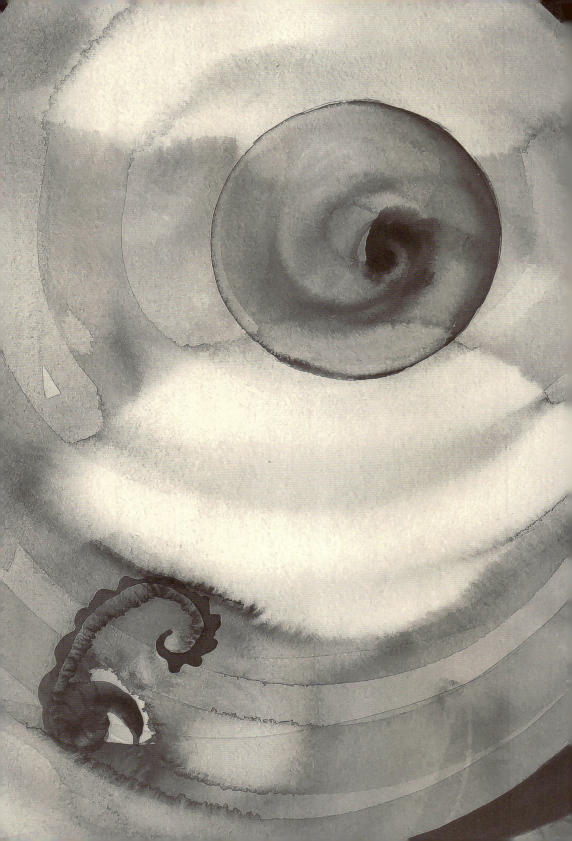

Capítulo 18

Passo VIII – Restaurar
a autorregulação
e o equilíbrio dinâmico

Depois que liberamos a energia residual e nos sentimos mais confortáveis em nosso próprio corpo, voltamos a nos abrir para o mundo à nossa volta, pois esse não aparenta mais ser tão ameaçador. O estado de abertura com relaxamento é entremeado por ajustes de medo, atenção, raiva e desejos. Estados pertinentes ao fato de estarmos vivos. A vida nos convida a nos relacionar com o desconhecido a todo momento.

Ser resiliente significa ter a capacidade de se recuperar após uma crise um pouco mais forte. Por exemplo, um elástico é forte quando é capaz de retomar a sua forma original após sofrer um impacto ou deformação; a qualidade da elasticidade gera resiliência. De forma semelhante, uma pessoa resiliente intuitivamente sabe que tem uma base segura dentro de si para onde pode voltar e recuperar seu ponto de equilíbrio.

Quem foge das dificuldades emocionais é pouco resiliente diante das frustrações e do medo. Porém, não se trata do quanto somos capazes de aguentar, mas, sim, de como nos recuperamos. Podemos aprender a nos desconectar e reconectar quantas vezes forem necessárias. Não é preciso, portanto, passar uma vida fugindo do próprio mundo interno.

"Primeiro, temos de tornar pequeno um problema que vemos como grande; a partir daí, ele poderá ser dissipado", nos dizia Lama Gangchen Rinpoche.

É possível habituar o nosso cérebro a reconhecer os nossos recursos e vias de saída para a solução dos nossos problemas. Não há saída para o hábito mental negativo enquanto continuamos a segui-lo. Um modo de encarar a dor sob um novo olhar é perguntar a ela: "O que você quer me ensinar?"

Assim que tenhamos compreendido sua mensagem, mesmo que muito complexa, devemos tentar fazer algo a partir dessa nova percepção. Por exemplo, se entendemos que a situação presente implica em deixar o passado, podemos doar o que não nos serve mais. Desfazer-se de objetos pessoais é um ato de testemunhar nossa real transformação.

Marie Kondo, japonesa especialista em organização pessoal, nos inspira a doar o que já não necessitamos mais com alegria e gratidão. Ela diz para tirar absolutamente tudo de dentro do guarda-roupa e fazer uma pilha em cima da cama ou no chão. Assim, temos uma ideia, muitas vezes chocante, do quanto acumulamos roupas. Em seguida, ela fala para pegarmos uma por uma dessas peças em nossas mãos, fecharmos os olhos e perguntarmos a nós mesmos se ela nos traz alegria ou não. A qualquer sinal de tristeza ou dúvida colocamos essas roupas na pilha de descarte. Ficar apenas com o que nos traz alegria é um desafio quando nos damos conta do quanto nos apegamos às nossas tristezas.

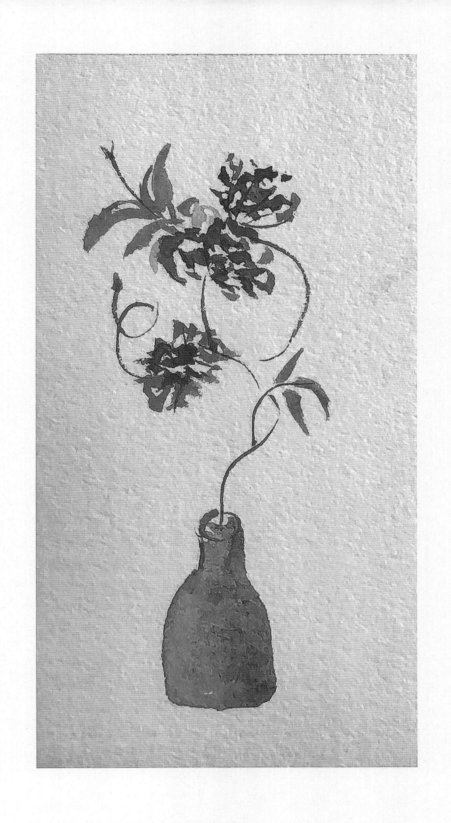

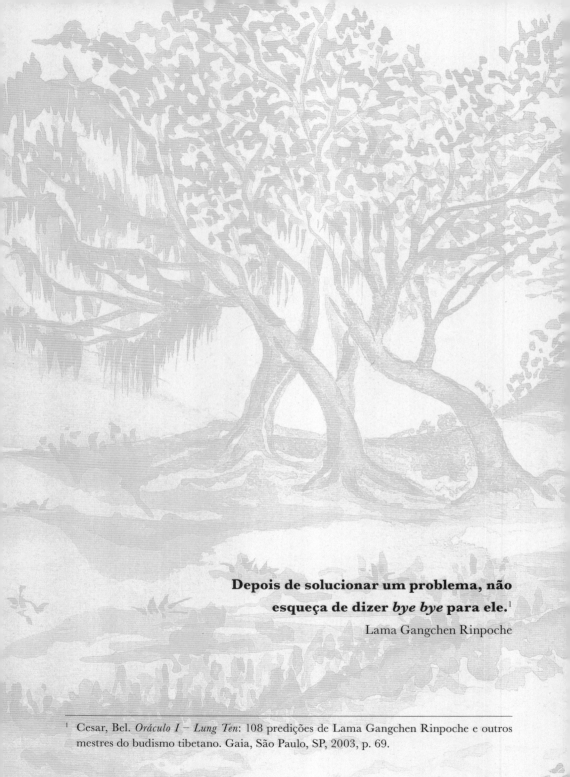

> **Depois de solucionar um problema, não esqueça de dizer *bye bye* para ele.**[1]
> Lama Gangchen Rinpoche

---

[1] Cesar, Bel. *Oráculo I – Lung Ten*: 108 predições de Lama Gangchen Rinpoche e outros mestres do budismo tibetano. Gaia, São Paulo, SP, 2003, p. 69.

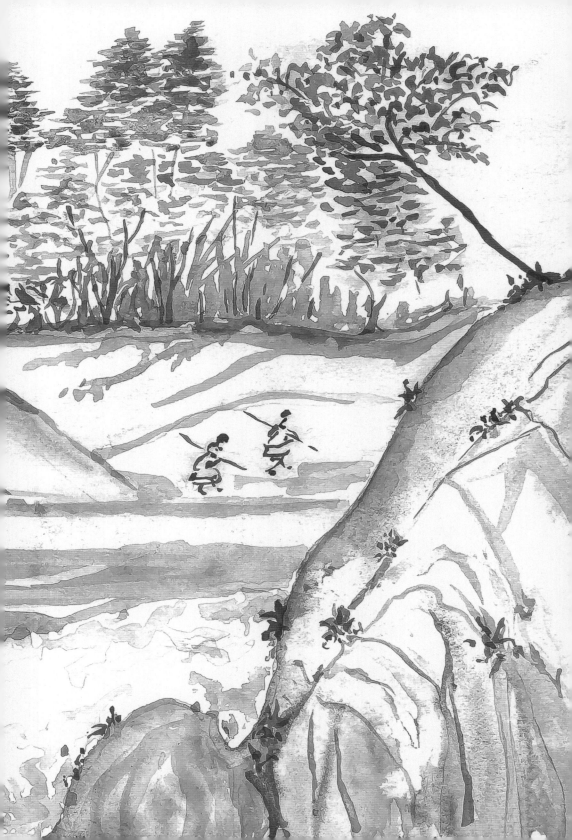

Ir aos poucos também implica lidar com os nossos problemas na medida em que temos condições para resolvê-los. Isso me lembra uma conversa que tive com Lama Gangchen Rinpoche, em São Paulo, em 1988, quando ele me falou:

— A cidade parece estar em guerra. Os sons, a tensão... Você explode se deixar tudo isso entrar na sua mente. O som que entrar, deixe sair. Faça o mesmo com os seus pensamentos. Se um problema vier pela direita, deixe a direita. Se vier pela esquerda, deixe a esquerda. Se ele ficar na sua mente e se tornar o centro da sua vida, você vai explodir.

Então, perguntei:

— Alguns problemas entram em nossa vida lentamente, e por isso, podemos reconhecê-los e deixá-los no seu lugar para observá-los. Mas o que fazer quando nos pegam de surpresa e nos atingem de frente?

Rinpoche respondeu:

— Se você estiver dirigindo numa estrada e subitamente encontrar uma avalanche de neve, tem que parar e retirar a neve do meio da estrada – colocá-la um pouco à direita, um pouco à esquerda. Assim a estrada estará novamente livre. O mesmo você deve fazer com os seus problemas.[2]

---

[2] Cesar, Bel. *Oráculo I – Lung Ten*: 108 predições de Lama Gangchen Rinpoche e outros mestres do budismo tibetano. Gaia, São Paulo, SP, 2003, p. 48.

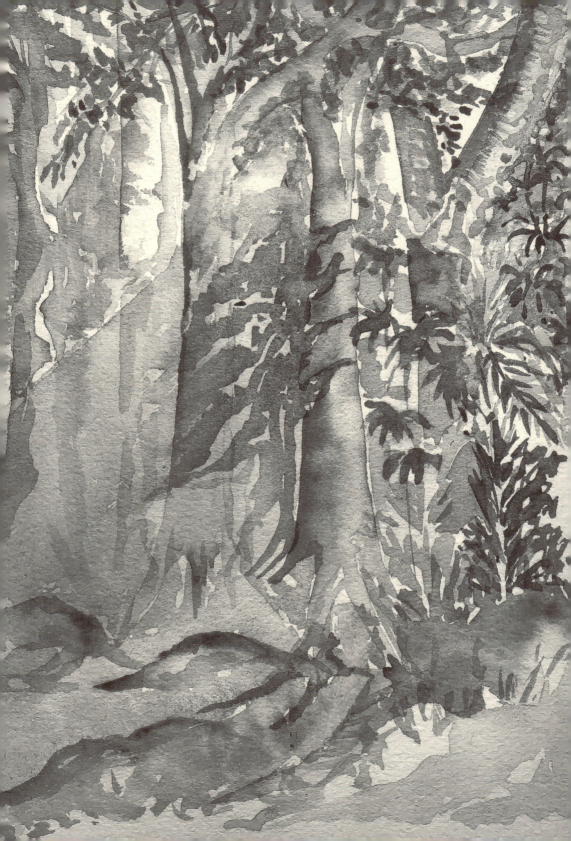

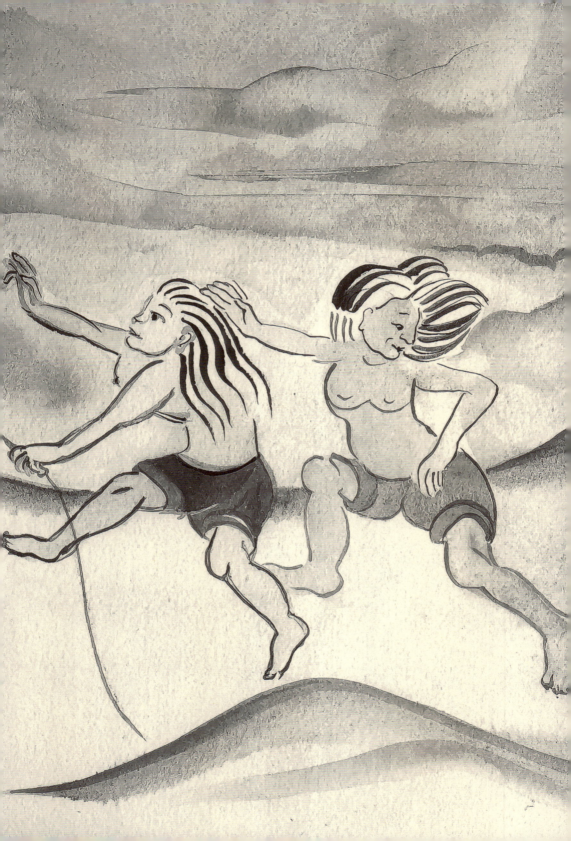

Capítulo 19

Passo IX – Reorientar o ambiente para o aqui e agora

Pessoas traumatizadas estão, em geral, presas na memória do passado ou preocupadas com o futuro. Se estiverem ressentidas, irão lamentar por algo que não receberam. Se estiverem apreensivas, se tornam obsessivas para controlar os eventos futuros.

A memória que temos e criamos sobre nós mesmos é a base da nossa história presente e futura. Transformar as memórias de derrota e reforçar as de vitória são modos de ativarmos as experiências passadas como recursos a nosso favor. Nesse sentido, nossa autoimagem cria nosso destino, assim como ressaltou o psiquiatra brasileiro doutor Sergio Klepacz[1] em nosso livro *O sutil desequilíbrio do estresse*: "O bom funcionamento da mente depende tanto da produção de novos neurônios quanto da possibilidade de ter boas experiências".[2]

Viver no "aqui e agora" requer a habilidade de manter-se aberto para novas experiências. Lama Gangchen Rinpoche nos incentivava a soltar as mágoas do passado de modo direto, sem lamentos ou delongas. Ele dizia:

> Às vezes temos que abandonar as lembranças do passado para viver o presente e nos dar a oportunidade de um novo futuro. Caso contrário, estaremos sempre recriando o passado. Temos de trabalhar para ativar nossas mentes maiores e abandonar as mentes menores.

---

[1] <www.totalbalance.com.br>

[2] Cesar, Bel; Klepacz, Sergio; Lama Michel Rinpoche. *O sutil desequilíbrio do estresse*. Gaia, São Paulo, SP, 2011, p. 75.

Aprender a reconhecer a mente maior e a menor pede reflexão, pois a mente menor muitas vezes tem mais força que a maior. Uma mente menor está presa a picuinhas, detalhes que são como pontas de um *iceberg* de ressentimentos, que devem ser encarados em função de uma mente maior. A mente maior está conectada com o futuro, com a determinação de seguir em frente em direção a um estado de maior fluência.

Para algumas pessoas, a mente maior pode representar algo que seja melhor para todos, mesmo que tenha que abrir mão de seus desejos. Para outras, a mente maior significa conseguir deixar uma situação limitadora. O importante, em ambos os casos, é que a mente maior trata-se de uma escolha, baseada na reflexão e no autoconhecimento. Sendo assim, não teremos arrependimentos.

Quando escolhemos como lidar com uma situação, ganhamos autoridade interna. A escolha define como nos posicionamos internamente. Uma boa escolha está baseada na autossustentação.

Como nos dar uma nova chance? Criei uma imagem que uso em momentos como esse. Eu me pergunto: "Qual é a mão capaz de me puxar para o futuro agora? O que me daria um novo impulso para seguir em frente e assim me conectar com o momento presente? Fazer um novo curso, uma viagem ou abrir-me para um relacionamento?"

Entregar-se ao momento presente é desistir das marcas difíceis do passado. Conforme nos abrimos para o encantamento do momento presente, vamos nos desprendendo do passado.

Lama Gangchen Rinpoche nos aconselhava: "Precisamos aprender a diminuir os problemas e aumentar as coisas boas. Isso parece impossível, mas é possível. Buscamos grandes ideias, mas o que precisamos é abrir o coração."

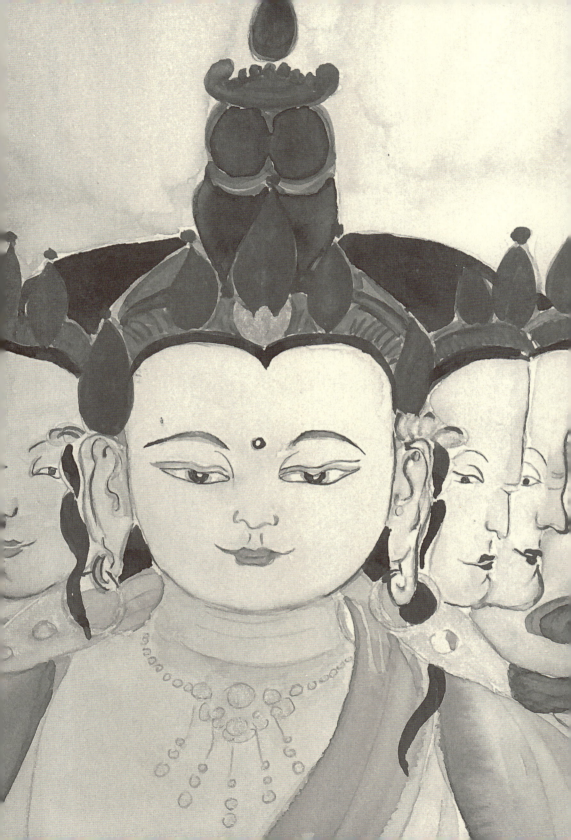

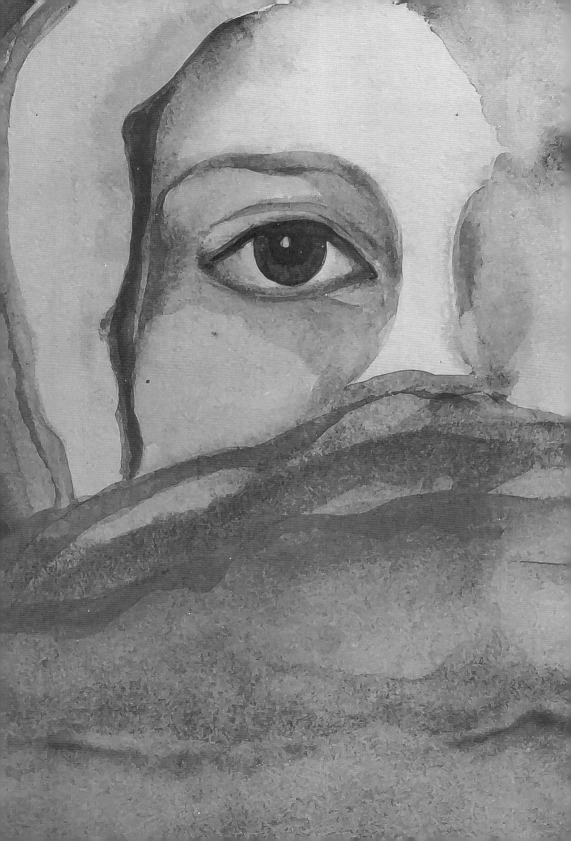

Viver autenticamente

Parte II

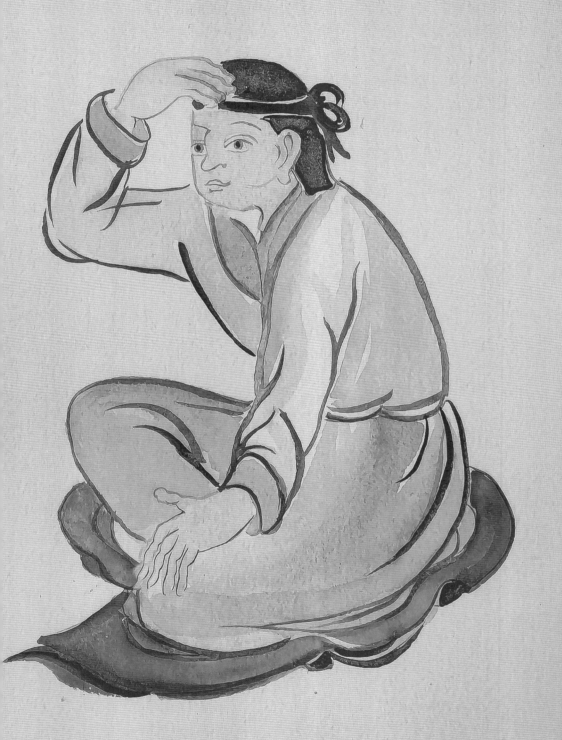

Capítulo 20

Onde nos perdemos? Por que nos tornamos distantes uns dos outros?

O sociólogo e antropólogo francês David Le Breton, em seu livro *Desaparecer de si: uma tentação contemporânea*, nos revela a triste realidade de que o indivíduo hipermoderno é descompromissado, isto é, ele precisa dos outros, mas também de seu distanciamento:

> O vínculo social é mais um dado de ambiência do que uma exigência moral. Para alguns, ele é apenas o teatro indiferente de sua projeção pessoal. O vínculo com os outros é facultativo, ele deixa de ser um dado evidente.[1]

Ou seja, o homem contemporâneo não se sente mais *naturalmente* vinculado. Ele faz uso das suas relações conforme lhe convém. Le Breton ressalta:

> O indivíduo contemporâneo mais se conecta do que se vincula: embora ele se comunique cada vez mais, encontra-se cada vez menos com os outros. Prefere exatamente as relações superficiais que instaura ou abandona como lhe aprouver.[2]

Essa afirmação pode nos parecer tão familiar que não mais irá nos chocar com sua gravidade.

Lama Gangchen Rinpoche sempre nos lembrava da importância de nos sentirmos próximos uns dos outros. Ele se referia a uma sensação de proximidade baseada na confiança. Por exemplo, quando o paciente

---

[1] Le Breton, David. *Desaparecer de si*: uma tentação contemporânea. Vozes, Petrópolis, RJ, 2018, eBook Kindle, posição 127.

[2] Le Breton, David. *Desaparecer de si*: uma tentação contemporânea. Vozes, Petrópolis, RJ, 2018, eBook Kindle, posição 132.

sente-se próximo ao seu médico, ele segue suas instruções com atenção – um sinal de confiança e de aceitação da sua cura. Do mesmo modo, a proximidade entre pais e filhos, casais, amigos e instituições estimula a vontade de seguir em frente, de criar algo positivo juntos.

Sentir-se próximo a alguém é reconhecer que estamos seguros. Mas não são muitas as pessoas que nos fazem sentirmos confiantes. Estamos falando de nos sentirmos à vontade. Espontâneos. Criativos.

Os relacionamentos baseados na proximidade são leves e duradouros ao mesmo tempo. A artificialidade das relações provoca uma atitude de "estar em guarda", que é a oposta a de estar "relaxado" quando vivemos uma proximidade sem preocupação. Sabemos quando não estamos próximos ao sentir um certo estranhamento e falta de sintonia.

Clara Winnicott, uma das mais renomadas assistentes sociais e psicanalistas do Reino Unido, no século XX, dedicou-se às crianças em situação de vulnerabilidade. Durante o período da Grande Depressão (1929), ainda jovem, com 23 anos, auxiliou as famílias mais prejudicadas em Londres. Depois, durante a Segunda Guerra Mundial, decidiu trabalhar nas evacuações com crianças e jovens com problemas de conduta e que tinham sido abandonados por suas famílias ou retirados delas. Nesse período, conheceu seu futuro parceiro de trabalho e marido, o psicanalista inglês Donald Winnicott, que era pediatra supervisor. Ele fazia visitas semanais para verificar o esquema de evacuação na região.

Clara entendia que uma das habilidades de uma assistente social era reconhecer a singularidade de uma criança para alojá-la numa família em que ela pudesse se adaptar melhor durante o período de isolamento da guerra. Diante de situações tão críticas e de alta vulnerabilidade, ela chegou à conclusão de que são necessários três elementos fundamentais para mantermos uma vida psíquica saudável:

I. Ter um anseio profundo de autenticidade de si e de encontro com o outro.

II. Tornar-se único para não se perder na massa humana.

III. Atender ao anseio por maturação para não sofrer diante do irreal.[3]

Clara Winnicott ressaltava que o ser humano anseia pela singularização e isso acontece na medida em que a pessoa pode ser autêntica frente ao outro. E a autenticidade faz parte da capacidade de encarar conflitos e do processo de maturidade.

Lama Michel Rinpoche nos conta o que lhe disse o rabino brasileiro Nilton Bonder durante um encontro após ter se tornado monge aos 12 anos:

> Se eu sou eu, porque você é você
>
> E se você é você porque eu sou eu
>
> Então, eu não sou eu e você não é você.
>
> Mas, se eu sou eu porque eu sou eu
>
> E se você é você porque você é você
>
> Aí, podemos conversar
>
> Pois somos verdadeiros.

O processo de singularização ocorre inicialmente quando percebemos que temos singularidades diferentes das demais pessoas. Assim como exemplifica a astróloga brasileira Marcia Mattos[4]:

---

[3] Gilberto Safra. "Diálogos Winnicottianos: a contribuição de Clara Winnicott", PUC (Pontifícia Universidade Católica de São Paulo), Instituto Sobornost, São Paulo, SP, 2011. Gravação de aula.

[4] Marcia Mattos é astróloga, jornalista e escritora. Pratica Astrologia desde 1984 como consultora, conferencista, professora, escritora e diretora da Escola de Formação em Astrologia. Foi membro fundadora da Sociedade de Astrologia do Rio de Janeiro (SARJ) e membro fundadora e presidente do Sindicato dos Astrólogos do Rio de Janeiro (SINARJ). Ministra cursos regulares de Astrologia no Rio de Janeiro, em São Paulo, Belo Horizonte, Brasília e Mato Grosso.

Por exemplo, minha família tem um determinado padrão de comportamento, mas eu percebo que não possuo esse padrão. Não posso aceitar em me comportar da mesma maneira apenas por pertencer a essa família.

Marcia explica que a primeira conduta no momento em que não concordamos de fato com a maioria é separar-se, discriminar-se, ter coragem de assumir uma posição contrária, mesmo que seja uma exceção entre a maioria. Ter que suportar o território que é só seu.

Numa segunda etapa, é importante salientar, propagar e evidenciar nossas peculiaridades.

Tudo que é imediatamente visível e reconhecível em nós devemos ressaltar e não tentar esconder. Aquilo que nos faz sermos reconhecidos numa multidão, entre tantos, é um traço que nos diferencia, que não deve ser ocultado e, sim, explorado. Ou seja, essa característica não deve ser disfarçada, senão deixamos de aproveitá-la como deveríamos.[5]

Marcia Mattos também chama a atenção para a importância de usarmos o nosso nome, sermos transparentes e autênticos para nos diferenciarmos num mundo onde todos são iguais e é tão difícil deixar uma marca própria. "Uma individualidade baixa, sonegada, não é nada nem ninguém em parte alguma e projeta no outro tudo aquilo que não é ou não pode ser."[6] Dessa forma, somente podemos ter vínculos verdadeiros e de entrega uns com os outros se estamos constantemente desenvolvendo nossa singularidade.

---

[5] Mattos, Marcia. *A experiência da singularidade*. Apostila. <www.marciamattos.com/product-page/a-experi%C3%AAncia-da-singularidade>

[6] Ibidem.

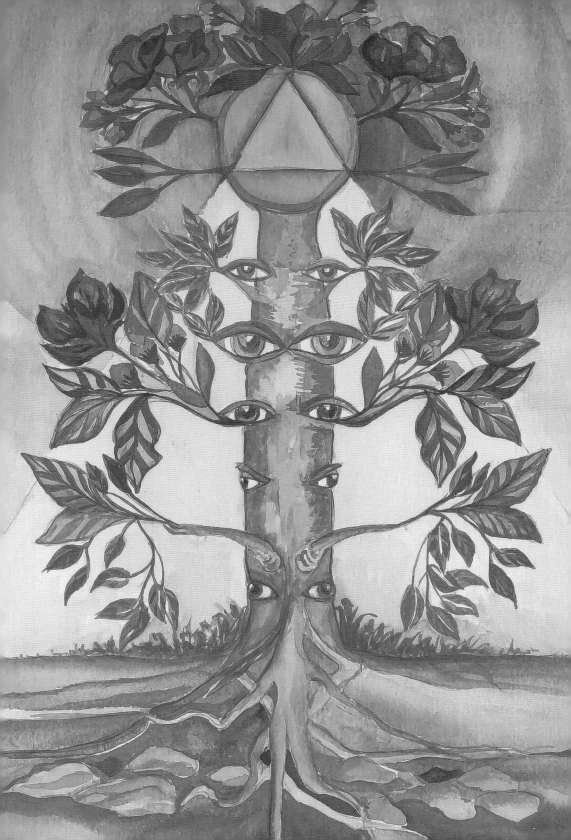

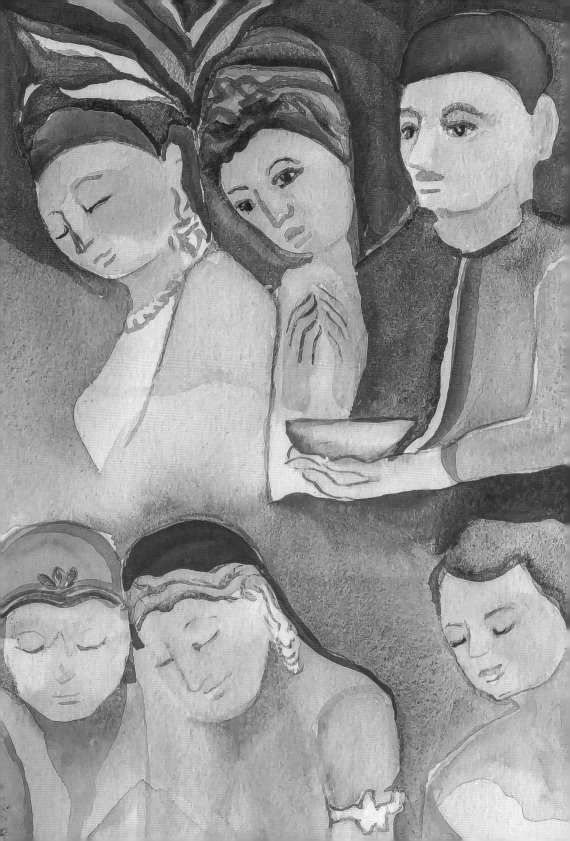

Capítulo 21

A natureza humana a partir das necessidades ontológicas

O que nos torna pessoas autênticas? Sem dúvida, a coerência entre o que sentimos, pensamos, dizemos e agimos. Explica o filósofo e professor Paul Gorner:

> Existir autenticamente é escolher e se apropriar de minhas possibilidades de existência e, nesse sentido, ser eu mesmo. Existir inautenticamente é ter minhas possibilidades de existência determinadas por algo que Heidegger chama de "das man" ("a gente" ou "o impessoal"). Eu ajo, sinto, julgo, penso como se age, sente, julga e pensa.[1]

Perdemos o contato com a nossa natureza mais espontânea porque deixamos de estar em contato com as *nossas* necessidades ontológicas. Aprendi sobre elas no curso *Uma clínica para além do psíquico: da realidade ao real,* com o psicanalista e professor brasileiro Gilberto Safra[2].

Safra utiliza os conceitos de ôntico e ontológico propostos pelo filósofo alemão do século XX Martin Heidegger. Ele esclarece que todo ser humano vive a realidade a partir de dois registros contemporâneos: o ôntico – que resulta da sua biografia, ou seja, de quem ele é a partir de suas experiências vividas e que pode narrar – e o *ontológico* – que diz respeito às estruturas *a priori* que definem a existência humana.

---

[1] Gorner, Paul. *Ser e tempo*: uma chave de leitura. Vozes, Petrópolis, RJ, eBook Kindle, posição 150.

[2] Gilberto Safra é mestre, doutor em Psicologia Clínica e professor titular da Universidade de São Paulo (USP), docente do programa de pós-graduação da Pontifícia Universidade Católica (PUC), coordenador do Laboratório de Estudos da Transicionalidade (LET) e do Programa de Formação Continuada (Profoco). Gravação de aula, 2007.

O ôntico trata-se da forma visível das coisas, aquelas que podemos facilmente ver e compreender, pois é a história da vida do ser humano. São os fatos fundamentais que ocorreram marcando assim a existência daquele indivíduo de forma definitiva. Já o ontológico, em contraposição, refere-se a perceber o que está por trás e além do fenomênico. Nesse sentido, nos leva a enxergar o que nem todo mundo vê.

Gilberto Safra destacou oito necessidades ontológicas, isto é, necessidades originárias humanas universais que existem independentemente de idade, cultura, sexo, tempo e espaço. É importante reconhecê-las para podermos nos tornar próximos de nossa natureza humana, seja durante a vida, seja no processo de enfrentamento da morte:

I. Somos seres em abertura para o mundo e para o outro.

II. Buscamos por significado e direção existencial.

III. Buscamos por sustentação.

IV. Buscamos por estabilidade.

V. Temos necessidade do outro.

VI. Temos necessidade de edificação.

VII. Temos necessidade de lugar.

VIII. Temos necessidade de pai e mãe.

É interessante notar que a nossa constituição ontológica tem como fundamento a relação com o outro: nos constituímos diante da experiência com o outro e do mundo. É mediante o outro que acessamos a nossa potência de ser – saímos do estado de vulnerabilidade em direção à nossa existência autêntica.

Safra exemplifica o registro ôntico e o ontológico ao contar o que ocorre quando uma criança corre e cai. Ao cair, ela tem uma experiência ôntica, sente a dor física de ter caído. Mas no nível ontológico, ela vivencia a dor de ser vulnerável, que revela a condição humana de vulnerabilidade. A vulnerabilidade é condição ontológica, a falta de equilíbrio é a condição ôntica.

Lama Gangchen Rinpoche nos dizia: "O mesmo lugar onde você cai, é onde você se apoia para se levantar". Ao reconhecer nossas necessidades ontológicas, começamos a tocar o chão que nos fez cair ao mesmo tempo em que despertamos o potencial para nos levantarmos novamente. Portanto, é ao reconhecer nossas necessidades ontológicas que podemos despertar nosso potencial de força e ir em busca dos recursos necessários.

Ao conhecer as necessidades ontológicas, perceberemos que elas nos indicam algo que sempre sentimos, mas que, sem reconhecer a sua real importância, não consideramos relevantes. Por exemplo, não precisamos nos menosprezar como pessoas carentes quando validamos que temos necessidade uns dos outros. Assim, naturalmente nos abrimos para nos relacionarmos.

Ao refletir sobre as necessidades ontológicas, pude compreender que elas estão sempre presentes e na base das nossas experiências emocionais.

Sobre as necessidades ontológicas está a tristeza, o medo, a raiva e o bem-estar. Uma emoção sobrepõe a outra e dá sustentação para que cada uma delas possa existir.

Como humanos, nos sentimos vulneráveis, isso nos gera tristeza e frustração, que por sua vez nos provoca o medo de lidar com o desconhecido e o abandono. O medo alimenta a raiva, os ciúmes, a inveja, a irritação e desestabiliza, portanto, a sensação de bem-estar.

Por exemplo, uma pessoa sente-se bem até que seja tomada pela suspeita de que está sendo traída. A raiva surge pelo medo do abandono, que por sua vez é nutrido pela tristeza não elaborada de perdas anteriores.

Se acolhermos nossa vulnerabilidade como parte da nossa natureza humana, sem nos sentirmos indignados com o desconforto que ela gera, iremos aceitar a tristeza sem o medo de sermos frágeis. Assim como dizia a psiquiatra suiça Elisabeth Kübler-Ross: "It's ok not to be ok" (Está ok não estar ok).

A partir da disposição de acolher o que está ocorrendo, passamos a ter uma atitude pró-ativa frente ao problema. Isto é, nos abrimos para estar em relação com o outro e receber sua ajuda. No entanto, algumas vezes, apesar de queremos ser ajudados, ainda não nos abrimos de fato para receber tal ajuda, porque, uma vez identificados no papel de vítima, nos sentimos paralisados diante da solução.

Quando aceitamos a realidade humana de que somos vulneráveis e necessitamos uns dos outros, pouco a pouco vamos acolhendo nossa dor e passamos a ter menos medo de encarar a realidade dos fatos. E ao olhar para os fatos a partir da valorização do bem-estar e do equilíbrio emocional, podemos *reaprender* a nos sentir bem. Em outras palavras, ao reconhecermos que podemos atender às necessidades de sustentação e estabilidade, nos voltamos para nos autoacolhermos e sermos pelos outros acolhidos.

Elisabeth Kübler-Ross e o escritor americano especialista em morte e luto, David Kessler, comentam no livro *Lições de vida* que, para ser quem somos, temos que honrar a integridade do nosso ser humano:

O que às vezes inclui aquelas partes escuras do nosso ser que muitas vezes tentamos esconder. Às vezes, pensamos que estamos apenas sendo atraídos para o bem, enquanto que na realidade estamos sendo atraídos para a autenticidade. Gostamos mais de pessoas reais do que daquelas que escondem seu verdadeiro eu sob camadas de gentilezas artificiais.[3]

Pessoas autênticas geram confiança imediata, pois elas não temem ser quem são e nos transmitem a mensagem de que não precisamos constantemente nos defender da vulnerabilidade da vida. Por outro lado, quando estamos ao lado de pessoas "construídas" e artificiais, temos o desejo instintivo de nos afastarmos ou mesmo de provocá-las. Conviver com pessoas que estão sempre colocando panos quentes para evitar lidar com a realidade frágil da vida gera desconfiança. Esse é um ponto importante de compreendermos quando nos propomos a estar ao lado de uma pessoa diante da morte ou de uma doença grave.

Conhecer e atender as necessidades ontológicas é a base do autoconhecimento emocional. Elas estão sempre presentes em nossa vida e, mesmo quando atendidas, requerem manutenção. É preciso ter um empenho constante para cultivarmos o amor, os projetos de vida, sermos autênticos, íntegros e pertencentes a um núcleo familiar e social.

Morremos como vivemos. Se durante a vida tivermos aprendido a nos autossustentar e a acolher nosso sofrimento diante das nossas necessidades ontológicas, teremos nos familiarizado a buscar nossos recursos internos mesmo quando os externos se esvaíram. Para nos sentirmos vivos, é preciso atender às necessidades ontológicas.

---

[3] Kübler-Ross, Elisabeth; Kessler, David. *Lezioni di vita*. L'Età dell' Acquario, Torino, Itália, 2019, p. 34. Tradução livre.

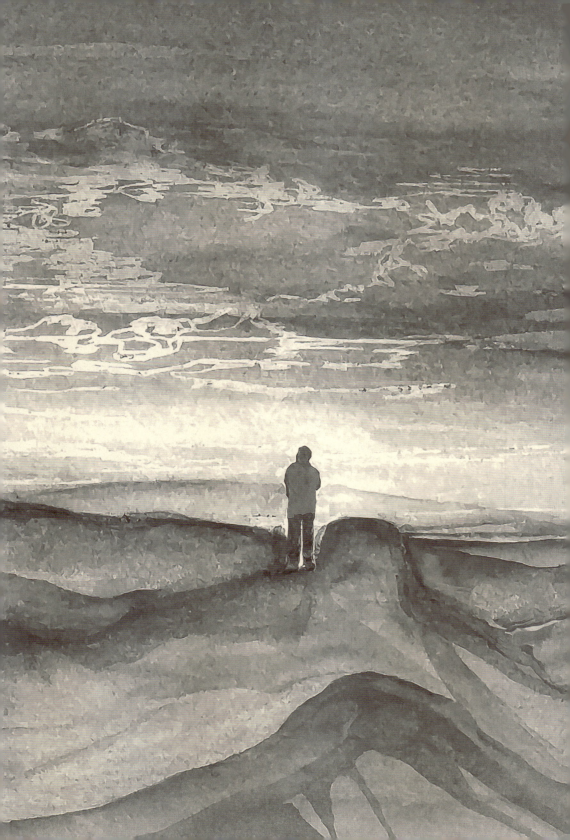

Capítulo 22

I – Somos seres em abertura para o mundo e para o outro

Fundamentalmente, só existe o espaço aberto,
o solo básico, o que realmente somos.
Anterior à criação do ego,
é esse o estado primordial da nossa mente,
no qual há abertura básica,
liberdade básica,
uma qualidade de espaço.
Temos agora, como sempre tivemos,
essa abertura.[1]

Chögyam Trungpa

Se somos fundamentalmente espaço aberto, de onde veio o medo e a ignorância? O que aconteceu? O mestre budista tibetano Chögyam Trungpa explica:

Na realidade, nada aconteceu. Apenas nos tornamos demasiado ativos naquele espaço. Por ser vasto, ele nos convida a dançar; mas a nossa dança torna-se um pouco ativa demais, começamos a girar mais do que o necessário para expressar o espaço. Nesse ponto, nos tornamos conscientes de nós mesmos, cônscios de que "eu" estou dançando no espaço. A essa altura, o espaço deixa de ser espaço como tal. Faz-se sólido. Em lugar de "sermos um" com ele, percebemos o espaço sólido

---

[1] Trungpa, Chögyam. *Além do materialismo espiritual.* Cultrix, São Paulo, SP, 1986, p. 121.

como entidade separada, tangível. Essa é a primeira experiência de dualidade – o espaço e eu, eu estou dançando neste espaço, e essa vastidão é uma coisa sólida, separada. Assim nasce o "outro", surge a sensação de que somos separados uns dos outros. Dualidade significa "o espaço e eu", mais do que a completa identificação com o espaço. Assim nasce a "forma", o "outro".[2]

Uma vez que ignoramos o espaço aberto, e, por isso, aparece a dualidade, surge a sensação de que somos separados uns dos outros. Vemos o outro como um objeto externo, independente da nossa percepção.

Estamos sempre abertos sensorialmente ao outro e ao existente. Quando não atendemos à necessidade ontológica de nos deixarmos ser tocados pelo mundo, a vida torna-se um tédio. Sentimo-nos sem graça, sem beleza e sem encantamento.

A abertura frente ao outro e deixar que as suas emoções toquem as nossas nos levam à sensação de estarmos vivos internamente. O ato de dar atenção com abertura ao outro era visto pela filósofa francesa Simone Weil[3] como a forma mais rara e pura de generosidade. Ela reconhece que o ato de dar atenção a alguém é um bem em si mesmo, independentemente de qualquer recompensa ou aquisição de informações que isso possa gerar.

A filósofa, especialista em ética, gênero e cidadania, professora e missióloga, Rose Lorena, no livro *Weil – A mais-valia: necessidade e*

---

[2] Trungpa, Chögyam. *Além do materialismo espiritual.* Cultrix, São Paulo, SP, 1986, p. 121.

[3] Simone Adolphine Weil (1909-1943) nasceu em uma família judia agnóstica. Ao longo de sua breve vida, Simone entra em contato com teorias e partidos anarquistas e marxistas que estimulam a sua obra político-filosófica. Foi filósofa, escritora, militante política, mística, judia e cristã.

desenraizamento[4], nos fala sobre a importância que Simone Weil dava à ação de dar atenção.

> Para Weil, a atenção tem a ver com a espera. Pressupõe um olhar atento, uma contemplação que longe de ser meramente passiva, se reveste de significado pois consiste num tipo de ação não agente. A aparente inércia que advém de um ser atento pode dar a ideia da inexistência de uma esperança, e levar um observador afoito a conjecturar de forma precipitada a inutilidade do ato da atenção. Contudo, é a espera da Verdade, e é sempre compensada. A atenção consiste em suspender seu pensamento, deixá-lo disponível, vazio, penetrável pelo objeto. [...] E sobretudo o pensamento deve estar vazio, em espera, nada buscar, mas estar pronto para receber em sua verdade nua o objeto que vai penetrá-lo.[5]

Mas quando estamos muito desconectados do nosso mundo interior, não sentimos mais as emoções. Nem as alheias, nem as nossas próprias. Vivemos o mundo como se tudo fosse sempre igual. Fechados, nada nos surpreende. Só quando formos despertados pela curiosidade de algo é que voltaremos a olhar a vida novamente. É como fazer um passeio numa floresta e, após um certo tempo, nos sentirmos atraídos a observar o que antes não víamos.

O ponto de virada ocorre ao voltarmos a nos abrir para deixar que o fora nos toque por dentro.

Aos poucos, reconhecemos nosso dentro do lado de fora. Isso acontece quando atribuímos às pessoas e ao nosso ambiente símbolos e representações vivas que nos ajudam a expressar o que se passa dentro de

---

[4] Lorena, Rose. *Weil – A mais-valia*: necessidade e desenraizamento. Publicação independente, 2020.

[5] Lorena, Rose. *Weil – A mais-valia*: necessidade e desenraizamento. Publicação independente, 2020, eBook Kindle, posição 1098.

nós. Por exemplo, quando vivemos o processo de luto. Podemos voltar à vida, mas uma forma de tristeza permanece como pano de fundo de tudo o que sentimos e vemos durante um longo período. Dessa melancolia nasce algo e quando o luto termina, a pessoa pode voltar a criar novas experiências para a sua vida – como o botão de uma flor que espera as condições corretas para se abrir.

A necessidade ontológica, enquanto seres em abertura, anseia por uma chance para expressar essa dor. Talvez ela venha à tona no momento que temos a chance de compartilhar com uma pessoa sensível a história de um objeto pessoal da pessoa falecida que carregamos conosco. Queremos e precisamos nos expressar, mesmo quando não damos muita importância para isso.

Nesse sentido, a arte tem uma função muito valiosa. A música ou a pintura e a dança, com suas cores, traços e gestos, podem despertar algo em nós que de outra maneira não teria como ser expresso. Creio que seja por isso que Gilberto Safra comenta que quando só há discurso sem poesia, a pessoa está árida, longe de suas necessidades ontológicas.

Quando contemplamos algo que para nós é belo, nos abrimos inevitavelmente para esta experiência. A necessidade de apreciar é uma busca natural pela abertura. Quando aprecio algo, me abro para este algo, deixo que ele entre em mim.

Apreciar a si mesmo por simplesmente sermos quem somos é um modo de recuperarmos o estado ontológico de abertura.

O que gera espaço?

Abertura, receptividade, aceitação, humildade e simplicidade.

Lama Gangchen Rinpoche nos dizia que a energia da mente deve ser sempre um espaço limpo e leve.

Um modo de criar espaço interior é manter a atenção sem ter que manter o controle sobre o que estamos fazendo. Lama Michel Rinpoche compartilhou um ensinamento que escutou de Loki Chandra, quando ele falava sobre a importância de fazer coisas que aparentemente não têm um fim produtivo em si mesmas. Fazer algo sem nos atermos ao seu resultado gera espaço interno. Explica Lama Michel:

> Assim, criamos um ambiente interior para meditarmos e nos autodesenvolvermos. No entanto, temos a mania de produzir "algo" em função de um resultado mais à frente e com isso estamos sempre com nosso espaço interior ocupado com preocupações e devaneios.

Qual é a primeira imagem que surge em sua mente quando escuta a palavra "espaço"?

A definição para "espaço", segundo o budismo tibetano, é *tog reg kag tsam gyi megag*. Uma tradução literal seria "a negação não afirmativa de contato obstrutivo", o que quer dizer: a simples não existência de obstrução.

Se na minha mão há espaço para uma flor é porque não tem obstrução para que ela possa estar aqui. Então, espaço é a falta de obstrução. No entanto, não existe um espaço que não seja ocupado por algo da matéria.

Chagdud Rinpoche[6] certa vez disse claramente em seus ensinamentos: "Onde há espaço há seres, o espaço é infinito para dentro e para fora".

Lama Gangchen Rinpoche nos ensinou a existência de diversos tipos de espaços:

> O espaço externo é todo o espaço natural e artificial das cidades, vilas e pequenas aldeias, o espaço nas cavernas, planícies, vales, montanhas e céu. O espaço permite que as coisas cresçam e se movam, e sustenta todos os fenômenos.
>
> O espaço interno é o espaço dentro de nossos órgãos ocos: o cólon, estômago, vesícula, vesícula biliar e intestino delgado. É também o espaço em nossos átomos, células, *chakras* e canais. O vento-que-tudo--permeia sustenta a natureza do elemento espaço em nosso chacra da coroa. Ele é azul claro e permeia todo nosso corpo, especialmente as juntas, responsáveis por nossos movimentos.
>
> O espaço secreto relativo é o espaço em nossas mentes grosseiras, sutis e muito sutil e o espaço na gota indestrutível localizada no coração.
>
> O espaço secreto *absoluto* é Shunyata, a "não existência em si mesmo" de todos os fenômenos. O espaço absoluto é permanente.[7]

O espaço interior

O espaço interior é a nossa ilimitada capacidade de desenvolver a mente e o potencial humano. Ele sustenta sentimentos, pensamentos, imagens, sensações, percepções, intenções, atitudes, crenças, esperança, sonhos,

---

[6] Chagdud Tulku Rinpoche (Tibete, 1930-Três Coroas, 2002) foi um lama da escola Nyingma de budismo Vajrayana tibetano. Em 1995, estabeleceu-se no Brasil, construindo um centro de budismo tibetano no município de Três Coroas, no Rio Grande do Sul, denominado Chagdud Gonpa Khadro Ling.

[7] Gangchen, Lama T. Y. S. *Zhin Kham Jong So.* Peace Publications, Milão, Itália, 1995, p. 142. Tradução livre.

desejos, memórias, ritmos e fluxos. Quando a consciência não está mais totalmente absorvida por essas vivências, parte dela permanece no seu estado original, não condicionado, sem forma. Esse é o espaço interior.

É também um estado de silêncio e calma, uma forma de paz enraizada dentro de nós, mesmo diante de algo que nos parece ameaçador. O espaço cria o distanciamento necessário para observarmos algo sem sermos por ele invadido.

De tanto em tanto, precisamos nos esvaziar de nossas percepções para recuperar o espaço interior. É como eliminar todos os arquivos repetidos, assim como os já obsoletos, do nosso computador mental. Não lutar contra algo nos leva a não criar mais obstruções. Nesse sentido, nos aproximamos dos ensinamentos de Lama Gangchen Rinpoche sobre a experiência profunda do espaço ter o poder de dissolver todas as nossas reações negativas. Ele nos dizia:

> Se estivermos em contato com o espaço, quando as pessoas disserem coisas ruins para nós, nos ofenderem ou nos causarem problemas, enxergamos simplesmente que elas estão sofrendo.[8]

Um outro momento que Rinpoche falou sobre o poder de cura do elemento espaço foi durante a inauguração do Monastério de Gangchen, no Tibete, em agosto de 2000.

> Na sociedade moderna, temos problemas com o espaço, tanto no nível físico grosseiro quanto no nível interno, mental. Sentimos falta de espaço externo e interno. Por isso temos de começar a encontrar nosso espaço interno. Eu pude mostrar para vocês a amplidão que existe no Tibete. Espero que vocês não tenham apenas olhado para ela, mas que também a tenham colocado dentro de vocês. Devemos

---

[8] Gangchen, Lama T. Y. S. *Zhin Kham Jong So.* Peace Publications, Milão, Itália, 1995, p. 142. Tradução livre.

levar com a gente toda a beleza que vimos nestes dias. Se fizermos isso, teremos aproveitado muito bem todo o dinheiro que gastamos para vir até aqui, mesmo tendo muitas dificuldades durante a viagem. Temos de criar um espaço muito grande dentro de nós. Nosso objetivo final é ter uma mente com muito espaço, uma mente que tenha um relacionamento direto com o elemento espaço. Quando tivermos a nossa mente repleta de espaço, seremos felizes de verdade.[9]

Lama Gangchen continua sua fala com uma preciosa dica:

No dia da inauguração do monastério, nós soltamos dois enormes balões. Já faz alguns anos que eu lhes ensinei a "terapia do balão". Espero que vocês tenham aproveitado esses balões para soltar com eles todo o seu nervosismo e suas dificuldades, e agora estejam se sentindo bem mais leves... Outra terapia que eu criei para vocês ganharem espaço interno é a das caixas. Vocês devem usar diferentes caixas, uma para cada problema. Coloquem seus problemas nas caixas e, um dia, vocês podem fazer como com o balão: desfazer-se dessas caixas. Mas, se vocês quiserem manter seus problemas com vocês, deixem-nos dentro das caixas! Deixem os problemas em um espaço fora de vocês. Cada um tem de fazer sua experiência para entender o que estou falando. Se vocês ficarem com saudade de um problema, podem abrir a caixa e olhar para ele. Vocês logo vão sentir que não querem mais o problema, que não precisam mais dele. Temos de aprender a nos separar da negatividade, a ver os problemas com uma visão mais distante, mais ampla. Temos de nos distanciar deles, dentro e fora de nós, para saber o quanto eles são pesados e negativos. Na realidade, os problemas não fazem parte da natureza de nossa mente. A energia da mente deve ser sempre um espaço limpo e leve. Assim poderemos reconhecer o espaço de nossa mente como algo muito precioso. Algo

---

[9] Cesar, Bel. *Viagem interior ao Tibete.* Gaia, São Paulo, SP, 2001, p. 173.

tão precioso que queremos preservar acima de tudo. Então temos de considerar e respeitar a energia preciosa da mente.[10]

Quanto mais espaço interior tivermos, melhor os nossos sentidos irão funcionar

Quando as situações estão estagnadas, precisamos ficar em silêncio. Assim, o vazio se torna o lugar propício para que uma nova e potente intenção germine. É imprescindível parar de superatuar.

Lama Gangchen Rinpoche nos alertava:

> Em nosso estado normal, nossa mente nunca aceita o espaço. Vemos o espaço como os "espaços" entre os objetos que nos fascinam, entediam ou repugnam. Não entramos realmente em contato com o espaço. Além disso, no mundo pessoal interno de nossa mente, ficamos tomados pela dança de nossas emoções e energias mentais sempre em mutação; nunca focalizamos o espaço entre os pensamentos e emoções. Se pudermos entrar em contato com o espaço do mundo interno e externo, nunca nos sentiremos desconfortáveis, mesmo em situações muito atribuladas ou cheias de gente, e nunca nos sentiremos sozinhos ou nervosos quando não houver ninguém mais por perto.[11]

Eu me lembro uma vez que estava extremamente irritada e Lama Gangchen Rinpoche pegou a minha mão e disse para darmos juntos uma volta no quarteirão. Era uma noite de lua cheia. Ele me dizia: "Olhe para a natureza fria da lua". Eu tentava, mas estava quente demais pela raiva que estava sentindo. Sem falar, demos mais algumas voltas. A mão de Lama Gangchen tinha sempre um calor muito

---

[10] Cesar, Bel. *Viagem interior ao Tibete*. Gaia, SP, 2001, p. 173-174.

[11] Rinpoche, Lama Gangchen. *Autocura tântrica III*: guia para o supermercado dos bons pensamentos. Gaia, São Paulo, SP, 2003, p. 349.

agradável. Era lisa e macia. Sentindo que ele não me apressava, nem desistia de andar comigo, fui recuperando meu equilíbrio pouco a pouco.

O silêncio

O silêncio faz tudo crescer.
Lama Gangchen Rinpoche

Creio que estar em silêncio é uma boa maneira de atender à necessidade ontológica de abertura. O silêncio, enquanto estado de abertura, é diferente do silêncio enquanto um estado dissociativo, de ausência ou negação. Colocar-se em silêncio é decidir por uma escuta interna espontânea, um estado de não julgamento. É deixar o contínuo estado de ação e tornar-se receptivo.

Quando estamos ao lado de uma pessoa falecendo, o melhor que podemos fazer é criar condições para que ela se sinta segura a se entregar. Estar ao seu lado, garantindo que seu silêncio não será interrompido é um ato de generosidade: simplesmente ser para que o outro se sinta sentido. Costumo dizer a ela: "Pode ir para onde quiser, estarei aqui quando você voltar". Dessa forma, ampliamos o espaço interior, a base de autossustentação para confiarmos na entrega incondicional. Apesar dos pesares, há uma base que sustenta.

Nesses momentos, gosto de compartilhar a imagem que Lama Gangchen Rinpoche nos trazia quando compara a mente aos pássaros que possuem apenas um barco para pousar:

Os pensamentos e as emoções surgem e depois perdem a energia e se dissolvem de novo na mente. É como um pássaro que soltamos no convés de um barco no oceano: podemos vê-lo voando no céu ali perto por algum tempo. Depois ele se cansa, sua energia se esgota e ele volta para o barco, pois não tem outro lugar para pousar. Da mesma forma, nossos pensamentos e nossas emoções surgem de nosso espaço interior e depois perdem o impulso e voltam para esse espaço, onde se dissolvem.[12]

No centro da cidade Helsinki, capital da Finlândia, há uma Capela do Silêncio, construída somente com madeira de pinheiro e amieiro-negro. A ausência de estímulos auditivos tem quase o mesmo efeito que o descanso, depura as emoções e reafirma a identidade. Diz a pastora Tarja Jalli, diretora executiva da capela:

Espero que a capela sensibilize as pessoas a enxergar a beleza e a bondade. Mais do que isso, espero que as pessoas comecem a se responsabilizar pela conservação e pelo aumento da beleza da vida.

O silêncio pode ser uma forma de recuperarmos o estado ontológico de abertura quando nos fechamos porque crescemos num ambiente onde a comunicação era confusa e abrir-se ao outro se tornou perigoso. Consequentemente, nos tornamos superficiais para não corrermos o risco de sermos mal interpretados. Assim sendo, acabamos nos satisfazendo em ter relacionamentos funcionais. Vivemos como máquinas que, enquanto funcionam bem, não são descartadas. Mas a necessidade de ter vínculos autênticos e profundos continua a existir, pois essa é a natureza humana.

---

[12] Rinpoche, Lama Gangchen. *Autocura tântrica III*: guia para o supermercado dos bons pensamentos. Gaia, São Paulo, SP, 2003, p. 350.

Podemos ajudar as pessoas que não estão acostumadas a dizer o que pensam e sentem a se expressarem se nos dispormos a estar ao lado delas sem as pressionarmos. Para quem tem facilidade em falar, pode parecer *pouco* estar ao lado de alguém em silêncio. O hábito de fazer perguntas, contar histórias e dar conselhos pode fazer com que o outro se sinta abafado, sem espaço para se expressar.

Ao aprender que é a nossa disponibilidade em escutar que doa sentido a quem não encontra palavras para dizer o que sente, ganhamos confiança na comunicação além das palavras. Aos poucos, a pessoa que antes não sabia o que e como dizer, começa a se comunicar.

A monja americana zen budista Joan Halifax[13] exemplifica como os diálogos tornam-se significativos e profundos quando estão carregados de honestidade e verdade. Ela relata um encontro com um amigo que sofria de depressão:

> Quando me sentei com ele, ouvindo-o despejar sua infelicidade e fracasso em encontrar qualquer coisa que valesse a pena em sua vida, tentei deixar de lado minhas expectativas de um bom resultado para meu jovem amigo. Minha única tarefa era testemunhar seu sofrimento e, ao mesmo tempo, ver seu bom coração batendo regularmente sob toda sua desgraça. Um dia ele me disse: "Você parece ver algo que eu não vejo". Perguntei-lhe o que pensava que eu via. Ele fez uma pausa e então respondeu: "Eu acho que você vê quem eu realmente sou". Perguntei o que era aquilo e ele disse: "Eu não sei, mas quando você vê eu posso senti-lo". Naquele momento nós dois relaxamos e

---

[13] Abadessa e guia espiritual americana do Centro Zen Upaya, em Santa Fé, no Novo México, acompanha pacientes terminais. Em 1990, na Califórnia, fundou um programa de treinamento para profissionais que cuidam de doentes terminais. Faz parte da diretoria do Mind and Life Institute, uma organização sem fins lucrativos dedicada a explorar a relação entre ciência e budismo.

sorrimos juntos pela primeira vez em cinco anos. Embora tenha perdido a visão dos dons que o sofrimento lhe havia trazido, ele ganhou de volta sua visão. Eu me senti feliz de ter testemunhado tanto o seu sofrimento quanto sua verdadeira natureza, de modo que ele também pôde vislumbrar sua própria bondade fundamental.[14]

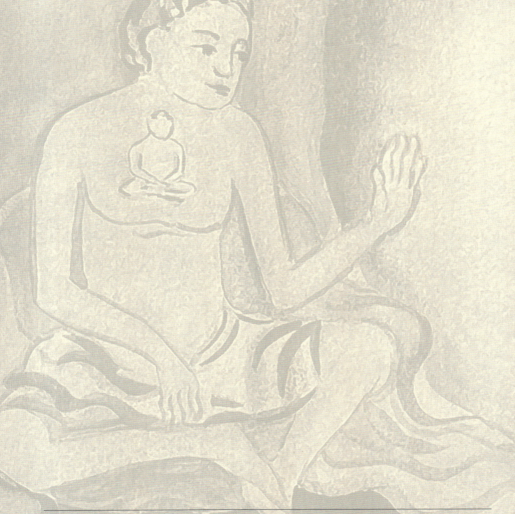

---

[14] Halifax, Joan. *Presente no morrer*: cultivando compaixão e destemor na presença da morte. Gryphus, Rio de Janeiro, 2018, eBook Kindle, posição 198.

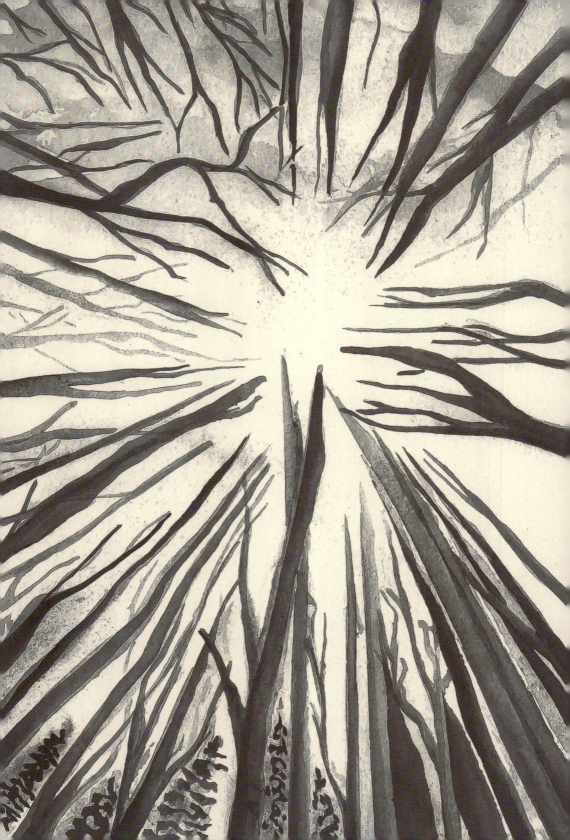

Capítulo 23

II – Buscamos por significado e direção existencial

Ampliar o espaço é tão importante quanto dar contornos.

Gilberto Safra

Sentir-se confortável no momento presente requer que tenhamos uma perspectiva do futuro e uma clara memória do nosso passado. "É sabendo quem fui e quem espero ser que posso ter uma experiência subjetiva confortável de quem sou"[1], esclarece a psicanalista Maria Rita Kehl.

Quando nos sentimos seguros, estamos naturalmente abertos para o mundo, o que nos leva a querer avançar, explorar o espaço de possibilidades à nossa frente. Ao mesmo tempo, surge a necessidade de dar significado e direção à nossa existência. Explica Gilberto Safra:

> Organizar a experiência em termos finitos, em termos temporais e espaciais, torna-se uma necessidade fundamental do ser humano para ele não ser posto em experiência de dispersão de si, que o joga para a perda de si mesmo. Toda experiência sem contorno, sem tempo e sem espaço, ameaça o ser humano com a vivência de enlouquecimento. Em qualquer vivência precisamos dar contorno, nomear a experiência, dar posição, significação para poder suportá-la.[2]

---

[1] Kehl, Maria Rita. "Aceleração e depressão", *Café Filosófico*, TV Cultura, 2017.

[2] Safra, Gilberto. *Uma Clínica para além do psíquico*: da realidade ao real, 17/08/2007. Instituto Sobornost. Curso completo administrado em 2007.

O ser humano é um ser em processo. Todos os dias nos recriamos. Estamos sempre num estado de vir a ser no qual praticamos nossos sonhos e valores. Conforme vamos nomeando as experiências vividas, vamos tomando posse delas.

Quando conseguimos pôr em palavras o que estamos sentindo, temos a sensação de autocontrole. Quando detalhes sensoriais e sentimentos são expressos em palavras, temos mais compreensão e controle sobre as emoções, pois o córtex – a área do cérebro responsável pela escolha das opções e estratégias comportamentais, pela manutenção da atenção e pelo controle do comportamento emocional – pode aprimorar e frear o impulso desenfreado da amígdala cerebral, mas não pode impedir que ela reaja.

Somos seres em abertura numa busca constante por forma e orientação. Buscamos formas ordenadas que nos deem a sensação de coerência. O homem é livre enquanto é dono do direcionamento da sua mente.

Vamos pensar, por exemplo, no que pode acontecer quando uma pessoa busca por um rumo de vida diferente do existente no seu meio. Em algumas culturas, ela chega a ser expulsa da comunidade ou sofre preconceito e perseguição. Se tiver forças o bastante, irá abandoná-la e deverá aprender a se autossustentar até que encontre o que lhe dê um significado suficientemente coerente com o seu modo de ser.

Quando desenvolvemos a sabedoria discriminativa capaz de discernir o que é destrutivo e o que não é, aprendemos a ser honestos com nós mesmos. Uma prova de que chegamos a esse ponto é que começa a sair de nossas vidas quem que não está mais seguindo a mesma direção e surgem pessoas e situações novas que coexistem com nosso modo autêntico de ser. Isso inclui amigos, médicos e profissionais. É o momento de deixá-los ir, para que o novo possa encontrar espaço para se encaixar em nossas vidas.

O ser humano, sendo ontologicamente aberto ao mundo, o questiona. Interpretamos a realidade muito antes de falar. Os bebês desde os três meses já nascem com um inerente senso de moralidade, sabendo distinguir o bem e o mal. Por volta dos 3 ou 4 anos de idade, a criança desperta para a curiosidade de entender como as coisas acontecem. Busca por direção: orientar, sonhar o seu vir a ser.

Meu filho Lama Michel Rinpoche, quando tinha quatro anos e meio, com uma expressão muito compenetrada, me perguntou:

— Mãe, você me arruma uma bola de cristal?

— Bom, eu nem sei onde arrumar uma. Mas para que você quer uma?

— Eu quero saber.

— Saber o quê?

— O mundo, ué.

— O mundo?

— É, tudo. Como se faz uma camisa, onde tem sorvete para comprar, se vai chover, onde está aberto, onde está fechado... tudo, ué.

Para ele, a possibilidade de existir o Google já era real.

Somos todos filósofos natos. A criança sabe filosofar, pois, ontologicamente, ela busca dar significado às coisas, às ações e às palavras como forma de adaptar-se ao seu contexto. Esse sentido que ela procura dar à existência também é transmitido – e é importante que seja – pelas pessoas que fazem parte da sua vida.

Em minhas anotações encontro uma outra conversa que tive com Lama Michel quando tinha 4 anos:

Um dia estávamos andando de carro pela marginal Pinheiros e ele me perguntou:

— Mãe, Deus castiga?

Inicialmente, procurei de vários modos lhe dizer que não era assim, que Deus era como o amor. Mas como ele estava cem por cento convencido de que Deus castigava, simplesmente lhe perguntei:

— Mas como é que Deus castiga?

Ele respondeu sem hesitar:

— É muito fácil, faz a gente morrer, ter que nascer e começar tudo de novo...

Precisamos nos reconectar, portanto, com a necessidade ontológica de buscar por significado e direção.

Em todos nós habita a pergunta: "Para onde vamos?" Para compreendermos melhor como nossa mente avalia o futuro, podemos, diariamente, observar como lidamos com as diversas oportunidades que surgem. Poder sonhar com um bom destino é saudável.

Quando a mente se direciona, todo nosso ser se organiza.

Sou capaz de me ver numa situação próspera ao me defrontar com algo novo e desconhecido?

Diante de tempos de grandes incertezas e caos, fantasiar uma saída é um modo de dar valor ao que se quer e autenticar esse querer. Mesmo sem a possibilidade física de realizá-la, ainda assim podemos nos encorajar para ir em busca do que queremos.

Lama Michel Rinpoche salienta em seus ensinamentos que a primeira coisa que devemos fazer para que algo aconteça é desejá-lo.

> A nossa mente tem um poder muito maior do que podemos imaginar. Tudo aquilo que acontece na sociedade e na nossa própria vida começa a partir de um pensamento, uma vontade, uma ideia.

Quando somos tomados por uma motivação autêntica de realizar algo, nossa vida passa a se voltar para as pessoas e situações que estão indo para a mesma direção. Uma vez que estamos sustentados pelos mesmos valores, criamos vínculos profundos. Ao mesmo tempo, naturalmente nos afastamos daqueles que querem nos impor ideias e princípios que não mais ressoam nossa realidade interna.

Gelek Rinpoche certa vez nos disse:

> Vive mais quem faz planos mais longos. Há um ditado tibetano que diz: "Até mesmo se você tiver só mais três dias de vida, seus planos deveriam ser como se você tivesse ainda cem anos por viver". Façam o que precisa ser feito, assim, quando a morte chegar não terão arrependimentos.

Para aqueles que estão conscientes de sua finitude, dar um sentido à sua morte lhes ajuda a sentir-se vivo mesmo quando se está morrendo. Atendemos às nossas necessidades ontológicas de lugar e destino quando damos um sentido para a experiência de estarmos vivos. O mesmo ocorre quando é dado um sentido à morte.

A morte coloca a vida em perspectiva. Sob a certeza da morte, não temos tempo de ficar presos em longos estados de dúvida. Desta forma, nos direcionamos mais velozmente para o que é essencial. Aquilo que, de fato, importa torna-se, afinal, mais evidente.

Acompanhei pais e mães que conseguiram dar um sentido à sua morte quando passaram a reconhecer que a maneira como lidavam com o seu processo de morrer era o maior e mais valioso ensinamento que poderiam dar aos seus filhos.

Dar um destino positivo à morte requer, tal como durante a vida, um constante aprendizado de deixar o ressentimento no passado e mover-se para a evolução no futuro.

Notei claramente que os pacientes que estavam familiarizados com o movimento de mover-se para o futuro lidaram melhor com seu processo de morte. Eram pessoas que em vida não encaravam o futuro como uma forma de pressão, mas, sim, como fonte de inspiração. Reconheço que para alguns familiares desses pacientes chegava a ser desconcertante notar que eles estavam, de fato, confiantes em seu futuro destino.

Falar de projetos que despertem o desejo de beneficiar os outros é uma forma de gerar uma mente positiva e corajosa. Para esses pacientes, falar de seus projetos futuros era natural e vibrante.

Antônio era um renomado juiz. Dizia que iria voltar em sua próxima vida como um médico para cuidar das crianças com câncer.

Tatiana, uma alma livre e aventureira, prometeu cuidar da família como um anjo. Ela tinha apenas 29 anos. Nos disse antes de morrer: "Quem soube ser só, sabe que não existem separações. Apenas um modo diferente de viver cada momento." No dia seguinte ela escreveu num papel: "Estou indo, mas vou cuidar de vocês". Estava tão preparada para sua morte que foi ela mesma quem pediu para ser sedada.

Com o senhor Roberto, aprendi que não basta estar satisfeito com a vida que se levou para morrer em paz. É preciso tornar sua morte também significativa para sentir-se bem com o tempo de vida que ainda se tem por viver. Ele foi um homem de grandes realizações e conquistas para o bem social. No entanto, aos 68 anos, ao ver a proximidade de sua morte diante do seu estado avançado de câncer, me disse:

— Sabe, em minha vida todas as minhas conquistas foram grandes vitórias, sempre tive muito empenho em tudo que fiz, e agora que vou viver este momento único que será a minha morte, não estou sabendo como lidar com ela, pois está muito sem graça, não há conquistas, estou cada dia mais entregue aos médicos.

Eu respondi:

— Quando resolvemos falar sobre a morte, descobrimos que temos muitas fantasias a respeito dela, então podemos deixar que nossa imaginação nos leve para uma dimensão rica e cheia de novas possibilidades, seu desafio agora é soltar sua mente.

Apesar de eu ter estado com o senhor Roberto poucas vezes, pudemos compartilhar seu mundo interior por meio das visualizações criativas ao som de lindas músicas. Fantasiar é um modo de se preparar para realidades futuras. A descoberta de que ele poderia explorar a sua mente lhe trouxe momentos de calma e bem-estar, mas, acima de tudo, lhe deu a oportunidade de atender à sua necessidade ontológica de explorar a sua visão de morte e dar um significado a ela.

Tal como o psiquiatra e psicoterapeuta suíço Carl Jung escreveu em seu livro *Anima e morte*:

> Atribuímos propósito e significado ao alvorecer da vida; e por que não devemos fazer o mesmo para seu declínio? O nascimento do homem é cheio de significado, e por que a morte não deveria ser assim?[3]

---

[3] Jung, Carl Gustav. *Anima e morte*: sul rinascere. Biblioteca Bollati Boringhieri, Foundation of the Works of C. G. Jung, Zurique, Suíça, 2007, p. 25. Tradução livre.

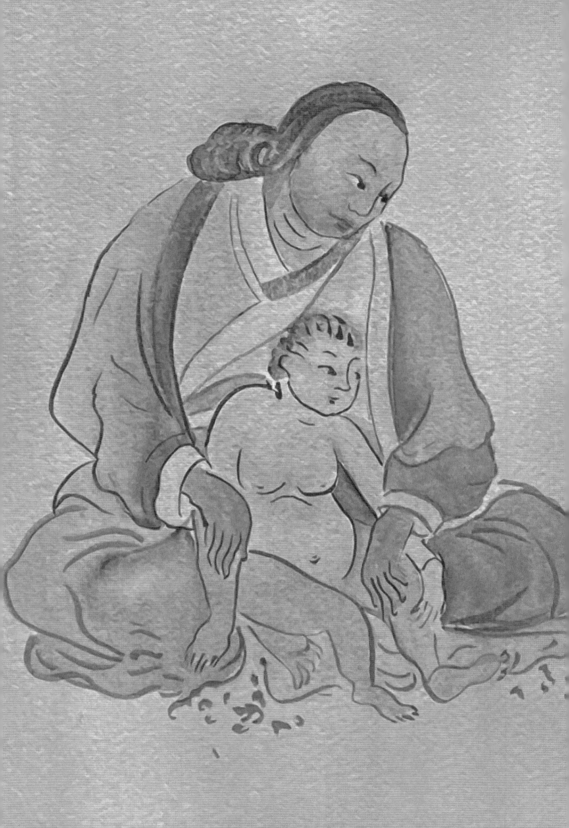

Capítulo 24

III – Buscamos por sustentação

Quanto mais uma pessoa se sente conectada com a sua base de autos-sustentação – com seu chão –, mais ela conseguirá suportar e atravessar as emoções mais fortes.

Seja em vida ou diante da morte, é importante gerarmos um campo de sustentação no qual podemos sentir a nossa presença e dos que estão à nossa volta. Sentir-se amparado ajuda a lidar com o medo do desconhecido. Quando o medo cresce, sentimos angústia: a sensação de que nada nem ninguém será capaz de nos amparar. Estamos em queda contínua.

O medo da ausência de sustentação é um sinal de solidão. Ele dilui quando nos sentimos incluídos, pertencentes a um local e a um grupo de pessoas. É importante também desenvolvermos a familiaridade, a capacidade de dar suporte a nós mesmos. Reconhecer nossos recursos e vulnerabilidades é um modo de nos autoacolhermos.

O medo de estar só deriva, em grande parte, da ansiedade de perder a consciência de nós mesmos. O medo é um sentimento consciente, sentimos medo de algo. Já a ansiedade é indeterminada, confusa, difícil de nomeá-la. Por isso, é tão importante darmos voz à ansiedade e escutarmos os nossos medos, pois eles começarão a nos contar histórias de dúvida e tristeza.

Não estamos acostumados com a ideia de contar apenas com a nossa capacidade interna. Mas nos momentos de grande isolamento, vemos que só temos a nós mesmos. Esses momentos por vezes também ocorrem quando estamos rodeados de pessoas, mas nenhuma delas em sintonia com o que está se passando dentro de nós.

Escrever isso me fez lembrar de quando estava viajando com Lama Gangchen Rinpoche num grupo de trinta pessoas. Foi em 1992, por dois meses viajamos ao longo de toda a Índia visitando os lugares budistas considerados sagrados. Estava entre amigos e junto ao meu mestre. No entanto, um dia em Goa passei por um conflito emocional que me levou a sentir abandono e angústia. Lembro-me de estar andando pela praia buscando por algo que nem eu mesma sabia o que era. Então, fui bater na porta do quarto do Rinpoche. Ele apenas me olhou e me ajeitou no seu colo como uma mãe carrega um bebê. Enquanto chorava sem entender o que estava ocorrendo, ele me disse suavemente:

— Você nasceu sozinha e vai morrer sozinha, por que luta contra essa realidade?

Ficamos em silêncio até que consegui parar de chorar. Então, quando estava mais calma, ele me perguntou:

— Agora você pode me contar o que houve?

Em poucas palavras contei o ocorrido, mas já não era mais necessário. Eu tinha a sensação de ter voltado para mim, como quem volta para casa.

Rinpoche estava se referindo ao estado ontológico de solidão, que é preexistente, mas que pode ser vivido como solitude: um estado em que o indivíduo tem a experiência de si, de presença, e não de solidão, de ausência do outro.

Tenho consciência de que a minha principal motivação de acompanhar pessoas no processo da morte veio de ter sido atravessada pela profunda solidão que experimentei ao lidar com o medo da morte. É verdade que estaremos sós no momento em que estivermos morrendo, mas também é verdade que estar no colo de alguém que nos acolha além das palavras faz muita diferença.

Em 2021, um ano antes de Lama Gangchen Rinpoche falecer, eu havia lhe feito a pergunta:

— Rinpoche, se você morrer antes de mim, vai estar comigo quando eu morrer?

Ele me respondeu:

— Eu existindo ou não existindo, a minha mente existe. Por isso, não teremos esse problema. Ninguém vai ter esse problema. Mesmo se o meu corpo não estiver mais aqui, a minha mente estará. Isso é incrível. Tão bom.

Uma memória de uma experiência de vínculo suficientemente satisfatória e forte pode dar o acolhimento necessário para nos sentirmos acompanhados diante da morte. Muitas pessoas veem seus entes queridos lhes esperando do outro lado, dando sustentação de boas-vindas diante da travessia da morte.

Recordo-me de uma paciente que fui visitar a pedido de sua neta. Ela me disse que a avó, com pouco mais de 100 anos, estava bem, mas muito fraca e já não falava mais. Quando cheguei à sua casa, ela estava sentada no sofá da sala de visitas me esperando. Fiquei ao seu lado por um bom tempo, segurando sua mão em silêncio, após ter lhe dito que costumava encontrar com pessoas que estavam passando por situações semelhantes a dela.

Ao me levantar para ir embora, vi que na sala havia vários porta-retratos com fotos da família. Sua acompanhante me mostrou a fotografia da sua filha que havia falecido já há alguns anos. Eu simplesmente coloquei esse porta-retrato ao seu lado e lhe disse que sua filha estava com ela. Para nossa grande surpresa, sua neta me telefonou à noite me dizendo que horas depois de eu ter saído, sua avó adormeceu e faleceu naquela mesma noite, tranquilamente.

Cada um possui uma hierarquia de valores que dá sentido ao modo como enfrenta a vida e a morte. E as diferentes culturas possuem maneiras de entender e criar a sua realidade, mas as necessidades ontológicas – ou seja, valores fundamentais que norteiam e organizam o ser humano – são as mesmas.

Diante da perspectiva de morrer, nos deparamos com a mais sutil vulnerabilidade humana: a necessidade de entregar-se ao inexorável. Nosso desafio está em encontrar neste momento algo suficientemente verdadeiro que nos conecte com a essência de quem somos. São os valores internos cultivados em vida que nos sustentarão como base.

Para algumas pessoas, a verdade se revela como seu maior valor. Outras encontram forças na gratidão, na autenticidade, na liberdade ou na generosidade. Esses valores não precisam ser "ensinados", mas precisam ser desenvolvidos.

Lembro-me de um paciente que me disse claramente "Quero morrer como uma árvore: de pé". Seu valor enquanto dignidade humana era morrer em sua própria cama. Ele estava revoltado por se sentir preso numa estrutura hospitalar. Baseado no seu lúcido pedido, foi transferido para sua casa com cuidados paliativos.

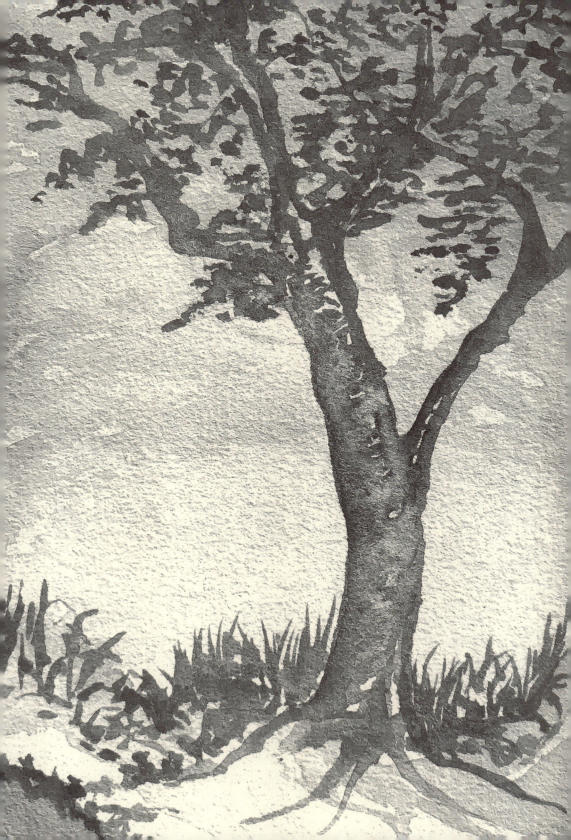

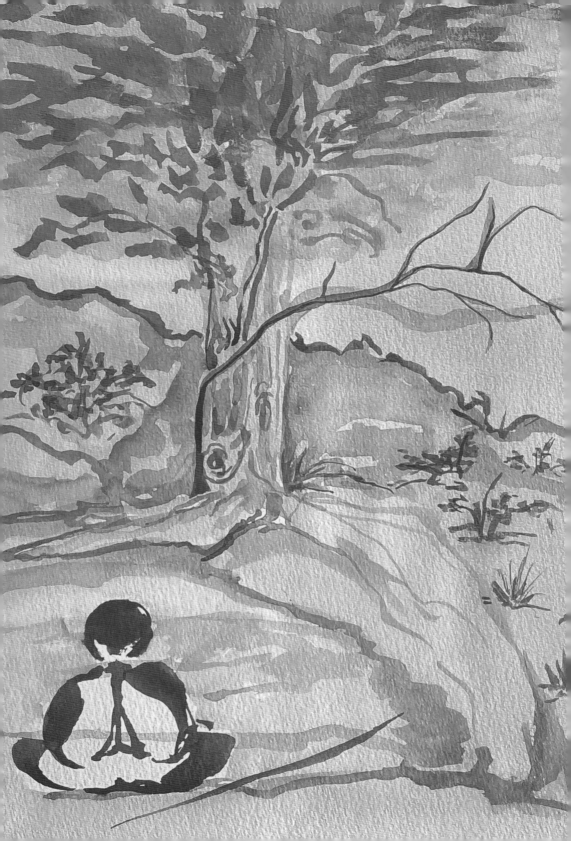

Capítulo 25

IV – Buscamos por estabilidade

A solidão diante do nascimento nos remete à vulnerabilidade com a qual nascemos. Somos tão frágeis! Essa fragilidade se fará sentida durante toda a nossa vida e principalmente diante do processo da morte.

Constantemente estamos em busca de um refúgio capaz de nos dar uma sensação relativa de segurança. Algumas pessoas buscam esse refúgio nas drogas, outras, na religião. E há quem procure se manter ocupado porque há uma sensação de que, se parar, vai entrar em perigo.

Os anos de pandemia do coronavírus mostram o quanto somos frágeis e vulneráveis. A resiliência humana é a favor da vida. Ela existe justamente porque somos vulneráveis. O corpo e a mente humana aprenderam a lidar com toda espécie de desafio ao longo de milhares de anos, mas isso não nos torna imortais nem invulneráveis. Essa é a realidade que precisamos acolher: nossa vulnerabilidade. Estranhamente, na medida em que nos aceitamos tal como somos, surge uma força nova e um senso de direção em busca de novos recursos. Sem aceitar a nossa vulnerabilidade, continuaremos lutando contra a morte como quem luta contra um inimigo.

Acolher a morte não significa desistir da vida, a não ser que se trate de um ato suicida. Ao fazer as pazes com a morte, podemos saborear melhor a vida, pois sem medo e sem luta somos capazes de sentir alegria, comunhão ou simplesmente bem-estar.

A morte ainda é subliminarmente considerada inaceitável. Ela vive escondida nas entrelinhas dos sistemas médicos, das conversas entre amigos, das propagandas publicitárias. É como se, indiretamente, estivéssemos sempre escutando a mensagem: "Fazemos de tudo para que você não morra". Nesse sentido, cultivamos diariamente a sensação de que é errado morrer.

Chögyam Trungpa diz que quando estamos doentes e somos hospitalizados não encontramos uma experiência de conforto e leveza. Nos sentimos indefesos e irritados.

> Um dos grandes temas do mundo ocidental é sermos ativos e capazes de ajudarmos a nós próprios, sem depender de nada nem de ninguém, nem mesmo para amarrarmos o cordão dos sapatos. Por isso, há muito ressentimento diante dessa condição de vulnerabilidade.[1]

Desde muito cedo, é comum sofrer algum tipo de punição quando expressamos nossa vulnerabilidade – especialmente quando estávamos realmente sofrendo. Uma criança que mostra raiva, por exemplo, provavelmente será repreendida. Nesse momento, ela sofre duplamente. Sem ser capaz de lidar com essa sobrecarga de repressão, ela divide-se em duas partes: uma que desiste da sua dor, deixando de senti-la, e outra que aprende que é melhor não expressar o que sente. Torna-se gradualmente fria, calculista e manipuladora. Sem emoção e empatia é mais fácil ser agressivo.

Pessoas que foram constantemente reprimidas em suas expressões emocionais são, muitas vezes, desagradáveis, com um humor irônico, cáustico, que as separam mais ainda dos outros. Irritadas, reclamam e criticam tudo e todos. Como dizem o que pensam, podem parecer

---

[1] Trungpa, Chögyam. *As 4 nobres verdades do budismo e o caminho da libertação*. Cultrix, São Paulo, SP, 2013, p. 46.

que são fortes e autênticas, mas, na realidade, estão proibidas, frente a si mesmas, de se sentirem vulneráveis – o que lhes impede de estarem abertas à vida de maneira geral.

É como se elas estivessem mais acostumadas a viver sob tensão do que a abrir-se para uma mudança interna. Enquanto não acessam a chave para essa mudança, sofrem e fazem os outros sofrerem.

Somente quando uma pessoa agressiva assume que não sabe o que faz e que precisa de ajuda, algo muda. Mas, se ela não mantiver abertura frente à sua vulnerabilidade, irá rapidamente tornar-se agressiva e controladora. Quanto maior a autonomia em expressar seus sentimentos, menor a necessidade de controlar o externo.

Pessoas controladoras sofrem de excessiva desconfiança delas mesmas e, por consequência, dos outros. Como temem admitir a própria vulnerabilidade humana diante da vida, tornam-se extremamente rígidas.

Para melhor compreender a dor de ser uma pessoa controladora, podemos imaginar que ela foi uma criança que sempre precisou reprimir seus impulsos agressivos. Se alguém lhe desafiava, ela deveria se retrair, isto é, conter a agressividade dentro dela. Dessa forma, essas pessoas crescem sentindo-se sempre aquém das situações.

A sensação de não ser suficientemente boa para seu núcleo familiar e social leva-as a crer que precisam combater seus próprios erros o tempo todo. Perseguidas, mesmo que imaginariamente, por aqueles que estavam à espreita para apontá-las, passaram a controlar tudo e todos antes de serem "capturadas".

Eugene Gendlin nos dá um conselho muito prático referente ao excesso de autocrítica:

A melhor maneira de lidar com o crítico (qualquer pessoa tem um) é mandá-lo embora com algum comentário que o desautorize. O meu é sempre o mesmo todas as vezes. Digo ao crítico: "Saia daqui e só volte quando tiver uma novidade para me contar", ou: "Não sou obrigado a ouvir ninguém que fale comigo nesse tom".[2]

Na tentativa exaustiva de negar sua vulnerabilidade, uma pessoa controladora acumula responsabilidades e centraliza tarefas com a esperança de garantir a sensação de serem importantes e reconhecidas por sua excelência, e não por sua insuficiência.

A arrogância daqueles que são sempre os donos da verdade está sustentada na esperança de que exista uma perfeição, apenas uma, a ser conquistada. Por isso temem qualquer outra possibilidade. Assim, evitam o que não dominam para que não tenham que lidar com imprevistos que lhe tirem da sua rota, conhecida como perfeita e funcional.

Criticam antes de serem criticados. Buscam desconstruir as ideias alheias mesmo antes que elas sejam expressas. Não querem correr o risco de serem contrariados porque isso os levaria a reconhecer a realidade de que todo o seu esforço por perfeição é em vão.

Agridem antes de serem agredidos. As pessoas controladoras buscam despertar nos outros culpa, vergonha e inadequação para torná-los mais vulneráveis do que elas mesmas, e, portanto, "presas" mais fáceis do seu controle. Por vezes, mostram-se interessadas em ouvir a opinião alheia, mas, na realidade, estão apenas em busca de provocar uma nova chance para atacá-los. São perseguidoras de erros.

---

[2] Gendlin, Eugene. *Focalização*: uma via de acesso à sabedoria corporal. Gaia, São Paulo, SP, 2006, p. 116.

Quantos desencontros e desafetos são diariamente nutridos porque não reconhecemos como legítima a natureza da nossa vulnerabilidade humana? Creio que na medida em que nos tornamos atentos para esse sentimento como um fato em si, e não como um ataque contra nossa própria dignidade, iremos ter menos resistências em lidar com nossa natureza humana.

Não nos reconhecemos como humanos. Esse é o nosso problema. Estar ao lado de uma pessoa doente é uma oportunidade de tomar consciência da vulnerabilidade que nos une. Sem temer mostrar nossas emoções, estamos convidando aquele que sofre a mostrar as suas, e vice-versa. Ser sensível e vulnerável não se torna um problema.

Quando sou chamada para acompanhar uma pessoa no seu processo de morte, procuro, se possível, primeiro me encontrar com os amigos e familiares que estejam disponíveis a participar de uma conversa aberta sobre o que está acontecendo.

Alguns se expressam mais abertamente, outros resistem em falar. Quando conseguimos gerar um ambiente baseado na confiança de que todos podem expor sua vulnerabilidade, criamos um novo sentido de união que nos aproxima e fortalece. A arte do terapeuta está em gerar um ambiente onde ninguém será julgado pelo que sente.

É natural que nem todos da família topem participar desses encontros, mas quando reconhecem que algo positivo está ocorrendo com aqueles que se encontram, me procuram para uma conversa individual Quando se sentem compreendidos, decidem se querem participar do grupo ou manter sessões individuais.

Aceitamos melhor a dor da vulnerabilidade quando não nos sentimos sós. Uma filha chora para seu pai, poucos dias antes de ele morrer, lhe dizendo:

— Não sei como vou viver sem você.

Ele respondeu:

— Eu também não, mas agora estou aqui com você.

Abraçam-se e choram juntos até se sentirem bem novamente.

É possível acolher a vulnerabilidade também entre médicos e enfermeiros. A psicóloga e psicoterapeuta francesa Marie de Hennezel[3], responsável pela criação de uma primeira estrutura de cuidados paliativos na França, conclui seu livro *Cuidar dos outros – pacientes, médicos, enfermeiros e o desafio da doença* com um depoimento esperançoso:

> Eu vivi uma utopia? Por dez anos tive a sorte de trabalhar como psicóloga em um departamento rico em humanidade. Acolher os mais vulneráveis dos enfermos, aqueles que a medicina já não consegue curar e que tantas vezes se sentem excluídos do mundo da saúde. Claro, as pessoas morrem lá também, mas morrem com vida até o fim: porque lá dentro falavam, riam, choravam, sabiam calar-se e consolar no momento oportuno. Não havia pessoas sãs de um lado, seguras atrás de seus jalecos, e do outro os pobres morrendo, sofrendo e angustiados: havia apenas seres humanos que enfrentaram juntos aquele momento único da vida que é o seu fim. Trabalhei ao lado de médicos e enfermeiras que estão cientes dos reais desafios da medicina. Na verdade, apesar de todos os avanços que conseguiram, não são onipotentes: os profissionais de saúde

---

[3] Marie de Hennezel é autora de vários livros: *A morte amiga, A doce morte, A passagem luminosa, Morrer de olhos abertos, Cuidar dos outros, A morte íntima* e *Arte de morrer: tradições religiosas e espiritualidade humanista diante da morte na atualidade.* Encarregada do Ministério da Saúde, na França, pela difusão dos cuidados paliativos, foi homenageada com a Legião de Honra pelo então Primeiro-Ministro Lionel Jospin, em 2008.

confirmam-no todos os dias. Mesmo os doentes sabem muito bem que o poder dos médicos não é ilimitado. Quando essa vulnerabilidade, que é o traço distintivo do ser humano, é aceita por toda uma equipe, cria-se uma espécie de comunhão entre a equipe médica e os pacientes, que se apoiam mutuamente. Então a solidão é quebrada. Não há mais abandono. Quando existe a dimensão do contato humano e atenção ao outro, quem sofre, seja qual for a natureza da sua dor e desespero, encontra forças para enfrentar ou, pelo menos, suportá-los.[4]

---

[4] Hennezel, Marie de. *Prendersi cura degli altri*: paziento, medici, infermieri e la sfida della malattia. Lindau, Torino, Itália, seconda edizione, 2019, p. 189. Tradução livre.

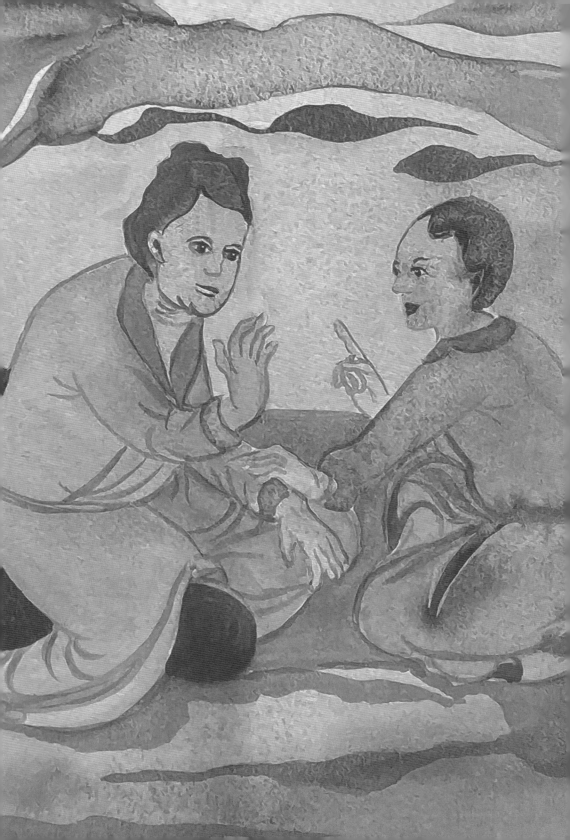

Capítulo 26

V – Temos necessidade do outro

Quando você não tem uma comunidade,
não é ouvido; não tem um lugar em que possa ir
e sentir que realmente pertence a ele;
não tem pessoas para afirmar quem você
é e ajudá-lo a expressar seus dons.
Essa carência enfraquece a psique,
tornando a pessoa vulnerável ao consumismo
e a todas as coisas que o acompanham.[1]

Sobonfu Somé

O conceito de autonomia surgiu no final do século XIX e ganhou força após a Segunda Guerra Mundial com a expansão dos princípios da democracia. Ter autonomia tornou-se um forte referencial de liberdade.

Ser autônomo é ter a capacidade de se autoeleger, fazer suas próprias escolhas. Mas isso não quer dizer que podemos ser autossuficientes. Assim como diz o oráculo 35 do *Oráculo I – Lung Ten*: "São inúmeras as vezes que precisamos fazer as coisas a partir de nós mesmos, porém isso não quer dizer que possamos fazê-las sozinhos".[2]

---

[1] Somé, Sobonfu. *O espírito da intimidade*: ensinamentos ancestrais africanos sobre as maneiras de se relacionar. Odysseus, São Paulo, SP, 2003, p. 35.

[2] Cesar, Bel. *Oráculo I – Lung Ten*: 108 predições de Lama Gangchen Rinpoche e outros mestres do budismo tibetano. Gaia, São Paulo, SP, 2003, p. 45.

Normalmente, temos preconceito com relação à palavra "dependência", pois ela nos remete à ideia de que iremos perder nossa autonomia. No entanto, quanto mais negarmos nossa interdependência, mais dificuldades teremos em perceber a trama que nos liga uns aos outros.

Somos mamíferos e como tais precisamos uns dos outros para sobrevivermos. Não apenas em termos logísticos, mas em termos filogenéticos!

A questão é que apesar de possuirmos um cérebro capaz de cumprir todas as funções de sobrevivência dos mamíferos – como de luta, fuga e imobilidade tônica –, somos modelados por comportamentos culturais tidos como bons modos. E, muitas vezes, esse bom comportamento nos impede de descarregarmos a energia excedente. Por exemplo: aprendemos a não levantar da mesa mesmo diante de um ambiente hostil, evitamos bocejar quando temos sono e não arrotamos, soltamos gases ou espirramos em ambientes públicos, mesmo se tivermos necessidade.

A necessidade ontológica de buscar um outro que nos dê refúgio, proteção e orientação é contínua. Isto é, sentimos a falta do outro para sermos nós mesmos. A necessidade do outro é uma condição preexistente. Não se trata de uma dependência emocional criada sob a base de um vínculo afetivo distorcido, mas, sim, do fato de precisarmos uns dos outros como humanos. Não temos escolha. Somos assim.

Vejo que aqueles que aprenderam a viver como eremitas podem ter aprendido a se autossustentar diante da sua solidão, mas não creio que não se sintam sós. Podem não se sentir carentes, mas a percepção da sua condição de estar só estará sempre presente.

Quem tem a experiência de estar na presença de si mesmo diante do seu estado solitário vive um estado de solitude. Enquanto aquele que sente o fato de estar só como um estado de ausência do outro sente solidão.

O psicanalista inglês Ronald Winnicott dedicou grande parte da sua vida a estudar os bebês. Segundo ele, durante o seu desenvolvimento, o bebê somente é capaz de perceber a si mesmo a partir de uma relação de profunda dependência – um grande paradoxo.

> Só a partir de uma experiência de dependência absoluta é que a pessoa teria o entorno necessário e suficiente para poder acessar a solidão originária que o constitui.[3]

Nesse sentido, Winnicott elaborou a seguinte pergunta: "Qual é o estado fundamental que um indivíduo, mesmo que mais velho e com muitas experiências, pode retornar a fim de que possa começar novamente?"[4] É um estado de retorno à nossa condição de dependência básica humana, em que o outro não é vivido como falta, mas como encontro.

Se em algum momento da nossa vida não tivermos nos sentido acolhidos quando mais necessitamos, podemos não confiar naquele que agora nos oferece ajuda. Iremos precisar de repetidas experiências de uma ajuda autêntica para nos abrirmos novamente ao outro.

Abrir-se para receber hospitalidade, solidariedade e amizade significa, ao mesmo tempo, abrir-se para si mesmo. Quer dizer, decidir-se por ser hospitaleiro, solidário e amigo de si próprio.

---

[3] Safra, Gilberto. *Silêncio e "solitude"*: dialogando com Winnicott sobre a comunicação silenciosa e o sentido de si. Edições Sobornost, São Paulo, 2009.

[4] Ibidem.

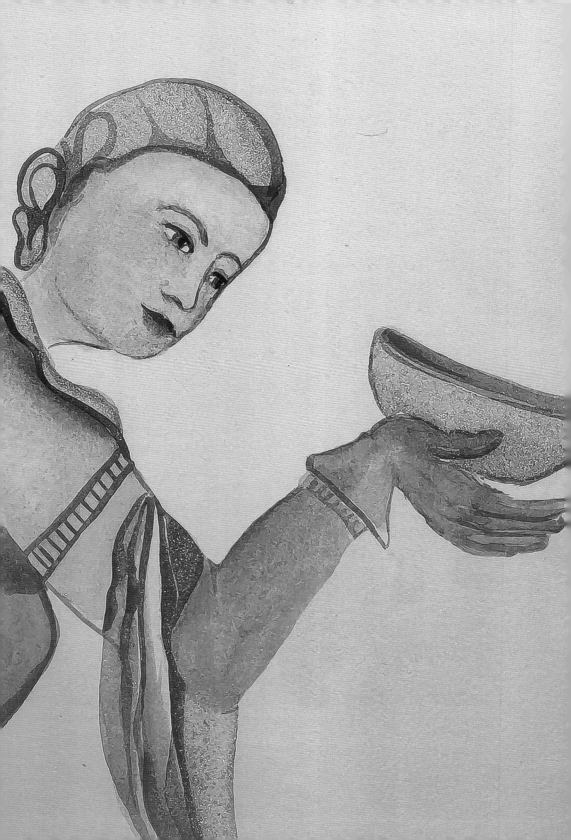

A gentileza salva vidas.
Sem os seres não podemos sobreviver fisicamente,
nem espiritualmente.

Lama Gangchen Rinpoche

Certa vez, estava num país estrangeiro quando uma moça me pediu para ajudá-la a atravessar uma rua muito tranquila. Inicialmente, fiquei surpresa. Mas, ao pegar a sua mão, percebi o quanto estava fria e suada. Sem trocarmos uma palavra, ajudei-a a atravessar. Depois nos olhamos gentilmente e nos despedimos. Esta foi uma experiência simples e completa em si mesma. Só de lembrá-la, minha sensação de inteireza é renovada.

Marie de Hennezel conta que enquanto ela trabalhava como psicóloga em uma ala de cuidados paliativos, recebeu uma jovem com um câncer inoperável no pescoço.

> A jovem, de origem asiática, tinha uma esperança inabalável de recuperação, estava confiante. Ela costumava dizer que estava nas mãos de Deus, o que desalojou os médicos. É difícil enfrentar uma pessoa que tem plena confiança na sua recuperação quando, por outro lado, sabe que está para morrer. Seu estado era estacionário e os médicos até tiveram a impressão de que ela estava melhorando. Então, eles decidiram tentar uma nova operação. A mulher, portanto, deixou a enfermaria de cuidados paliativos para entrar em uma clínica cirúrgica. No entanto, os cirurgiões abriram-na e fecharam-na imediatamente. Não foi possível operar. A jovem foi informada disso e transferida de volta para a enfermaria de cuidados paliativos. Assim que deita na cama, a jovem olha nos olhos da enfermeira e pergunta: "Me fala, estou morrendo, né?" A enfermeira sentiu-se como se tivesse sido sugada para o fundo de um poço. Como se tudo se derretesse dentro

dela. Ela não sabia o que responder ou o que fazer. Ela permaneceu em silêncio, mas não foi embora. Manteve seu olhar sobre a paciente e apertou sua mão. Seus olhos se encheram de lágrimas. Mas ela não tentou escapar ou esconder suas lágrimas ou sair daquela situação sob algum pretexto. Ficou lá, perto da jovem. Sentiu que não se tratava tanto de "dizer a verdade", mas de "ser verdadeiro". Tentou ser o mais verdadeira possível, sem esconder sua emoção, um sentimento de puro e absoluto desamparo. Depois a jovem diz-lhe: "Compreendo... Obrigada... Mas agora falemos de outra coisa!"[5]

Essa história afirma que a verdade, quando expressa com amorosidade, nos leva a acolher o que *a priori* resistimos em aceitar. Precisamos do outro para aceitar a nossa própria dor, pois é a presença do outro que nos leva a sentir quem somos.

Quando o olhar alheio revela uma tristeza sem medo, ficamos livres para ressoar nossa própria dor. Dessa forma, o outro nos mostra que essa dor tem uma intensidade e dimensão de um tamanho possível de ser compartilhada. Dividindo a dor, ela se torna tolerável.

Quem não está familiarizado a sentir dores emocionais intensas, teme o sofrimento alheio como se ele pudesse lhe desintegrar. É comum uma pessoa pedir desculpas por se emocionar e chorar. Realmente, nossa educação criou a ideia de que é mal educado expressar nossa vulnerabilidade.

O paradoxo dessa situação é que mostrar ao paciente que está desarmado, comovido, vulnerável, longe de enfraquecê-lo, permite que ele aceite sua condição humana e o drama do destino. Permanecendo perto dele em silêncio, não o abandonando à sua impotência, produz-se uma comunhão íntima. Se ousarmos compartilhar sentimentos com os pacientes, o colapso de nossas estratégias defensivas pode se tornar uma graça, uma bênção. Mas, para isso, não será necessário aceitar ficar

---

[5] Hennezel, Marie de. *Morire a occhi aperti*. Lindau, Torino, Itália, 2006, p. 63. Tradução livre.

indefeso diante do outro, abaixar as próprias barreiras, entrar na sua impotência e usá-las como trampolim para um momento de encontro autêntico? Então, não será mais um relacionamento entre uma pessoa forte com seu próprio poder ou conhecimento denominado e uma pessoa enfraquecida e sem poder. Será uma relação entre duas pessoas que sofrem, cada uma a seu modo, da condição comum dos mortais.[6]

---

[6] Hennezel, Marie de. *Morire a occhi aperti*. Lindau, Torino, Itália, 2006, p. 64. Tradução livre.

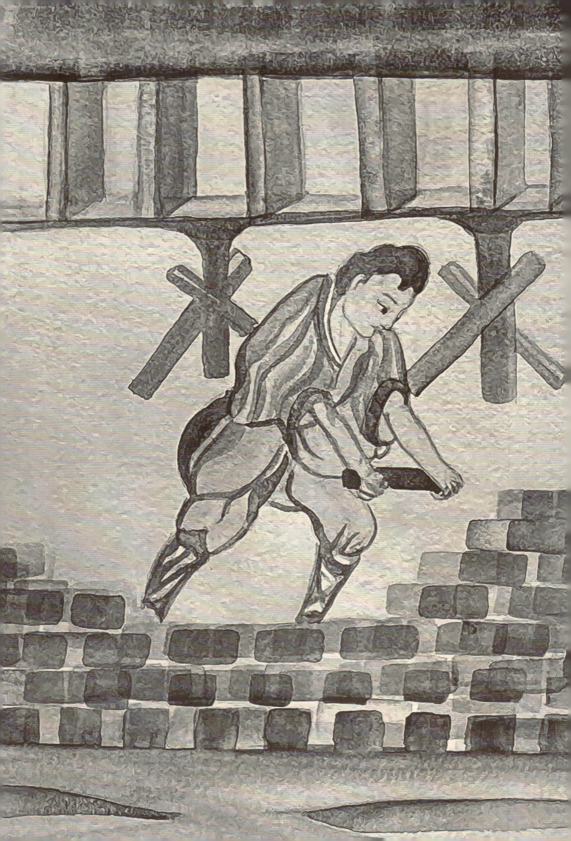

Capítulo 27

VI – Temos necessidade de edificação

O que faz a diferença não é o quanto produzimos,
mas, sim, quem nos tornamos.
Lama Michel Rinpoche, Milão, 17.04.2019

A necessidade ontológica de edificação é a tentativa constante de tornar estável e permanente a natureza impermanente da realidade. Como tudo muda a todo momento, seja de forma gradual ou súbita, buscamos algo que possa nos dar a sensação aparente de segurança e estabilidade. Isso faz com que estejamos sempre procurando por uma experiência de fixação – imprimir as nossas marcas no mundo é uma forma de nos fixarmos nele.

No senso comum, a ideia de impermanência está associada à finitude de que em algum momento tudo acaba. Lama Michel Rinpoche comenta:

> Porque temos a ideia de que impermanência é algo que um dia irá deixar de existir, nos apegamos momentaneamente às coisas, na tentativa de controlá-las para ver se conseguimos assim impedir que elas se extinga. Sem nos darmos conta, costumamos pensar: "Enquanto elas existem devem continuar iguais". Mas, desta forma, querendo que nada mude, agimos exatamente ao contrário da natureza da realidade![1]

---

[1] Rinpoche, Lama Michel. *Coragem para seguir em frente*. Gaia, São Paulo, SP, 2006, p. 65.

A filosofia budista reconhece a natureza interdependente da realidade, isto é, as coisas não acabam, mas se transformam porque estão interligadas. Não apenas a compreensão, mas a realização interior desse princípio, nos ajuda a superar a ideia limitada que temos sobre a morte. Tudo está constantemente morrendo e renascendo, num contínuo processo de transformação.

Amadurecer essa percepção contínua dos fenômenos é a base do treino budista, que se dá por meio do estudo, da reflexão, da meditação e da experiência direta com a realidade. O homem em sua natureza ontológica apega-se às formas e sensações na tentativa de estabilizá-las. No entanto, a sabedoria consiste em aprender a fluir com elas.

O universo é impermanente e o nosso interior busca a impermanência para promover as mudanças que o ajudarão a se libertar das velhas e rígidas identidades presas ao medo. Estamos cansados, por isso buscamos a rotina e a estabilidade. Mas não podemos confundir estabilidade com estagnação. A estabilidade é o resultado de saber fluir com as mudanças. A estagnação é a acomodação na dor para não lidar com as transformações. Quando estamos estagnados, estamos presos ao sofrimento. Nossa autoimagem contenta-se em sobreviver, não busca mais o crescimento, a autorrealização nem almeja um estado diferente das coisas. Apesar das nossas velhas identidades impedirem nosso desenvolvimento, elas nos fornecem certo conforto e segurança.

A nossa energia psíquica é absorvida por nosso modo rotineiro e automático de pensar. Em alguns momentos, os nossos hábitos nos protegem, mas se ficamos apegados a eles por muito tempo, deixamos de ser receptivos a novas possibilidades.

O novo pede que descubramos um novo jeito de ser. É natural, nesses momentos, experimentar a dúvida, a incerteza e a insegurança. Porém, é justamente por experimentarmos a nossa falta de força e coragem que precisamos delas, e assim as ativamos. Quando esse ciclo acontece, voltamos a nos conectar com nós mesmos e nos sentimos mais fortes para continuarmos em crescimento.

A necessidade de nos surpreendermos com nossas próprias criações

A necessidade ontológica de edificação realiza-se no ato de deixar nossas marcas neste mundo, de transformá-lo. Isto é, participar do mundo não apenas como pessoas funcionais. Queremos nos sentir vivos!

Gilberto Safra ressalta que a criatividade nessa perspectiva não está necessariamente relacionada ao fazer artístico, mas, sim, à ação que possibilita o acontecer e o aparecimento do singular de si mesmo.[2]

Criar um som, uma ideia, um movimento é um modo de interagirmos com a realidade e com a possibilidade de transformá-la. Sem criar, temos uma sensação de inutilidade ou de uma vida fútil. A sensação de não estarmos nem aí para o mundo indica que caímos no tédio pela falta de capacidade de criarmos algo.

A importância da criatividade como uma forma de sentir que vale a pena viver foi muito bem explorada pela psicóloga inglesa Marion Milner[3]. Seus livros nos inspiram a reconhecer como a arte pode ser curativa.

---

[2] Safra, Gilberto. *A poética na clínica contemporânea.* Ideias & Letras, Aparecida, SP, 2004, p. 61.

[3] Marion Milner (1900-1998) foi primeiro professora, depois psicoterapeuta e autora de vários textos sobre temas psicológicos, como *The dawn of eternity, The hands of the living God, Not being able to paint.*

Marion Milner, contemporânea do psicanalista Winnicott, estava à frente do seu tempo no campo psicanalítico, apresentando um método pessoal de percepção e interpretação da realidade: observar o que a fazia se sentir feliz. A partir dos 26 anos começou a escrever em diários o que sentia e pensava como uma forma de conhecer o que lhe trazia felicidade ou tristeza. Estava determinada a entender o que era importante para si mesma.

Seus livros nos inspiram a aprender a reconhecer nossos sentimentos no simples ato de nos darmos conta deles. Por exemplo, no seu livro *Una vita tutta per sé: il percorso di una trasformazione con accessibili pratiche quotidiane* (*Uma vida toda para si mesmo: o caminho para a transformação com práticas diárias acessíveis*), revela no seu diário, em 1934, a sua vontade de sentir-se viva:

> O mundo é tão maravilhoso, quero agarrá-lo, fazer parte dele, abraçá-lo, sentir cada parte de mim vibrando com ele. É isso? Do que eu quero fazer parte? Tudo isso foi surpreendente. Eu não conseguia entender por que a linguagem dessas explosões deveria ser tão diferente da minha maneira usual de me expressar.[4]

Dessa forma, creio que ela estava descobrindo que para sentir-se viva devia participar do mundo, e não apenas observá-lo. Deixar suas marcas na realidade. Segundo Marion, criar é uma necessidade e não um desejo qualquer. Criar faz parte da natureza humana e esteve sempre presente em nós desde os primeiros anos de vida. Criar é uma necessidade ontológica de edificação. Portanto, jamais é perdida. Quando nos expressamos via arte temos possibilidade de revivermos

---

[4] Milner, Marion; Raitzalo, R. *et al. Una vita tutta per sé*: il percorso di una trasformazione con accessibili pratiche quotidiane. Moretti & Vitali, Bergamo, Itália, 2013, p. 39. Tradução livre.

as experiências dos bons momentos da infância em que viver era simplesmente ser e criar.

Quando criamos algo, passamos a ter uma existência além de nós mesmos. Habitamos o mundo com a nossa expressão artística.

Tornamos o mundo das coisas e da matéria significativo quando colocamos nele um afeto. Há quem faça isso esculpindo o seu nome numa árvore, riscando um muro, deixando um recado na porta de um banheiro público. O artista e grafiteiro Banksy[5] imprime desenhos e mensagens irônicas nos muros e pontes de cidades para expressar sua visão política e social. Sua verdadeira identidade parece ser ainda desconhecida. Dizem que ele nasceu em Bristol, na Inglaterra, por volta de 1974 ou 1975. O interessante aqui é que não é a sua pessoa que conta, mas, sim, o seu desejo de transformar a realidade a partir de si.

As pinturas rupestres desenhadas nas paredes das cavernas também revelam a necessidade do ser humano de criar para transformar a realidade. Feitas por homens pré-históricos, há pelo menos 30 ou 40 mil anos, elas evidenciam a capacidade simbólica, intelectual e artística semelhante à do homem moderno. A teoria mais aceita é a de que esses desenhos eram feitos por caçadores com a intenção de que eles pudessem interferir na captura de um animal. Desenhando-o ferido na parede, poderiam dominá-lo com facilidade.

Desenhar é uma forma de tornar algo desconhecido em familiar. Marion ressalta que para criar é preciso tolerar o caos não como ameaça ou desafio, mas como condição para que a experiência da não forma e do não eu possa acontecer.

---

[5] Banksy é o pseudônimo de um renomado artista inglês, grafiteiro e pintor de telas. É também ativista político e diretor de cinema britânico.

Quando criamos algo, o nosso ser se revitaliza. Criar é uma forma de descobrirmos nossas potencialidades. Ao criarmos algo, criamos a nós mesmos: ganhamos confiança na nossa própria capacidade de imprimir mudanças na realidade externa.

A pintura, entre outras coisas, é, para Marion, um modo como o corpo se faz presente. Ela fala sobre a importância de um papel poroso ao ganhar um desenho ou de uma argila macia ao ser manipulada. A receptividade da matéria atende à necessidade ontológica de deixar nossas marcas no mundo, isto é, de transformá-lo a partir dos nossos gestos – assim como quando somos escutados por alguém receptivo às nossas emoções e aos nossos pensamentos. Isso nos dá coragem e prazer para nos expressarmos.

Após a morte, deixamos nossas marcas no outro, na história de nossa vida. Todos nós temos medo de sermos esquecidos, substituídos ou ignorados.

Se, para a pessoa que está morrendo, o medo de ser esquecido tiver sido uma experiência marcante no decorrer da sua vida, podemos ajudá-la a elaborar como deixar as suas marcas no mundo. Isso pode ser feito relembrando com ela histórias de fatos significativos ou ajudando-a a pensar nas pessoas que ela gostaria de presentear com seus bens e objetos antes de morrer.

As últimas palavras, mensagens e gestos daquele que está morrendo deixam uma forte marca naqueles que ficam. Em minha experiência clínica, observei que a forma como uma pessoa vivencia a perda de um dos pais, ou de alguém significativo, tem uma influência enorme na maneira como ela dá continuidade à sua vida depois de ter enfrentado a morte de alguém. Na maioria das vezes, se ela testemunhou uma morte tranquila, sua vida passa a tomar um rumo positivo: consegue se definir melhor profissionalmente, afetivamente e espiritualmente.

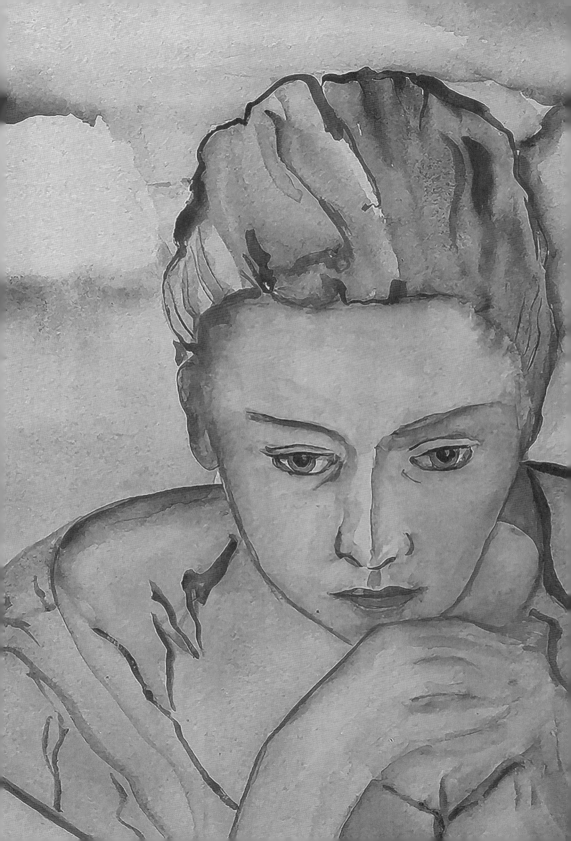

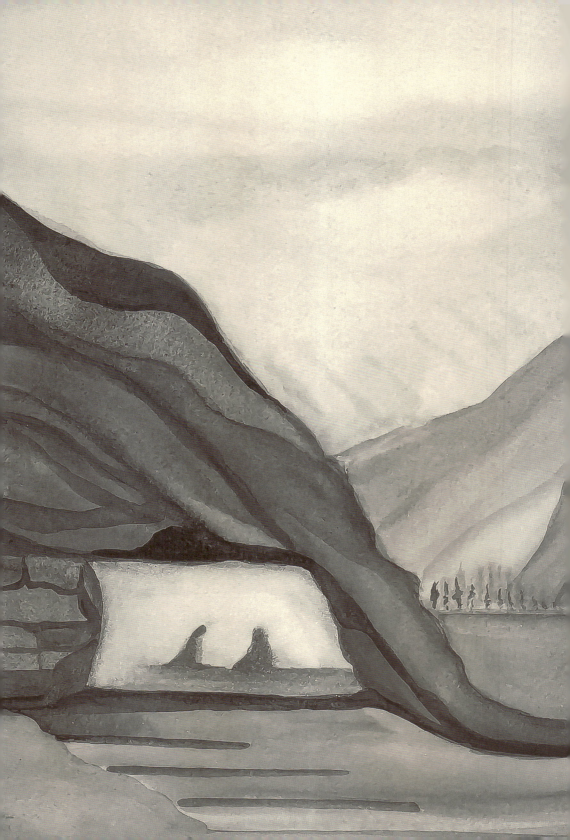

Capítulo 28

VII – Temos necessidade de lugar

O homem é desterrado.
Busca pelo colo materno.
Está sempre em busca da sua toca.[1]
Gilberto Safra

Tenho um sonho recorrente: quero chegar a Paris e não consigo, há sempre um impedimento. Acredito que esse sonho revela a necessidade ontológica de chegar a algum lugar que nunca chegaremos. Estamos sempre em busca do colo materno. Algo ou alguém que nos receba. Somos eternos peregrinos.

A necessidade de lugar e de destino é descrita nos ensinamentos do budismo sobre o *bardo* – o estado intermediário entre a morte e o renascimento – como um desejo intenso de encontrar um lugar de nascimento.

Bardo significa "entre", ou seja, uma passagem entre dois estágios. Existem seis diferentes tipos de bardo: o bardo desta vida (nascimento), o do sonho, o da meditação, o do morrer, o do *dharmata* (realidade) e o da existência (do se tornar).

Francesca Fremantle explica, na obra *Vazio luminoso*[2]:

---

[1] Safra, Gilberto. *Uma clínica para além do psíquico*: da realidade ao real. Instituto Sobornost. Curso completo administrado em 2007.

[2] Fremantle, Francesca. *Vazio luminoso*: para entender o clássico livro tibetano dos mortos. Nova Era, Rio de Janeiro, RJ, 2005, p. 86.

O bardo é um intervalo, um hiato ou um espaço vazio que pode ter muitas nuances, dependendo de como o vemos. Ele pode ser uma zona limítrofe que divide e separa o final de uma coisa e o começo de outra. Também pode ser uma conexão: uma ponte ou um ponto de encontro que aproxima e liga duas coisas. Ou ainda, um cruzamento, um marco ou uma transição. Um cruzamento de estrada, onde precisamos escolher qual caminho tomar, uma terra de ninguém, que não pertence a nada. Pode ser um momento importante da vida ou o auge de um acontecimento, e ao mesmo tempo ser uma situação de extrema tensão, pressionada por dois lados antagônicos. É um espaço aberto, envolto num estado de incerteza e indefinição: nem isso nem aquilo. Esse estado pode nos deixar confusos e amedrontados, entretanto, curiosamente, eles podem, também, nos fazer sentir livres e prontos para novas possibilidades em que tudo pode acontecer.

Lama Gangchen Rinpoche nos inspirava a reconhecer os momentos de dúvida como um estado de passagem no qual temos a escolha de redirecionar o nosso destino. Ou seja, sempre podemos escolher nos fortalecer interiormente, mesmo diante da insegurança.

Durante os estados de bardo da morte, desprovido de um corpo grosseiro, o corpo sutil vaga sem destino aqui e ali, para lá e para cá, como uma pena soprada pelo vento.

Além disso, nesse momento, ocorrem os seis sinais não fixos:

I. Sem residência fixa, poderá transmigrar em um instante e habitar de modo incerto em casas vazias, tocos de árvores, buracos, cavernas, e assim por diante.

II. Sem suporte fixo, adota como refúgio e suporte para seu sofrimento certos lugares de repouso, tais como diversos locais de culto.

III. Sem comportamento fixo, envolve-se com várias coisas a todo o momento.

IV. Sem alimento fixo, percebe vários alimentos bons e ruins dos seis reinos, mas não consegue obtê-los, a menos que lhe sejam especialmente destinados.

V. Sem companhia fixa, por um breve momento, encontra e faz companhia a vários deuses, demônios, fantasmas e seres do estado intermediário.

VI. Sem experiências fixas, vários tipos de percepções mentais, alegrias e tristezas mudam a cada momento, e a pessoa experimenta inúmeros e constantes pavores e alucinações.[3]

Sob essa condição de não fixação, o ser vivo está sempre em busca de sua toca. Podemos notar esse comportamento mais facilmente nos animais, mas o mesmo ocorre com os humanos que continuamente buscam um lar – tanto do ponto de vista prático como existencial.

Muitos pacientes gostam de deixar claro onde serão enterrados ou o destino que gostariam de dar às suas cinzas. Atendem à sua necessidade ontológica de lugar e destino ajudando seus amigos e familiares a organizar os rituais cerimoniais pós-morte, assim como elaboram o testamento sobre o destino do seu patrimônio material.

---

[3] Rangdro, Tsele Natsok. *Um espelho para relembrar*: esclarecimento dos pontos gerais dos bardos. Lúcida Letra, Teresópolis, RJ, 2018, eBook Kindle, posição 1166.

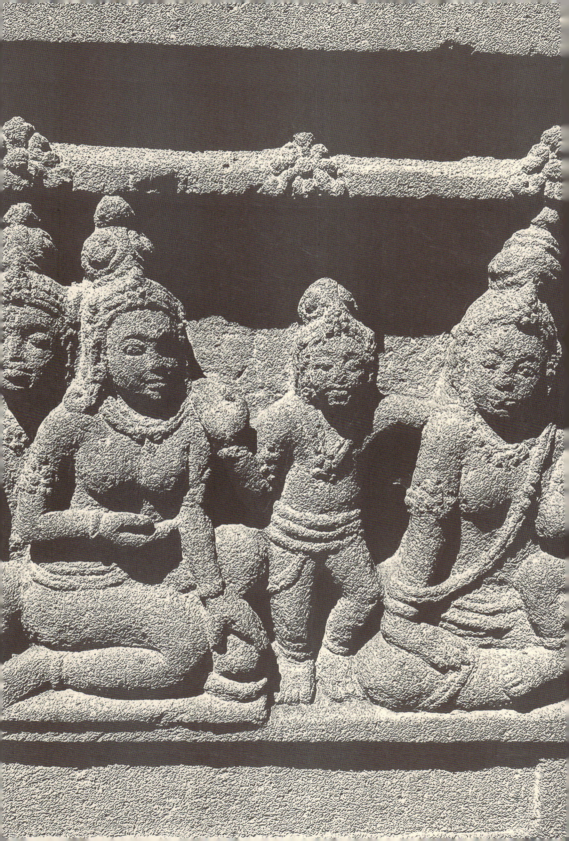

Capítulo 29

VIII – Temos necessidade de pai e mãe

Parece óbvio que tenhamos alguém nos acolhendo quando nascemos, mas não o é. Não temos garantia de que teremos alguém ao nosso lado nem mesmo quando nascemos. Neste sentido, nascemos órfãos. Somos sempre adotados, seja pelos nossos pais biológicos ou não.

Quando nossos pais morrem, a dor da orfandade torna-se mais evidente, mas, ontologicamente, ela sempre esteve em nós.

É comum que aqueles que estão para morrer chamem por sua mãe. Notei em vários pacientes que esse pedido surgia quando estavam delirando e perto de morrer.

Como no caso do senhor Loren que relato em *O livro das emoções*[1]. Fui procurada pelos seus familiares há poucas semanas antes da sua morte. Com quase 70 anos, estava falecendo de um câncer bem avançado. Quando perguntei aos seus parentes qual era o assunto favorito dele, me disseram: "Dinheiro, esse é o único assunto que ele gosta mesmo de falar". Pensei: "Ok, esse vai ser um desafio para mim".

Nos nossos primeiros encontros conversamos muito pouco. Como eu, de fato, não sabia o que falar, ficava em silêncio. Muitas vezes me senti inadequada, envergonhada por não saber o que fazer diante de uma situação tão neutra. Como ele também não puxava conversa nem dava

---

[1] Cesar, Bel. *O livro das emoções*: reflexões inspiradas na psicologia do budismo tibetano. Gaia, São Paulo, SP, 2004, p. 239.

sinais para eu ir embora, eu procurava sempre esticar um pouco mais o tempo ao seu lado. Quando sentia que devia ir, perguntava se poderia voltar a visitá-lo e ele dizia que sim.

O senhor Loren continuava irritado, ansioso. Algumas vezes, cheguei a fazer a meditação de "Autocura Tântrica NgalSo"[2], recitando os mantras em voz baixa. Até o dia em que tive a excelente ideia de colocar um CD com canções de ninar hebraicas. Num primeiro instante, achei que ele estranharia, podendo se sentir infantilizado. Afinal, havia começado com música clássica, depois passei para os mantras orientais e depois as canções de ninar! Mas a intuição é sempre sábia: senhor Loren relaxou e adormeceu imediatamente. Ao sair, resolvi deixar o CD tocando. Poucos dias depois, fui chamada em caráter de urgência. Quando cheguei à sua casa, ele havia acabado de falecer. O CD das canções de ninar estava tocando. Foi quando uma grande amiga sua me disse:

> Essas canções eram as mesmas que a sua mãe lhe cantava quando ele era pequeno. Ela faleceu quando ele tinha 5 anos. Semana passada ele me disse que aceitava morrer para poder se encontrar com sua mãe novamente. Foi quando você trouxe o CD, e ele pediu para não parar de tocá-lo.

Dessa forma, o senhor Loren pôde despertar a memória da energia de bondade fundamental de sua mãe e encontrar confiança para soltar-se desta vida.

---

[2] "Autocura Tântrica NgalSo" é uma meditação criada por Lama Gangchen Rinpoche, em 1994, que nos permite desenvolver e liberar energia de cura através de mudras (gestos), mantras (palavras sagradas), concentração meditativa, respiração e visualização de cores, símbolos e imagens arquetípicas sagradas.

Compreender a natureza ontológica da busca por pai e mãe, intrínseca em cada um de nós, nos ajuda a aceitar nossa condição de orfandade, mas conscientes da possibilidade que temos e podemos de nos assumir.

Nossa necessidade de mãe e pai é tão intensa que atribuímos a eles expectativas que sempre ficarão por desejar. Eles nunca poderão preencher tudo o que necessitamos se estivermos sempre ansiando por mais.

Uma vez que reconhecemos a natureza insaciável pela busca de colo e acolhimento, podemos liberar nossos pais dessa responsabilidade e adotarmos a nós mesmos. Podemos liberá-los para nos libertarmos, mas ainda assim continuaremos a nos sentir órfãos. Só que conscientes da possibilidade de que podemos nos assumir.

Nunca me esqueço do dia que olhei para minha mãe hospitalizada por causa de uma leucemia mieloide aguda.

> Eu te libero de ser quem eu precisaria que você fosse, para eu ser quem eu gostaria de ser! Eu me libero de ser quem eu imagino que deveria ser para que você fosse do jeito de que precisaria para eu me sentir bem.

Estava com 50 anos e ainda perseguia um modo de acertar com minha mãe o meu jeito de ser diante dela. Ela curou-se da leucemia após um transplante de medula aos 75 anos. Depois dessa autodeclaração, passei a ser espontânea com ela. Desde então, sou sincera e direta com ela. Faço comentários engraçados sobre as situações que antes não era capaz. Passamos a rir juntas. Nosso relacionamento tornou-se leve e amoroso. Ganhei autenticidade para estar à vontade ao seu lado, sem a pressão de que precisaria me adequar ao seu modo de ser tão diferente do meu em vários aspectos.

Agora, em 2022, minha mãe está com 89 anos, tornou-se uma idosa bem frágil. Há meses vem tendo uma perda progressiva de sua funcionalidade devido a sequelas neurológicas de seguidos AVCs. Sem reservas para se reabilitar nem condições que a levem à morte, está estabilizada numa qualidade de vida limitada, num estado de dor e desconforto, ora se mantém lúcida, ora delira, ora dorme. Encontra-se numa situação que os médicos de cuidados paliativos chamam de reabilitação paliativa. Como estou morando na Itália e impossibilitada – por razões extras a minha vontade – de ir ao Brasil, encontrei um modo de estar ao seu lado que pudesse atender à sua necessidade ontológica de pai e mãe. Gravei para ela o mesmo hino que um dia ela me contou que havia cantado para sua mãe no momento da morte dela. Outro dia minha irmã me contou que ela pediu para escutá-lo cinco vezes seguidas. Minha alma se encheu de satisfação. Quando quero me conectar com ela mais profundamente, canto esse hino e sinto sua presença em mim.

De alguma forma, nunca deixamos de ser crianças, isto é, buscamos nos manter receptivos para o mundo em busca de amor, atenção, cuidado e segurança. Mesmo adultos, quando conseguimos ser reconhecidos por nossos pais, sentimos uma alegria particular de tê-los agradado. A autoestima e a confiança aumentam em proporção quando somos reconhecidos, refletidos pelos outros. Por outro lado, nós nos fechamos quando não somos vistos. Não há nada de errado em querer ser visto e reconhecido pelos outros. Reconhecer e ser reconhecido faz parte da dinâmica dos relacionamentos sadios.

Quando reconhecemos algo ou alguém, ativamos seu poder latente. O reconhecimento faz crescer o que temos de melhor para oferecer. Se estamos num ambiente ou entre pessoas que não têm o hábito de reconhecerem e elogiarem nossas atitudes, devemos ir em busca daquelas que sabem nos colocar para cima. Estar perto de pessoas que têm o hábito de nos criticarem e nos colocarem "para baixo" pode ser muito tóxico para a autoestima.

Relacionamentos significativos, baseados no crescimento mútuo, nos ajudam a suprimir a sensação de orfandade. Da mesma forma, ter um propósito forte o suficiente que dê sentido à nossa vida, nos ajuda a superar o vazio existencial.

A necessidade ontológica de pai e mãe se revela no abandono, na solidão e numa sensação de vazio. Falta-nos algo ou alguém. Afinal, como seres em abertura, somos inacabados, em contínuo processo.

A sensação de vazio e a solidão andam juntas. Quando alguém fala do rompimento de uma relação amorosa, raramente manifesta tristeza ou humilhação pela perda. Normalmente diz que sente um "vazio". A aceitação social, o "ser estimado" nos ajuda a manter a distância essa sensação de orfandade.

Jeremy Hayward, discípulo americano de Chögyam Trungpa, escreve em seu livro *O mundo sagrado* que o medo da morte está baseado no nosso sentimento de solidão:

> A morte é extremamente assustadora, mas o motivo pelo qual temos tanto medo dela é o fato de já nos sentirmos separados uns dos outros. Nosso medo já nos fechou e separou de tudo que amamos e com que nos preocupamos.[3]

---

[3] Hayward, Jeremy. *O mundo sagrado*. Rocco, Rio de Janeiro, RJ, 2002, p. 116.

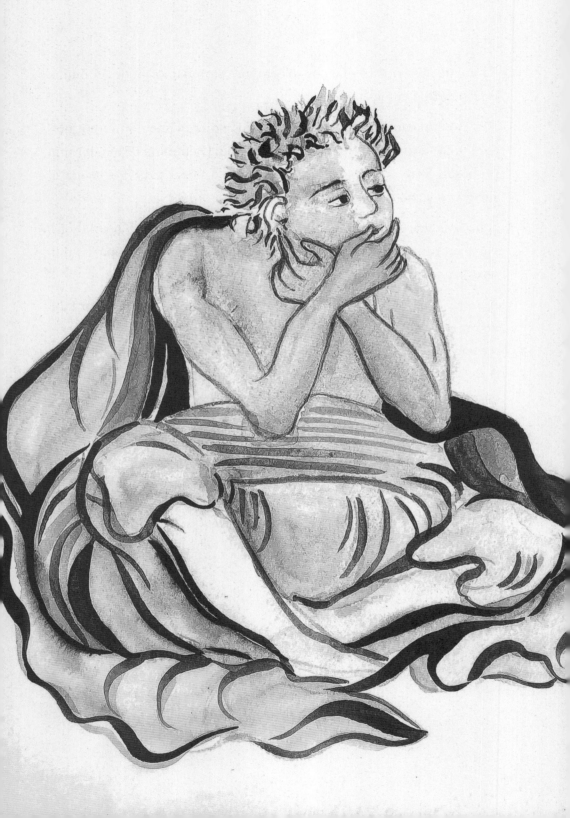

Capítulo 30

Quando começamos a temer nossas próprias emoções?

Quando éramos ainda bebês. Quando não havia nome, espaço e tempo para conhecê-las. Sem um contorno, um continente seguro, as emoções pareciam infinitas.

Muito cedo aprendemos que havia momentos em que as emoções podiam ser expressas e outros, não. Assim, aprendemos a reprimi-las e controlá-las. Ao ouvirmos "Para quê chorar tanto?" e "Engole o choro!", por exemplo, nos foi transmitido que somos inadequados para estarmos presentes naquela situação e, portanto, se não conseguimos nos controlar, será melhor nos isolarmos.

O problema surge, então, quando sentimos algo a mais do que o permitido no ambiente em que estamos presente. Passamos, por consequência, a temer as nossas emoções e a achar que, ao nos sentirmos emocionados, alguma coisa ruim pode nos acontecer.

De um modo geral, as religiões incentivam os seus seguidores a se afastarem dos estados mentais violentos, eróticos, invejosos e a cultivarem estados "mais elevados", como aqueles relativos à generosidade, à humildade ou à paciência. A dificuldade surge quando começamos a temer os estados negativos em vez de conhecê-los.

No momento em que aceitamos os pensamentos negativos, valorizamos muito mais os positivos. Sem ter medo do nosso mundo emocional, começamos a ter mais consciência de como as emoções surgem e como agem em nós. Assim, em vez de recusar o que se passa em nosso interior, aprendemos a nos tornar mais inteiros.

Lama Gangchen Rinpoche dizia que tínhamos que ser como Buddha: nosso próprio cientista interior. Buddha pesquisava todas as coisas que aconteciam no seu interior tanto a nível grosseiro como sutil.

Quando somos afetados emocionalmente e nos desequilibramos, é melhor nos distanciarmos para um lugar seguro e darmos um tempo para o nosso corpo descarregar a tensão acumulada – seja chorando, gemendo ou tremendo. Assim que nos sentirmos mais calmos, vale a pena respondermos às seguintes perguntas:

"O que torna esta situação tão importante ao ponto de me perturbar assim?"

"O que pode acontecer comigo se eu continuar assim?"

Ouvir nossas emoções nos ajuda a saber o que nos falta.

"O que eu preciso agora para lidar melhor com esta situação?"

Chögyam Trungpa, ao falar sobre a forma não violenta de lidar com uma situação (*Ahimsa*), nos alerta para uma importante percepção:

> Quando alguém vive uma ameaça que parece vir de fora – seja uma doença, alguma experiência desagradável no mundo ou oponentes literalmente – a única maneira de desenvolver um estado de ser equilibrado é não tentar se livrar dessas coisas, mas compreendê-las e fazer uso delas. Assim, o desenvolvimento do uso do ego – o oposto ao jogo do ego – conduz ao conceito de *Ahimsa* ou não violência. *Ahimsa* é um modo não violento de lidar com uma situação. É o modo de agir do guerreiro.[1]

---

[1] Trungpa, Chögyam. *Sorria para o medo*. Gryphus, Rio de Janeiro, RJ, 2013, p. 43.

Trungpa está nos dizendo que podemos nos sentir irritados e, ainda assim, nos tratar bem se escolhermos aprender algo que nos ajude a elaborar interiormente essa experiência desagradável. A frase que mais me impactou no seu livro:

> Para desenvolver uma atitude não violenta, é preciso ver, antes de tudo, que seus problemas, na verdade, não estão tentando destruir você. Normalmente, tentamos logo nos livrar de nossos problemas. Achamos que existem forças agindo contra nós e que precisamos superá-las. O importante é abrir uma atitude amigável em relação aos nossos problemas, desenvolvendo o que se chama *maitri*, em sânscrito, ou "bondade-amorosa".[2]

Os problemas em si mesmos não querem nos fazer mal. São dificuldades reais, mas que não têm a força intencional de nos destruir, assim como o budismo enfatiza que nada existe por si só, mas somente "em relação". É a qualidade subjetiva de como nos relacionamos com nossos problemas que fazem eles serem mais ou menos destrutivos. Como disse certa vez minha professora de astrologia Marcia Mattos: "O mundo pode te tratar mal e você ainda assim pode se tratar bem".

---

[2] Trungpa, Chögyam. *Sorria para o medo*. Gryphus, Rio de Janeiro, RJ, 2013, p. 43.

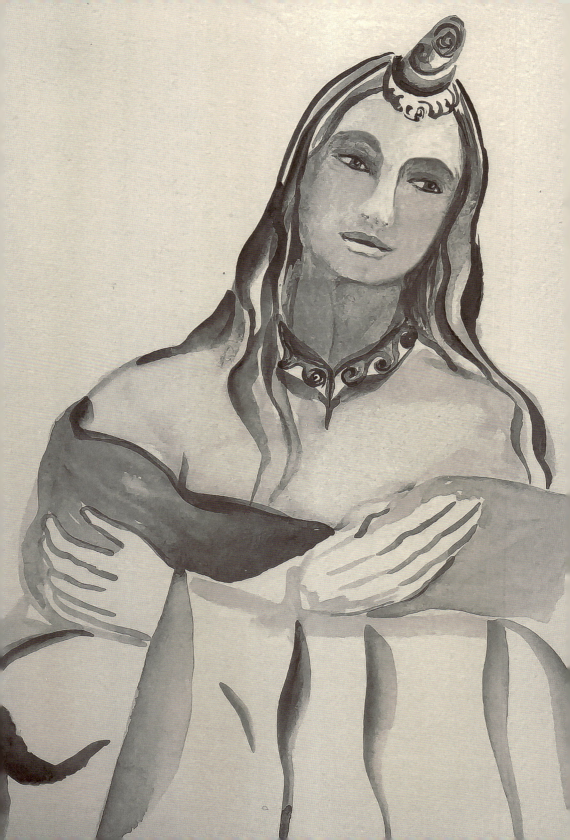

Capítulo 31

Pessoas altamente sensíveis (PAS)

É a incapacidade de seu cérebro de filtrar
os estímulos irrelevantes que o faz
entrar continuamente em estado caótico.[1]

John Ratey

É um fato científico: de 15% a 20% da população mundial, entre homens e mulheres, sente as emoções mais intensamente do que as outras pessoas. Ou seja, uma em cada cinco pessoas possui um traço de personalidade herdado que a torna mais sensível do que as demais.

De acordo com a doutora Elaine Aron – a psicóloga norte-americana pioneira nos estudos sobre o tema na década de 1990 –, existem quatro características essenciais que devem estar presentes para que possamos identificar uma pessoa como sendo altamente sensível. Na falta de uma delas, a pessoa não pode ser caracterizada como uma das pessoas altamente sensíveis (PAS):

I. Profundidade, pensam demais. Seu pensamento é ramificado, ou seja, um pensamento provoca a liberação de outros dez. Como elas têm a tendência de refletir por dias um só tema, podem tanto magoar-se com facilidade como tomar decisões mais profundas. Por isso, é bom que criem o hábito de pensar positivamente, assim

---

[1] Ratey, John; Johnson, Catherine. *Síndromes silenciosas*. Objetiva, Rio de Janeiro, RJ, 1997, p. 57.

como descansar a mente em atividades criativas mais sensoriais, como as artísticas.

II. Excesso de estimulação, absorvem demais. Percebem mais facilmente os detalhes sutis, sensoriais e emocionais dos ambientes em que estão. Para que uma pessoa hipersensível se sinta confortável precisa ir aos poucos para não ficar saturada pelos excessos. Reconhecer a sua real capacidade de lidar com os estímulos diante de cada momento é um ato de respeito e amor por si mesma e pelos outros. Precisam aprender a se autorreferenciar.

III. Intensa resposta emocional. Ressoam empaticamente demais. Emocionam-se muito facilmente, seja diante da beleza de uma obra de arte ou da tristeza da dor alheia. Elas sentem as emoções tanto positivas quanto negativas com mais intensidade do que os outros. Devem estar atentas à sua capacidade excessiva de adaptação, pois facilmente deixam de ser do jeito delas para serem do jeito do outro. Deixam de ser elas mesmas! Depois sofrem por não se sentirem compreendidas.

IV. Alta sensibilidade. Reagem às pequenas mudanças sensoriais dos cinco sentidos (visão, tato, audição, paladar e olfato). Elas têm a capacidade de captar pequenos detalhes e tons de tudo aquilo que as rodeia e também das mudanças sutis no ambiente e no estado emocional das outras pessoas – sutilezas da expressão facial, respiração, tom de voz e posturas.

Nossa biologia visa proteger a sobrevivência da espécie. Enquanto uns sentem menos para enfrentar dificuldades maiores, outros sentem mais para perceber o que está por vir.

O problema não é ser sensível, mas ser sensível demais numa sociedade que ainda não valoriza essa sensibilidade.

Lama Yeshe nos lembra:

> A maioria dos problemas da humanidade são intelectuais, já que as relações sociais são excessivamente condicionadas pelo intelecto e pela racionalização. É claro que existem problemas oriundos da intuição, mas a causa principal dos problemas de nossa vida, como os desequilíbrios emocionais e a ansiedade, vem do intelecto, do nosso modo errado de pensar. Estamos sempre intelectualizando e esse é o nosso maior problema. [...] Podemos observar que, em nosso mundo moderno, a maior parte dos problemas humanos se origina dos relacionamentos conflituosos entre as pessoas. O problema é que usamos o intelecto de maneira antinatural; somos tão pouco realistas que estamos constantemente perdendo contato com a realidade. Por exemplo, quando descrevemos uma maçã, dizemos: "Ela é assim e assado, é fantástica, tem uma cor maravilhosa, e por isso eu gosto dela". Descrevemos as coisas de uma maneira tão exagerada que acabamos com uma mente conturbada; pois tudo é resultado de nossas fantasias enganosas.[2]

O mundo capitalista é sustentado por 75% de seres humanos extrovertidos, com cérebros que têm uma predominância do lado esquerdo, ou seja, visam à praticidade, à racionalidade e à objetividade.

As pessoas extrovertidas se gratificam e se organizam por meio do prazer da novidade, enquanto 25% do mundo, que é introvertido, encontra prazer e equilíbrio numa atividade em que possa manter sua concentração.

Interessante notar que 30% das pessoas altamente sensíveis são extrovertidas. Ou seja, naturalmente elas buscam se envolver em situações

---

[2] Yeshe, Lama. *La realidad humana*. Ediciones Dharma, Novelda, Espanha, 1995, p. 10. Tradução livre.

estimulantes, mas, por consequência, têm menos capacidade de se protegerem do excesso de estímulos. Sob estresse, qualquer um se torna mais sensível. Uma pessoa altamente sensível irá se tornar hipersensível, com um comportamento agressivo, assustado, contraditório e confuso.

Se uma pessoa é altamente sensível às emoções, ela ainda pode se perguntar: "O que de tão ameaçador e terrível pode acontecer se me dispuser a sentir essa dor por inteiro?"

A dor emocional se expressa no corpo como aceleração e fechamento. Pessoas altamente sensíveis sentem essas alterações com mais intensidade. Por isso, precisam aprender a modular suas reações emocionais para não se machucarem ainda mais. Lembrando que, para quem se sente emocionalmente abalado, o primeiro passo é buscar um lugar seguro e/ou uma pessoa segura – onde e/ou com quem possa sentir o que quer que venha à tona sem a pressão do tempo ou de uma expectativa correta de comportamento.

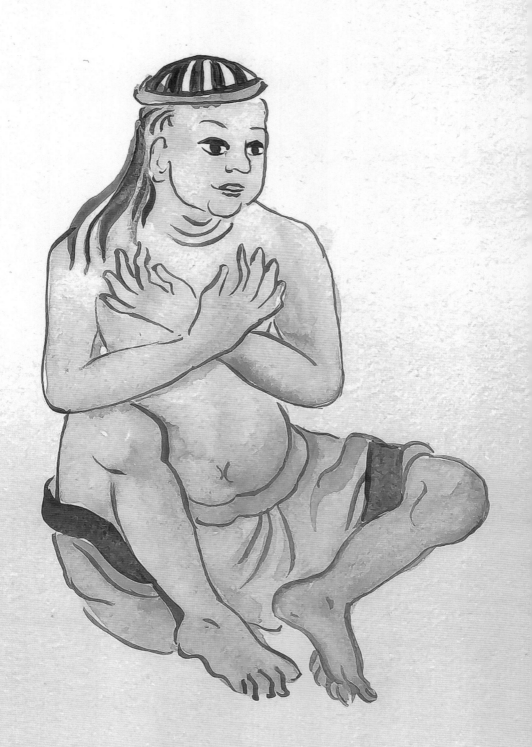

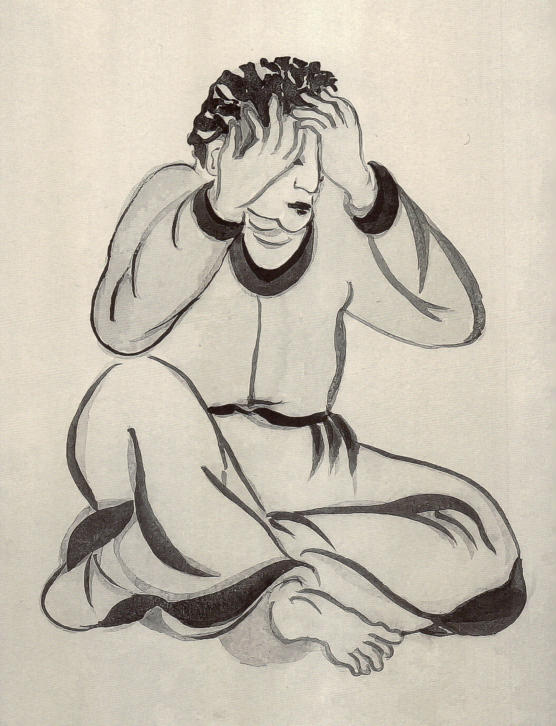

Capítulo 32

Pessoas com dificuldade de sentir

O problema fundamental do homem,
em meados do século XX, é o vazio.
Com isso quero dizer não só que
muita gente ignora o que quer,
mas também que frequentemente
não tem uma ideia nítida do que sente.[1]

Rollo May, 1953

O psicoterapeuta americano Rollo May procurava ajudar seus pacientes a ganhar consciência dos seus próprios sentimentos. Eram pessoas que, após oito anos do fim da Segunda Guerra Mundial, enfrentavam uma grande devastação oriunda de inúmeras perdas, mas não sabiam como entrar em contato com essas dores.

Rollo May adotou uma proposta simples dizendo a eles que aprendessem a se sentir respondendo, diariamente, à pergunta: "Como eu me sinto agora?":

> O que importa não é o quanto você sente, e certamente não queremos dizer que seja necessária uma verdadeira ebulição; isto é sentimentalismo e não sentimento, afetação e não afeto. O mais importante é sentir que o "eu" ativo é que está sentindo, o que torna direto e imediato o sentimento. Experimenta-se afeto em todos os níveis do próprio ser. Sente-se com vivacidade intensificada. E em vez de os sentimentos serem

---

[1] May, Rollo. *O homem à procura de si mesmo.* Vozes de Bolso, Petrópolis, RJ, 2012, p. 86.

limitados, como as notas de um clarim, a pessoa amadurecida torna-se capaz de diferenciá-los, perceber suas diversas nuanças, as experiências vigorosas e apaixonadas, ou as delicadas e ligeiras, como as diferentes partes de uma sinfonia. Isto também significa que precisamos recuperar a consciência do próprio corpo.[2]

O psicoterapeuta está nos estimulando a reconhecer e participar de nossos pensamentos e emoções. Se temos receio de que algo ruim esteja para acontecer, ainda assim podemos nos consultar e reconhecer nossos medos frente à realidade. Por exemplo, nos dizendo: "Nem tudo que é aflitivo ocorre, então o que sinto agora?"

Começamos a reprimir nossas necessidades e desejos quando ainda nem sabíamos falar e refletir sobre o que estávamos pensando. Intuitivamente, aprendemos que demonstrar uma emoção tem um forte poder de impactar o outro, tanto positivamente quanto negativamente. Dessa forma, entendemos que é melhor disfarçarmos nossos sentimentos, já que há uma grande chance de magoarmos alguém que amamos ou de deixá-los irritados. Agindo assim, notamos que é mais fácil sermos aceitos socialmente.

Era preciso nos adequarmos às necessidades da nossa família, da cultura e da sociedade em que crescemos e acatarmos seus princípios norteadores quanto ao que é aceitável ou não. Imitamos o modo de lidar com as emoções daqueles que estavam ao nosso redor. Isso pode significar que aprendemos desde muito cedo a sermos, por exemplo, deprimidos ou distantes sem que de fato fôssemos.

Reprimir ou nos desconectarmos da nossa expressão emocional pode ter nos ajudado a sobreviver entre pessoas com as quais não nos sentíamos

---

[2] May, Rollo. *O homem à procura de si mesmo.* Vozes de Bolso, Petrópolis, RJ, 2012, p. 86.

seguros. A questão é que, ao fazer isso, acabamos por renunciar a vida emocional. Acreditamos que as emoções não têm uma verdadeira importância, nem para nós mesmos nem para os outros.

Incapazes de sentir, criamos um vácuo interior. Tornamo-nos desconhecidos de nós mesmos. A apatia e a falta de emoções são defesas contra a ansiedade de uma vida vazia.

Portanto, o hábito de negar a necessidade de sentir e expressar o que se sente tem suas consequências. Assim como nos alertou Rollo May há setenta anos: "As experiências emocionais estão cada vez mais abafadas e tendemos assim a nos tornar cada vez mais vazios e solitários".[3]

---

[3] May, Rollo. *O homem à procura de si mesmo*. Vozes de Bolso, Petrópolis, RJ, 2011, p. 56.

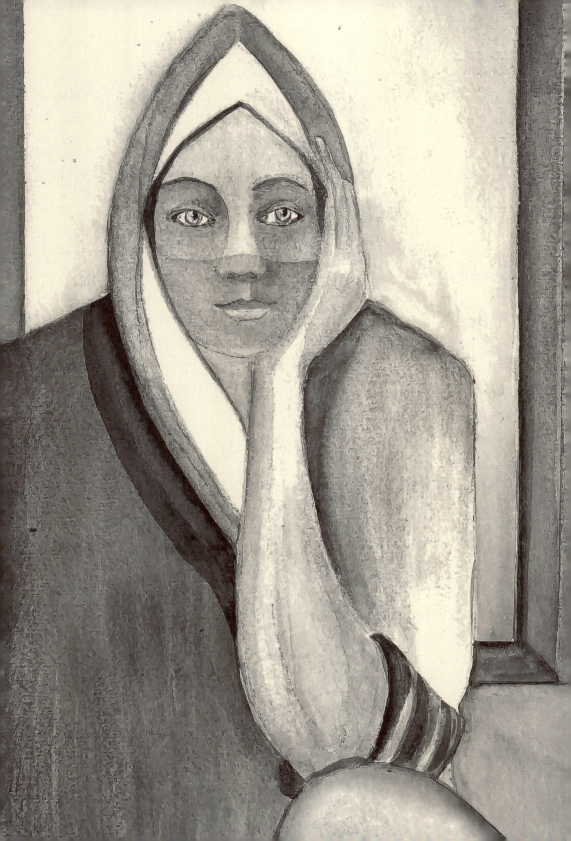

Capítulo 33

Alexitímicas: pessoas que não sabem nomear o que sentem

Quem já não sentiu algo que não soube como expressar o que estava sentindo? Outro dia eu me emocionei ao sentir uma forte onda de amor pela minha mãe após falar com ela via vídeo no WhatsApp. Percebi que esse sentimento era maior do que as palavras podiam dar conta. Escutei várias vezes uma música que gravei cantando para ela – um hino que lhe é muito significativo. Estava em busca de algo capaz de simbolizar o que estava sentindo.

Pintei algumas aquarelas, mas não encontrei nada que realmente abarcasse aquele sentimento. É como se ele fosse o botão de uma flor querendo se abrir, mas sem as condições para fazê-lo. Sentir algo intenso, sem palavras ou imagens, ficou para mim como algo incompleto. Mas, como tenho sonhado muito com ela, vejo que a minha mente ainda busca por uma expressão.

Para quem sente muito tudo, há uma necessidade maior de elaborar seu mundo interno. No entanto, algumas pessoas sentem pouco e não têm nenhum incômodo relacionado a isso. Parecem estáveis e seguras, normais. Algo semelhante ao que Rollo May descreveu sobre o homem suburbano americano, vazio e tedioso do Pós-Segunda Guerra Mundial, que todos os dias fazia as mesmas coisas.

Como lhes falta introspecção, essas pessoas têm os pensamentos voltados para fora. Prestam atenção aos detalhes minuciosos dos eventos externos. São práticas, pensam em dados concretos. Em geral, não buscam por distrações, algo para se divertir e rir. Aliás, têm pouca vida imaginativa. A maioria delas raramente sonha e, se sonha, são sonhos muito simples, de "uma frase".

Se não fosse o fato de adoecerem mais facilmente de doenças psicossomáticas[1], tudo estaria aparentemente bem, pelo menos para elas. Sim, pois o convívio com elas costuma ser árido, já que não buscam pelo prazer. Em geral, têm uma postura rígida e poucas expressões faciais.

Elas têm uma real *incapacidade de descrever* sentimentos e dar nomes às suas emoções. São as alexitímicas. Cerca de 10% da população é alexitímica em graus variáveis[2] e a maioria dos estudos indica pouca variação na distribuição por sexo e idade.[3]

O termo *alexitimia* foi introduzido pela primeira vez em 1973, pelo psiquiatra e pesquisador grego radicado nos Estados Unidos, Peter Sifneos.

> É uma perturbação cognitiva de funções afetivas e simbólicas, caracterizada por uma dificuldade geral em expressar, identificar e interpretar as próprias emoções, as dos outros e a sua origem, e por um estilo comunicativo pouco emocional, ou seja, em que o indivíduo afetado consegue descrever em pormenor um determinado acontecimento vivido, mas sem fazer qualquer referência aos seus próprios estados internos durante a sua ocorrência.[4]

---

[1] As doenças psicossomáticas são aquelas que apresentam sintomas físicos e que não têm origem ou causa identificada em exames. São dores que não possuem fundamento aparente e aparecem sem que tenha havido alguma razão conhecida. Entre elas estão enxaqueca, síndrome do intestino irritável, alergias (alimentares, respiratórias e/ou dermatológicas), gastrite, impotência sexual e, até mesmo, infertilidade.

[2] <https://en.wikipedia.org/wiki/Alexithymia>

[3] Linden; Wen; Paulhaus, 1994.

[4] Spadafora, Pasquale Simone. *Mindfulness and Alexithymia*: how mindfulness can influence the ability to access one's internal states. EBook Kindle. Tradução livre.

A palavra "alexitimia" provém do grego, onde *a* significa "ausência", *lexis* quer dizer "palavra" e *timia*, "emoção". Ou seja, "sem palavras para as emoções".

É importante ressaltar que as pessoas com alexitimia "Não são destituídas de emoções, mas sua capacidade limitada de processar emoções cognitivamente as predispõe a estados afetivos indiferenciados e mal regulados".[5]

Como o seu processo de reflexão e diálogo interno é limitado, se estão tristes, por exemplo, nos dirão que estão cansadas. Quando sentem raiva, dizem ter dor de cabeça. Confundem as sensações físicas com sentimentos.

Em alguns textos, a alexitimia é considerada uma doença, em outros, não. Ela pode existir como traço independente numa personalidade saudável, embora seja mais frequentemente identificada em associação com outros sintomas. Há uma prevalência de 85% nas perturbações do espectro autista, 40% na doença de estresse pós-traumático, 63% na anorexia nervosa, 56% na bulimia, 45% na doença depressiva grave, 34% na doença de pânico e 50% nos toxicodependentes.[6]

> Além de ser uma característica de personalidade relativamente estável, a alexitimia pode emergir como um fenômeno secundário, como um estado reativo na sequência de traumas graves ou doenças altamente incapacitantes ou potencialmente fatais (câncer, diálise, transplante); em momentos particularmente críticos da existência, a anestesia emocional parece ter um propósito adaptativo, ou seja, representaria um

---

[5] Caretti, Vincenzo; la Barbera, Daniele. *Alessitimia*. Casa Editrice Astrolabio, Roma, Itália, 2005, p. 12. Tradução livre.

[6] Thompson, Jason. *Alexithymic Parenting*: The Impacts on Children. Soul Books, 2012, eBook Kindle, posição 22. Tradução livre.

mecanismo de defesa maciço contra a própria realidade interior, uma fonte de sofrimento e de descompensação importante.[7]

Ainda não existe um consenso sobre a causa da alexitimia, mas várias teorias com hipóteses distintas têm sido consideradas, entre elas:

I. Fatores socioculturais: as culturas que não valorizam ou não ensinam a introspecção e a expressão emocional favorecem a alexitimia.

II. Aspectos familiares: famílias emocionalmente disfuncionais favorecem a criação de padrões de comunicação distorcidos – como ocultar os sentimentos que são mobilizados diante de situações estressantes.

III. Fatores psicológicos e sociais: traumas psicológicos na infância ou na vida adulta podem levar ao uso excessivo de mecanismos de defesa, tais como repressão e negação emocional, associadas ao aparecimento da alexitimia.

Quem apresenta a alexitimia, normalmente, tem laços afetivos frágeis. Isso ocorre por serem muito passivas e apresentarem dificuldade em aprofundar as emoções nas relações. Uma vez que a criatividade é movida principalmente pela emoção, a pessoa com alexitimia tem dificuldades em imaginar outros cenários e realidades.

Segundo o psicanalista Winnicott, a base do desenvolvimento emocional de uma criança está na sintonia empática de uma mãe com o seu filho, o que permitiria à criança compreender e nomear os seus próprios estados internos. Quando isso não acontece, a criança é incapaz de

---

[7] Spadafora, Pasquale Simone. *Mindfulness e Alessitimia*: come la consapevolezza può influenzare la capacità di accedere ai propri stati interni. 2021, eBook Kindle, posição 3186. Tradução livre.

aprender as competências necessárias para verbalizar, falar e refletir sobre os seus estados internos.

Sem uma imagem materna internalizada, a criança desenvolve o que Winnicott chama do estilo de *apego inseguro-evitante*[8]. Isto é, ela irá se sentir mais confortável mantendo distância e sendo autossuficiente. Ser independente e não ter pessoas dependendo dela a torna funcional em vários aspectos de sua vida. Pode até mesmo levá-la a se sentir forte, mas em detrimento da intimidade.

Provavelmente, pessoas com características alexitímicas tiveram pais alexitímicos. Eles também sofreram com a falta de empatia, de sintonia e de um convite de aproximação.

Aqueles que convivem com pessoas alexitímicas sentem que apesar de tudo estar aparentemente bem, algo falta. Quando passei a estudar sobre alexitimia, finalmente pude entender por que algumas pessoas não tinham a necessidade de uma sintonia afetiva mais apurada. Eles amam, importam-se com a felicidade alheia, mas não expressam seu afeto, apesar de senti-lo. Raramente fazem um carinho, pegam na mão ou ficam abraçados.

O ser humano aprendeu a ser afetivo na medida em que, ao se sentir ligado ao outro, passou a ter medo de perdê-lo. Gestos afetivos geram proximidade entre as pessoas e entre os animais.

Sentimos afeto quando somos afetados pelas emoções alheias. Isto é, quando sentimos apego, medo e raiva. O afeto influencia diretamente a forma como pensamos sobre algo. Sem afeto, as relações são construídas

---

[8] Temo que faz parte da teoria do apego do psicanalista John Bowlby (1907-1990). Segundo ele, a relação pai-filho inicia e influencia o desenvolvimento de uma pessoa.

a partir da indiferença. Não há um convite de aproximação ou de desejo de cuidar.

A maneira como as pessoas nos olham revela se há ou não um sinal de acolhimento e aceitação. O olhar fértil do outro sobre nós nos encoraja a seguir em frente e nos estimula a ter confiança em nossas habilidades quando estamos diante dos desafios. A ausência desse olhar encorajador afirma que estamos sós diante deles. Por exemplo, em uma palestra, o olhar interessado do público incentiva o palestrante a falar.

> *Há uma química poderosa que o outro exerce sobre nós, produzindo efeitos e aflorando virtudes que nós sozinhos seríamos incapazes de nos apropriar. Aquilo que brota em nós pelas mãos do outro já é nosso; porém, nós só nos beneficiamos daquilo através do outro.*[9]
>
> Marcia Mattos

As relações e laços criados pela afetividade não são baseados somente em sentimentos, mas também em atitudes. Isso significa que em um relacionamento existem várias atitudes que precisam ser cultivadas para que o relacionamento prospere – como gentileza, atenção e generosidade. Sem falar da potência da troca de olhares, de sorrisos e de um abraço.

Sem afeto e proximidade, falta prazer, diversão. Brincar, seja para a criança ou para o adulto, é um momento de soltar-se e ir de encontro a novas descobertas. É um modo de criarmos um espaço comum sem que haja uma dominância unilateral.

Quando observamos dois cães brincando, um corre e o outro vai atrás, eles se mordem sem se machucar até que trocam de papéis. Quem era

---

[9] Mattos, Marcia. *O livro das atitudes astronomicamente corretas*. Campus, Rio de Janeiro, RJ, 2001, p. 89.

o perseguido é quem passa a correr atrás do outro. A troca de papéis permite a expressão das forças das duas partes. Ambos têm a possibilidade de treinar, de dominar e de ser dominado. Por isso, crianças, adultos e idosos que gostam de brincar juntos confiam mais entre si.

Um exemplo é quando os filhos riem junto com os pais ao compartilharem a vergonha de estarem numa situação embaraçosa. Eles podem cair no ridículo sem medo de serem julgados.

Filhos de pais alexitímicos sentem necessidade de compartilhar com eles o que sentem, mas, com o tempo, se distanciam pela falta de sintonia. Mais tarde desenvolvem vínculos afetivos desequilibrados: dão muito, mas recebem pouco, ou melhor, pedem por pouco. Sabem papaparicar, têm prazer em dar presentes, oferecer ajuda. Mas, estranhamente, se sentem desconfortáveis quando são presenteados e recebem declarações afetivas. É comum diante de um agradecimento por aquilo que fazem, responderem: "Não fiz nada além da minha obrigação".

Dar a oportunidade de uma pessoa nos agradecer por aquilo que recebeu de nós é também um gesto de generosidade. É como dizer, "Recebo com alegria o que você está me oferecendo".

Certa vez perguntei a Lama Gangchen Rinpoche se não haveria também a generosidade de receber. "Sim!", exclamou.

> Dar e receber é algo que aprendemos com o estilo de vida da sociedade na qual fomos educados. Noto que, na sociedade moderna, as pessoas costumam desconfiar quando recebem algo sem uma razão aparente. Por exemplo, se um estranho lhes oferece uma coisa na rua, elas imediatamente rejeitam.

Como os pais alexitímicos não conseguem ler com precisão os sinais emocionais dos seus filhos, acabam por interpretar mal os desejos e as intenções deles. Criticam erroneamente, sem empatia. Muitos adultos mantêm, por anos, um ressentimento congelado por terem sido punidos quando expressaram seus sentimentos tanto de raiva quanto de alegria.

Os filhos de pais alexitímicos sabem muito bem o que não devem fazer e falar. Mas não aprenderam o que podem fazer para atender suas emoções. Filhos de mães alexitímicas, em geral, são mais passivos diante de situações angustiantes, pois não foram encorajados por elas a expressar o que sentem – e muito menos a compreender e processar seus sentimentos.

A mãe ou o pai alexitímico tem uma tendência a ter pensamentos orientados para o exterior – em contraste com um pensamento interior ou baseado em sentimentos.

Jason Thompson explica, no livro *Alexithymic Parenting: The Impacts on Children*:

> A orientação externa presta-se a um comportamento parental mecânico e, por vezes, rígido, semelhante ao do estilo parental obsessivo-compulsivo. As manifestações típicas desse estilo podem incluir uma preocupação com ordem, controle e detalhes; dúvida excessiva, negatividade, cautela; consciência, escrupulosidade, produtividade (excluindo o prazer); pedantismo excessivo e adesão a convenções sociais; rigidez e teimosia; expressão restrita de afeto; e inflexibilidade em questões de moralidade, ética ou valores.[10]

Lembro-me de uma experiência de quando tinha por volta de 10 anos que exemplifica o que Jason Thompson escreve. Expressei com muito entusiasmo que adorava certa coisa e meu pai me disse num tom recriminatório: "Seja o vosso falar sim sim, não não. Adorai apenas a

---

[10] Thompson, Jason. *Alexithymic Parenting*: The Impacts on Children. EBook Kindle, posição 189. Tradução livre.

Deus." Eu engoli a minha emoção. Para o meu pai, o meu entusiasmo não era importante. O importante era o meu modo de falar que, segundo ele, foi inadequado. A partir daquele dia, aprendi que não era bom ser espontânea, pelo menos com ele. O mesmo ocorre entre casais que apesar de viverem juntos por anos, se mantêm distanciados emocionalmente. Eles aprenderam que os sentimentos fazem parte de uma esfera íntima e privada e não podem ser revelados.

Temos que estar atentos para a importância de expressarmos as nossas emoções e encontrarmos pessoas receptivas a escutar o que sentimos. É uma troca que toda pessoa precisa, em especial, quem vem apresentando o sintoma da alexitimia.

Então, por onde começar? Pelo corpo!

É importante começarmos a gerar uma atitude de disposição para investigar o que se passa em nós. Em seguida, rastreamos nossas sensações físicas apenas nos dando conta do que estamos sentindo. "Aqui sinto desconforto. Dói." O que mais? "Me sinto só e preocupada." Permanecemos ali, no lugar que dói, em vez de sairmos correndo para qualquer outra experiência que nos pareça menos angustiante. Dessa forma, vamos nos apropriando de nós mesmos.

O importante aqui não é tanto o que sentimos, seja raiva ou tristeza, mas a atitude de nos abrirmos para o que se passa em nós. É como entrar em nosso quarto de dormir na escuridão. Reconhecemos onde estamos pela familiaridade. Mas, se usarmos uma lanterna, iremos olhar para o familiar sob uma nova luz, já que tivemos disposição e abertura para reconhecê-lo.

Assim como o monge zen budista, o vietnamita Thich Nhat Hanh[11], escreveu em seu livro *Nosso encontro com a vida*:

> Em alguns dias poderemos nos sentir vazios, exaustos e tristes, sem ser aquilo que realmente somos. Nesses dias, mesmo se tentarmos travar contato com os outros, nossos esforços serão em vão. Quanto mais tentarmos, mais falharemos. Quando isso acontece, devemos parar de tentar entrar em contato com o que está fora de nós e voltar a entrar em contato conosco, a "estarmos sozinhos". Devemos fechar a porta para a sociedade, voltar a nós mesmos e praticarmos a respiração consciente, observando profundamente o que está acontecendo dentro de nós e ao nosso redor. Aceitamos todos os fenômenos que observamos, dizemos "oi" para eles, sorrimos para eles. Fazemos bem em executar coisas simples, como meditação andando ou sentada, lavar roupa, limpar o chão, preparar chá e limpar o banheiro em estado consciente. Se fizermos essas coisas, restauramos a riqueza de nossa vida espiritual.[12]

O filósofo e terapeuta norte-americano Carl Rogers (1902-1987) dizia que são necessárias três condições para que haja uma mudança construtiva na personalidade: autenticidade ou congruência, compreensão empática e consideração positiva incondicional. Se nos dispomos a sentir o que está ocorrendo dentro de nós, precisamos, antes de tudo, sermos gentis, empáticos e amorosos com nós mesmos. Mas, sobretudo, precisamos aprender a ser autênticos.

A congruência à qual Carl Rogers se referia trata-se de cultivar uma atitude sincera e transparente frente ao que sentimos. Quando isso ocorre, cria-se naturalmente um estado de acordo interno no qual o

---

[11] Conhecido mundialmente como líder do movimento "budismo engajado", foi um ativista pela paz, aplicando os princípios budistas na reforma política e social. Além disso, foi poeta e escreveu vários livros. Faleceu em janeiro de 2022, aos 95 anos.

[12] Nhat Hanh, Thich. *Nosso encontro com a vida*: discurso sobre viver com alegria no momento presente. Vozes, Petrópolis, RJ, 2010, p. 48.

que sentimos e pensamos tornam-se coerentes, assim somos capazes de produzir uma mudança interna eficaz e positiva.

Um modo de praticar essa sintonia interna é um exercício de Focalização do Eugene Gendlin. Ele nos ensina a vivenciar o processo de escuta interna a fim de verificar sensações significativas. Primeiro, escolhemos uma frase resumindo algo sobre o qual queremos nos aprofundar. Por exemplo: "Tenho medo de não dar conta de uma situação X". Em seguida, iremos repetir essa mesma frase (o ideal é encontrar uma pessoa com quem você se sinta à vontade para repeti-la), internamente ou em voz alta, mas em tons e ritmos diferentes, até conseguirmos falar de uma maneira que pareça a mais correta para nós.

Quando algo é dito no tom justo, o seu interior se abre para essa experiência. Sentimos um certo alívio que indica que agora entramos de fato em sintonia com o que está acontecendo conosco, afinal, foi dito de uma maneira cem por cento correta. Dessa forma, aprendemos a identificar o que se passa em nosso atual estado subjetivo. Quando isso ocorre, o que de algum jeito já sabíamos, torna-se uma verdade organizadora. Iremos notar que a nossa percepção sobre esse assunto começará a mudar.

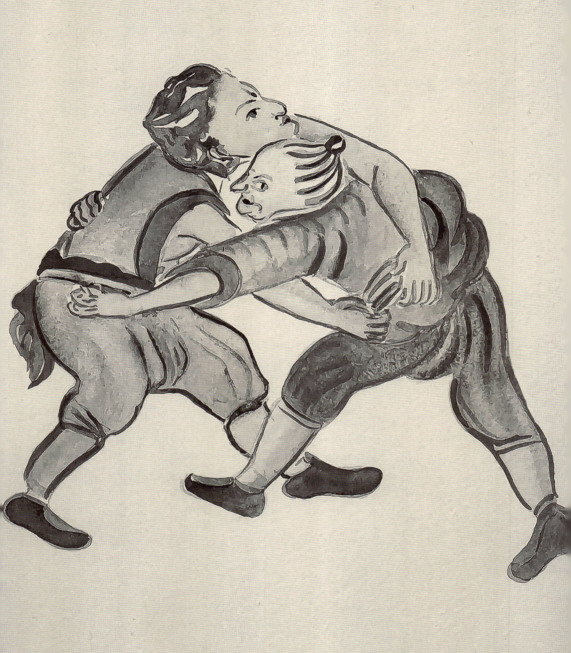

Capítulo 34

Por que as pessoas se agridem mutuamente em vez de buscarem um entendimento?

Porque todos nós temos um mecanismo duplo de proteção interna: uma parte nossa avança e a outra foge para se defender. Não nos damos conta do quanto temos forças contrárias no nosso interior. Ao mesmo tempo, queremos e não queremos nos abrir e nos fechar. Se estivermos sob constante medo, nosso sistema nervoso autônomo irá disparar a agressividade.

Algumas pessoas são, por natureza, mais agressivas do que outras. Elas têm menos capacidade de lidar com o estresse e situações de pressão.

Diversos estudos referem-se à correlação entre os altos níveis do gene da enzima monoamina oxidase A (MAOA)[1] e a agressividade. Por isso, ele é chamado por alguns cientistas de "gene do guerreiro"[2]. Dois terços da população ocidental possuem altos níveis desse gene, o que evidenciaria sermos uma sociedade mais agressiva do que pacífica.

---

[1] A monoamina oxidase A é uma enzima que decompõe importantes neurotransmissores no cérebro, como dopamina, norepinefrina e serotonina. A enzima é regulada pelo gene da MAOA. Os humanos têm diferentes tipos de genes que resultam em diferentes níveis de enzimas. As pessoas que possuem altos níveis do gene MAOA-H, produzem mais enzimas. Já aqueles que possuem níveis menores do gene MAOA-L, produzem menos enzimas.

[2] Essa variante está localizada no gene COMT, responsável por regular o nível do neuro-transmissor dopamina no cérebro, em uma região localizada na parte anterior da cabeça e conhecida como córtex pré-frontal.

Mas, ainda assim, os estudos demonstraram que o ambiente influencia muito mais o comportamento do que o gene.

Altos níveis da enzima MAOA predispõe as pessoas à violência e a outros distúrbios neuropsiquiátricos, como fobias, depressão, déficit de atenção e abuso de drogas.

O cientista americano Robert Sapolsky[3], em seu livro *Comporte-se: a biologia humana em nosso melhor e pior*, explica que baixos níveis do neurotransmissor serotonina geram hostilidade e grande agressividade nos seres humanos. O interessante é que, segundo Sapolsky, os níveis baixos de serotonina não prenunciam violência premeditada, mas, sim, impulsiva. Ou seja, independentemente da razão de nos tornarmos agressivos e violentos sem termos controle de nossos atos – seja pela falta de serotonina, por altos níveis do gene MAOA ou por outra razão qualquer –, precisamos pedir ajuda médica.

Algumas pessoas sofrem do transtorno explosivo intermitente (TEI). São pessoas de pavio curto. Elas não são capazes de gerenciar seus impulsos agressivos e acabam por ter ataques de raiva completamente desproporcionais em relação ao que lhes provocou irritação: gritam, ofendem, batem, quebram objetos. Curiosamente, esses ataques não têm um fim premeditado, são explosões que ocorrem de modo inesperado, como uma descarga de tensão, pois ao final da explosão, essas pessoas se sentem aliviadas. Depois, ficam arrependidas e pedem desculpas, mas os seus atos já tiveram consequências.

---

[3] Robert Maurice Sapolsky é um neuroendocrinologista e escritor estadunidense. Atualmente, é professor de Ciências Biológicas e de Neurologia e Ciências Neurológicas, na Universidade Stanford. É pesquisador adjunto no Museu Nacional do Quênia e autor de várias obras, entre elas: *A Primate's Memoir, The Trouble With Testosterone* e *Why Zebras Don't Get Ulcers*.

As explosões costumam ocorrer em uma média de duas ou três vezes por semana. Se não cuidarem de sua bioquímica, seus impulsos agressivos continuarão existindo. Apenas um psiquiatra poderá efetivamente diagnosticar e tratar aqueles que sofrem de TEI. Por exemplo, no caso de crianças e adolescentes, com idade entre 6 e 18 anos, o comportamento explosivo e agressivo costuma ocorrer como parte do processo de adaptação às frustrações e não deve ser diagnosticado com TEI.

Quando não reconhecermos o quanto somos levados por nossos instintos de agressão, a base do impulso de agredir será mais forte do que a busca por entendimento.

Ter força para lutar não significa necessariamente agredir involuntariamente. O *gene do guerreiro* COMT[4] revela também a capacidade de uma pessoa suportar o estresse. Por meio do *teste de ancestralidade* podemos reconhecer a presença do gene COMT, que regula o nível de dopamina no córtex pré-frontal do cérebro.

No Brasil, eu fiz o teste de ancestralidade do Grupo Genera[5]. Esse teste revela se pertencemos ao grupo *warrior* (guerreiro) ou *worrier* (preocupado). Nos *warriors* (guerreiros), a dopamina permanece em baixos níveis, atingindo a concentração ideal durante o estresse, por isso eles apresentam melhor desempenho diante de situações de pressão. Já nos *worriers* (preocupados), a dopamina permanece em alto nível, o que lhes dá vantagem em tarefas de memorização e atenção em situações tranquilas, mas os torna frágeis em situações de estresse, o que pode resultar em queda acentuada na performance. Podemos buscar recursos

---

[4] Catecol-O-Metiltransferase (COMT) é responsável por codificar a enzima que decompõe a dopamina, um neurotransmissor conhecido como o centro de prazer e de recompensa do cérebro.

[5] <www.genera.com.br/teste-de-ancestralidade/>

e situações de acordo com a nossa genética. O ponto-chave é reconhecermos como o medo atua dentro de nós. Sapolsky conclui:

> Não é possível entender a agressividade sem compreender o medo. Os genes não dizem respeito a inevitabilidades, mas a potenciais e vulnerabilidades. E eles não determinam nada por si sós. As interações entre genes e ambiente estão por toda parte. A evolução é mais importante quando altera a regulação dos genes, e não os genes em si.[6]

Na medida em que nos propomos a reconhecer como o medo e o impulso agressivo dominam a nossa vida, a busca por um entendimento torna-se uma escolha. Isto é, uma vez que reconhecemos ter um mecanismo duplo de proteção interna – de fugir e atacar –, podemos escolher qual direção seguir. Naturalmente esse é um trabalho interno constante no qual nos propomos a parar para nos auto-observarmos antes de reagirmos.

Lama Michel Rinpoche nos fala: "Quando não sabemos o que fazer, primeiro precisamos dar tempo e espaço para compreender aos poucos o que nos faltava saber e, gradualmente, interagir com a situação".

Controlar a mente quer dizer observá-la, e não bloqueá-la. A vida torna-se mais interessante quando descobrimos que podemos nos surpreender lidando melhor com o medo e a agressão. Deixamos de ser *um problema* para nós mesmos e para os outros.

---

[6] Sapolsky, Robert. *Comporte-se*: a biologia humana em nosso melhor e pior. Companhia das Letras, São Paulo, SP, 2021, eBook Kindle, posição 12729.

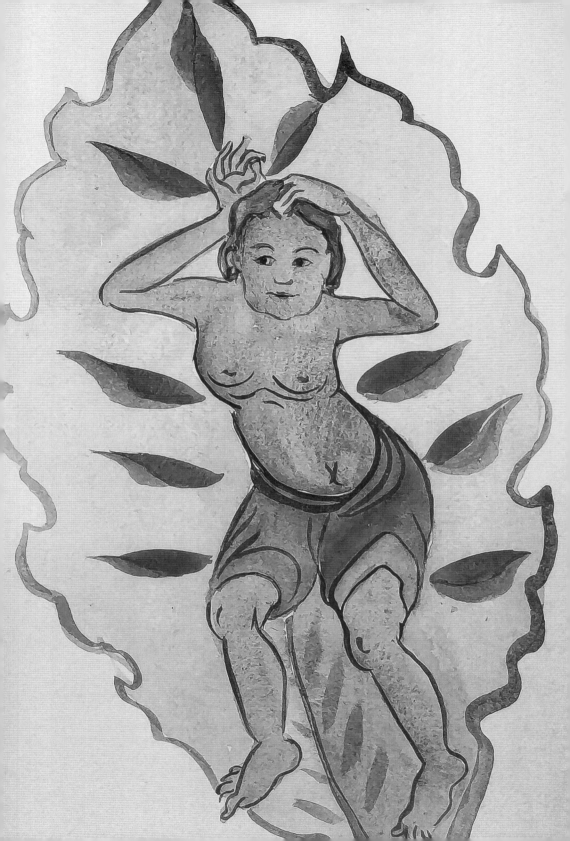

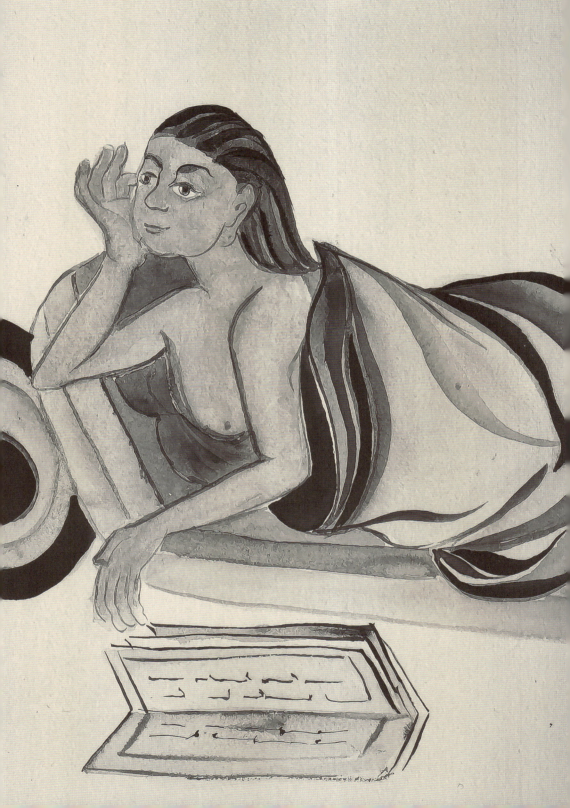

Capítulo 35

Quando foi a última vez que você aprendeu algo que realmente lhe ajudou a viver melhor?

Para ter uma visão panorâmica do caminho que você vem percorrendo, pode lhe ajudar bastante montar a linha do tempo da sua vida.

Num papel bem comprido, trace nele uma longa linha horizontal. Depois, com uma régua, marque, a cada centímetro, um ano da sua vida. Se possível, prenda essa folha na parede. Assim, a cada vez que lembrar de um fato, será mais fácil para escrevê-lo. Na parte superior da linha, ficam registrados os fatos que lhe trouxeram força e coragem. Na inferior, aqueles que causaram decepção e medo. Será interessante usar cores diferentes para essas duas experiências. Com uma terceira cor, trace uma linha vertical onde você poderá escrever o que aprendeu, ou não, com aquela experiência.

Observar os principais fatos ao longo dos anos nos ajuda a reconhecer como o fluxo da nossa vida passa por constantes altos e baixos. E como, mesmo sob diferentes cenários e personagens, eles se repetem.

O tempo em si não transforma a experiência. O que transforma um sofrimento é a consciência de que ele existe, identificar suas causas e colocar em prática novas atitudes curativas. É possível passar anos apenas reforçando padrões semelhantes de sofrimento.

Por exemplo, você pode ter vivido em sua vida repetidos relacionamentos afetivos frustrados. Primeiro, deve-se olhar a natureza desses relacionamentos com uma certa distância emocional: observe como eles começaram e tiveram seu término. O que eles têm em comum? Uma vez que um ponto comum a todos pode ser reconhecido – como não se sentir visto e livre para expressar o que sente –, reflita: "O que precisaria acontecer dentro e fora de mim para que eu fosse capaz de me comunicar melhor?" Escolha uma de suas respostas e coloque-a em prática no seu dia a dia.

Ao saber quem fui e quem espero ser, surge uma experiência subjetiva esclarecedora de quem sou no momento presente. Se eu era medrosa e escolho ser mais corajosa, algo em mim começa a nascer que me faz seguir em frente com uma nova força.

Quando estamos diante de um futuro sem uma aparente saída, corremos o risco de perder a confiança de que com o tempo as coisas se resolvem. Por exemplo, escrevo este livro em 2022, há dois anos estamos vivendo a pandemia de Covid-19. A situação externa pode permanecer limitada por um tempo indeterminado, mas, ainda assim, está ao nosso alcance mudar algo internamente para sermos capazes de encará-la de um modo diverso.

Isso me fez recordar de quando, certa vez, Gelek Rinpoche nos disse que, de uma forma geral, temos a sensação de poder controlar o futuro nos preparando para ele. Mas, se estivermos diante de uma situação desconhecida ou diante da morte, a única coisa que podemos fazer é cultivar os nossos próprios recursos. Ou seja, podemos não controlar o desconhecido, mas estar mais preparados para o que quer que venha.

Conheci Gelek Rinpoche em 1992 quando ele visitou o nosso Centro de Dharma da Paz, em São Paulo, a convite de Lama Gangchen Rinpoche. O seu modo firme, claro e, ao mesmo tempo, empático e penetrante fez com que seus ensinamentos entrassem profundamente em mim. Uma tarde tivemos a oportunidade de escutar um pouco de sua vida. Ele nos contou que nasceu em 1939, numa família rica e muito reconhecida em Lhasa, no Tibete. Com 4 anos de idade foi reconhecido como a reencarnação de um lama sendo tutelado por grandes mestres do budismo no Monastério de Drepung. Em 1959, atravessou a pé as montanhas do Himalaia e refugiou-se na Índia.

— Rinpoche, mas como você conseguiu? – perguntei.

Ele me respondeu:

— Com fé e determinação. Eu olhava a montanha e dizia: "Que venha a próxima".

Na Índia, com 20 anos, encontrou a realidade dura dos campos de refugiados e nos disse:

> Foi quando tive a minha crise de adolescente, como era possível eu ser um lama – ter feito coisas boas nas outras vidas – e agora encontrar-me numa situação tão ruim? Devia ter alguma coisa errada. Tirei as minhas vestes de lama e passei a usar calça jeans. Mas os meus amigos e mestres me ajudaram a retomar o Dharma me chamando para ter um programa na rádio local. Passei a transmitir os ensinamentos do Lam Rim[1], e foi ensinando-os que refleti o quanto eram verdadeiros.

---

[1] Lam Rim Chenmo apresenta uma síntese de todos os ensinamentos budistas Mahāyāna, escritos por Lama Je Tsongkhapa Lobsang Dragpa (1357-1419).

Gelek Rinpoche[2] estava nos mostrando que o poder dos ensinamentos está na sua profundidade. Quando somos tocados pela verdade de algo, aquilo torna-se mais valioso do que os nossos medos e receios. "Mova-se para o futuro. Confie nele."[3], ele nos disse, com firmeza.

Uma coisa é estar aberto para a vida nos surpreender, outra é sobre-carregarmos a realidade com sonhos que ela não dá conta de realizar. Expectativas altas demais são o caminho mais curto para a frustração, não porque algo bom não possa acontecer, mas porque condicionam o nosso bem-estar apenas a determinados fatos.

---

[2] Em 1988, ele fundou e foi presidente da Jewel Heart, uma organização espiritual, cultural e humanitária sem fins lucrativos, que traduz a antiga sabedoria do budismo tibetano na vida contemporânea. Fundada em Ann Arbor, Michigan (EUA), a organização se expandiu para Bloomfield Hills, Chicago, Cleveland, Nebraska, Nova York, Malásia e Holanda. O poeta Allen Ginsberg e Philip Glass estavam entre os membros mais proeminentes da Jewel Heart. Gelek Rinpoche faleceu em 15 de fevereiro de 2017, em Ann Arbor.

[3] Cesar, Bel. *Oráculo I – Lung Ten*: 108 predições de Lama Gangchen Rinpoche e outros mestres do budismo tibetano. Gaia, São Paulo, SP, 2003, p. 62.

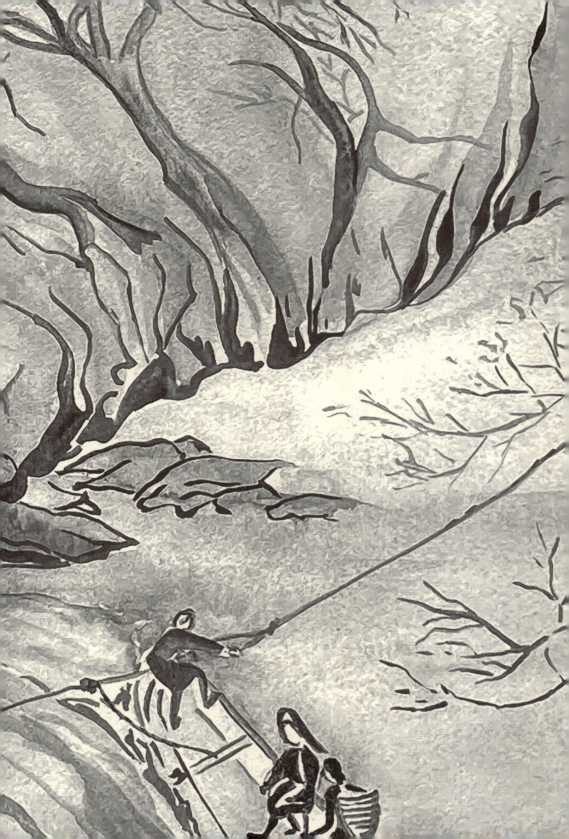

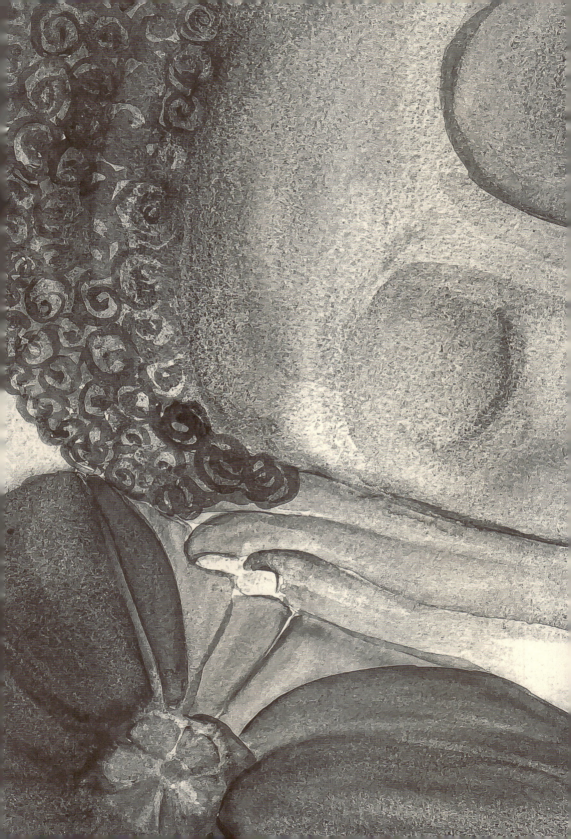

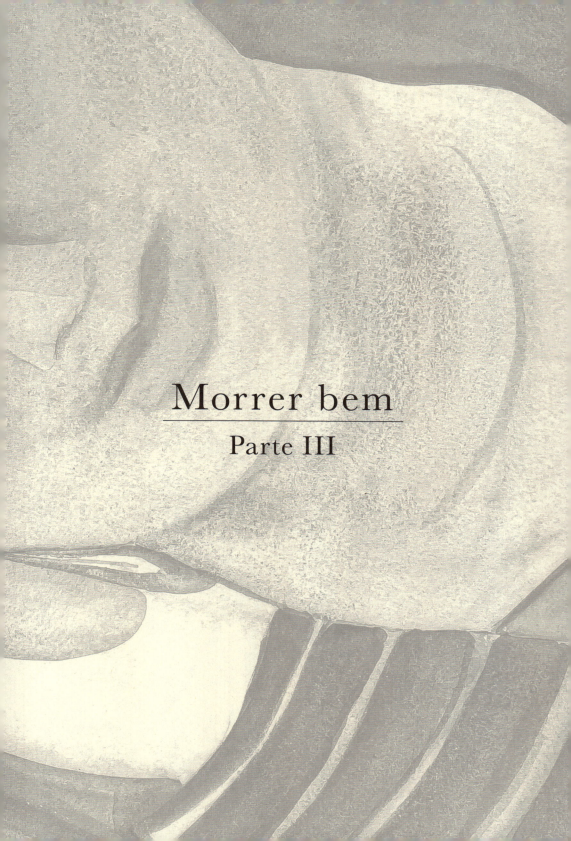

Morrer bem
Parte III

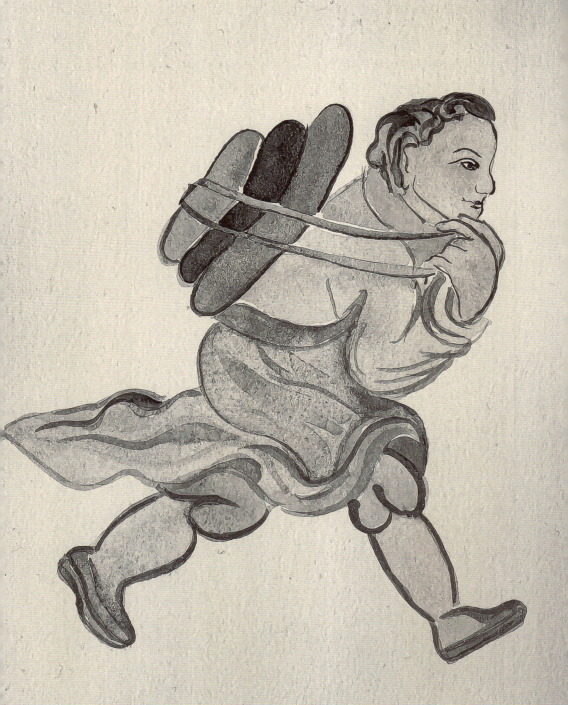

Capítulo 36

Ter um propósito em vida
e diante da morte

A ideia é ter uma vida cada vez mais realizada, mais perfeita, mais livre.
Para que isso se torne realidade, precisamos começar transformando
todos os nossos sons internos e externos em canções de paz.
A todo momento produzimos inúmeros sons.
Precisamos cantá-los como canções de paz.
A todo momento fazemos inúmeros gestos e movimentos com nosso corpo.
Precisamos dançá-los como danças de paz.[1]

Lama Gangchen Rinpoche

Quem não tem um propósito, mesmo quando está tudo bem –
materialmente, fisicamente e socialmente –, sente uma profunda insatisfação,
um estado de falta de paz interior.

Lama Michel Rinpoche

Há dois dias do Natal, minha avó, aos 97 anos, foi internada por várias razões que a deixaram se sentindo exausta e desanimada. As razões físicas de sua internação aqui não contam, pois ela estava mesmo cansada de viver.

Com o seu jeito carinhoso me perguntou:

---

[1] Anotações de ensinamentos transmitidos por Lama Gangchen Rinpoche, no Centro Kunpen Milano, em Milão, Itália, janeiro de 1997.

— Bel, você que gosta de falar sobre a morte, pode me dizer por que Deus não quer me levar? Todas as minhas amigas já foram, por que Deus não me quer?

Espontaneamente, respondi:

— Porque Deus sabe que precisamos muito de pessoas aqui na Terra que sabem rezar muito bem. Você indo nos fará muita falta.

Ela respondeu com sinceridade:

— Você realmente acredita nisso?

Eu não hesitei em responder que *sim*, pois desde criança ela sempre me falou sobre a importância de rezar e fazer cinco minutos de hora silenciosa com Deus. Fato é que no dia da comemoração do Natal ela estava conosco rezando e ainda viveu por mais três anos.

Ter um propósito em vida e diante da morte nos dá a liga necessária para acessar a paz interna.

Keila Bis, jornalista e psicanalista, fez uma entrevista[2] com Lama Michel Rinpoche.

Keila Bis: O que nos impede de ter esse propósito?

Lama Michel: A nossa falta de visão e a falta de acreditarmos em nós mesmos.

Keila: Como descobrir o nosso propósito?

Lama Michel: Eu acredito que existem vários propósitos que podem ser colocados. E, muitas vezes, tem até uma coisa de ficar buscando demais, buscando demais, buscando demais até encontrar qual é o grande propósito, mas isso acaba sendo quase um empecilho mais do

---

[2] <https://healing.com.br/2020/12/25/proposito-de-vida-por-lama-michel/>

que uma ajuda. Num certo momento, a gente simplesmente tem que se lembrar que esse propósito não é fixo. No decorrer da vida ele pode ir se transformando, vai ficando mais claro. Não é uma coisa que não pode mais mudar. [...] O propósito interior é muito bom porque, entre outras coisas, ele nos permite seguir esse propósito independentemente do que aconteça na nossa vida, não tem condições que possam impedi-lo. "Ah, eu posso seguir esse propósito se isso for assim e aquilo for assado." Não, não tem isso. Qualquer coisa que ocorra na nossa vida é um meio, um instrumento. Eu acho que isso é extremamente importante. Podemos ter propósitos externos, que são superficiais, mas mesmo os propósitos externos devem ser como um meio para um propósito interno maior. Se a gente tiver claro o propósito interior, os propósitos externos vão ser momentâneos. Se eles forem bem, bem, e se não forem, está tudo bem, vamos seguir adiante seguindo o nosso objetivo maior.

Keila: Há algo mais que gostaria de dizer?

Lama Michel: Uma coisa. A grande maioria de nós não tem a capacidade de desenvolver um próprio propósito. Então, a gente acaba seguindo o propósito que outros colocaram. Não conseguimos realizar o nosso próprio sonho, acabamos, então, seguindo o sonho de outros. É aquilo que se vê um pouco nas religiões, os budistas acabam seguindo o sonho de Buda e assim por diante. Alguém teve essa visão, compartilhou ela conosco e acabamos seguindo a visão de alguém. Isso me lembra agora um conceito de um filósofo ocidental, que era Nietzsche [Friederich Nietzsche, 1844-1900]. Ele tinha o conceito que era chamado de O Último Homem. E uma vez escutando uma pessoa falar sobre esse conceito, ela deu a seguinte descrição, que eu não sei se é a metáfora que ele mesmo trazia ou não, mas é o seguinte: o último homem é aquele homem que se contenta com a própria sobrevivência e não tem a força de seguir um propósito maior. É aquele que olha para a estrela, acha ela legal, mas não tem a força de poder se imaginar chegando nela e ele se contenta em estar aqui porque a dificuldade de ir até lá é tão grande que ele não quer colocar nenhum esforço. É a falta de acreditar que eu posso fazer algo melhor e maior de onde estou, que eu posso ir além. Precisamos acreditar em nós mesmos, no nosso potencial, isso é profundamente importante. Mas a dificuldade é que esses propósitos, esses objetivos maiores, funcionam, se a gente for usar um termo moderno, na base da propaganda. O que acontece é: alguém vende as ideias. Por exemplo, tem a propaganda de um carro, o que nos mostra? Se você tiver esse carro, você vai ser feliz, atraente, vai ter isso e aquilo através deste carro. Aí a pessoa tem o objetivo, o propósito de ter aquele carro, ela vai colocar energia para ter aquele carro.

Não importa o que fiz, mas quem eu me tornei.
Lama Michel Rinpoche

A forma como nós vemos as coisas muda o modo com o qual nos relacionamos com elas. E a forma com a qual nos relacionamos com elas muda nossas atitudes, que por sua vez mudam a nossa vida como um todo. Isso faz toda a diferença.[3]
Lama Michel Rinpoche

Aprendi, ao estudar a filosofia do budismo tibetano e ao acompanhar, como psicóloga, pacientes terminais, que aqueles que tinham uma sensação de continuidade positiva da morte estavam naturalmente mais tranquilos frente ao pós-morte. No entanto, naqueles que estavam só a esperando havia um certo silêncio como se não tivessem mais nada a dizer. A atitude de "tanto faz" dessas pessoas incomodava muito os

---

[3] "Morte, bardo e renascimento segundo o budismo". Ensinamento de Lama Michel em 17/06/2017, no Centro de Dharma da Paz, em São Paulo, SP, Brasil.

amigos e familiares, que se sentiam desvalorizados e impotentes diante de seu processo. Era como se a pessoa já tivesse se desligado do mundo antes mesmo de morrer.

Aqueles que deram um significado para o seu sofrimento físico, emocional e espiritual mostraram-se mais vivos diante do fim da vida. Como compartilharam seus medos e desejos, deixaram marcas profundas naqueles que estavam à sua volta. Quando o tempo é curto, tudo torna-se mais intenso. O último olhar, as últimas palavras...

Certa vez, perguntei a Lama Gangchen como poderia saber quando estaria preparada para lidar positivamente com a minha própria morte. Ele me respondeu: "Quando a sua mente não tiver dúvidas quanto ao seu futuro. No momento da morte, a ideia que temos de nosso futuro servirá de base para a projeção das vivências que virão a seguir."

Para compreendermos melhor como a nossa mente avalia o futuro, podemos, diariamente, observar como lidamos com as oportunidades que surgem e nos perguntarmos: "Sou capaz de me ver numa situação próspera ao me confrontar com algo novo e desconhecido?"

O budismo é um método de desenvolvimento da espiritualidade: ele nos ensina a cultivar uma vida significativa para podermos dar um significado de continuidade à nossa existência. Em outras palavras, a vida é vivida como um meio e não como um fim em si mesma. Isso quer dizer que temos um olhar circular, espiral da vida. Sem começos e nem fins.

A ideia de continuidade está baseada numa visão circular. Já a visão linear da vida é tal como a linha reta que surge no aparelho do eletroencefalograma indicando que a vida acabou. Houve um começo, um meio, e agora um fim. Creio que somos fortemente condicionados por essa imagem.

Levamos a vida de uma forma linear, ano após ano. Podemos reconhecer os ciclos da lua, das marés e das estações, mas ainda assim levamos a vida de modo linear. A grande maioria das mulheres não leva em consideração as suas alterações hormonais durante o ciclo menstrual. Vemos o que ocorre naturalmente em nosso corpo como algo extraordinário. O homem também tem seus ciclos, mas eles são ainda mais desconhecidos. Nós nos esquecemos de que somos mais um elemento dentro dessa cadeia cíclica.

A percepção linear da realidade encontra-se também na ciência. A teoria do Big Bang, anunciada em 1948 pelo cientista russo naturalizado estadunidense, George Gamow (1904-1968), e o padre e astrônomo belga Georges Lemaître (1894-1966), conclui que o universo tem aproximadamente 14 bilhões de anos e que teria surgido após uma grande explosão cósmica. "No começo, não existia nada, só radiação, uma energia muita alta que não deixava nada se organizar."

O termo "explosão" refere-se a uma grande liberação de energia, que levou à criação do espaço-tempo. Agora, novos estudos propõem diferentes teorias sobre o fim do universo daqui a bilhões de anos. Mas estamos assistindo a falência de nosso planeta agora.

Não há como negar que os humanos vêm explorando de tal forma o planeta Terra, que as qualidades naturais estão alteradas. O aumento da temperatura é uma comprovação. O desmatamento e o uso maciço de agrotóxico causam estragos, muitas vezes irreversíveis, no solo, nos oceanos, nos rios e no ar. Alguns de nós já estamos cientes dessa tragédia alarmante. Porém, será que muitos dos habitantes da Terra não se tornaram como aquele paciente terminal que deixou de ter a sensação de continuidade e se tornou indiferente ao que estava lhe acontecendo?

A visão linear da vida nos tornou seres de passagem que não olham para trás porque não consideram a possibilidade de ter que se confrontar com seus rastros. Sem a memória dos aprendizados já transmitidos, vivemos exclusivamente para o momento presente, como se não tivéssemos mais um futuro. Sem a memória do futuro, não medimos as consequências dos nossos atos. Nos falta a consciência da continuidade, de que tudo está constantemente morrendo e renascendo, num contínuo processo de transformação desde um tempo sem começo até um futuro sem fim.

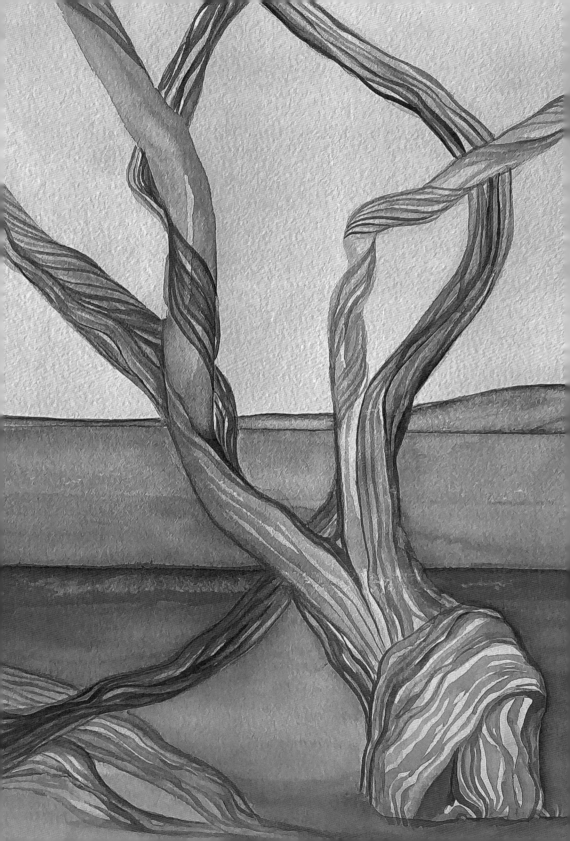

Capítulo 37

Tudo continua

Se usássemos a palavra renascimento
no lugar de morte,
grande parte de nossos problemas
em relação ao processo de morrer
já estariam resolvidos.
Não diríamos que fulano morreu hoje,
mas fulano acaba de renascer...
Lama Gangchen Rinpoche

Tudo que se acumula, se separa.

E tudo que se separa, se acumula?

Tudo que sobe, desce.

E tudo que desce, sobe?

A natureza da água é de atrair para si o que estiver à sua volta. Os rios vêm de diferentes direções e se fundem em um único oceano. Sob o calor do sol, suas gotículas sobem em direção ao céu. Elas se separam ao evaporar. Quando atingem uma certa altura no céu, o frio irá condensá-las dando-lhes mais peso, formando as nuvens. No momento em que o ar não conseguir mais sustentar suas gotículas, elas irão novamente se separar, agora na forma de chuva. As gotículas caem na terra e voltam a se reunir até chegarem nos rios, para então retornarem aos oceanos.

Tudo que começa, termina.

E tudo que termina, recomeça?

O ciclo da água é infinito. Após a água cair sobre os continentes ou oceanos, o ciclo se reinicia a partir da evaporação.

Tudo que nasce, morre.

E tudo que morre, renasce?

Uma vez que a fruta madura cai da árvore, ela começa a apodrecer no chão para iniciar o processo de crescimento de uma nova árvore.

Reconhecemos a lógica da continuidade nos processos da natureza, mas não a transpomos para nós, seres humanos. Seríamos uma exceção: não teríamos nenhum tipo de continuidade?

O cirurgião e escritor americano Sherwin Nuland, autor do livro *Como morremos*, reforça esse questionamento ao comentar:

> Nenhum de nós parece psicologicamente apto a lidar com o pensamento de nosso estado de morte, com a ideia de inconsciência permanente em que não existe vazio nem vácuo e simplesmente não existe nada. Isso parece tão diferente do nada que precede a vida.[1]

Como veremos no capítulo seguinte, cada religião tem sua visão sobre o pós-morte, mas todas elas referem-se a uma continuidade.

Lama Gangchen Rinpoche nos falava do quanto eram afortunadas as pessoas que conviviam com a natureza, pois elas aprendiam os ensinamentos de Buddha sobre os ciclos de vida e morte de uma maneira simples.

---

[1] Nuland, Sherwin. *Como morremos*. Rocco, Rio de Janeiro, RJ, 1995, p. 15.

O que nós percebemos quando observamos a natureza – o ciclo das flores, como elas nascem, crescem, caem e morrem, é que acreditando ou não em reencarnação ou no *karma*, a lei da continuidade é uma lei natural. Quando somos tocados por essa compreensão da continuidade, somos tocados profundamente sobre os ensinamentos de Buddha. Dessa forma, somos tocados pelos ensinamentos como uma arte curativa, de descobertas, uma arte de alegria e de tantas outras coisas. Se estivéssemos apenas sentados, meditando, provavelmente não poderíamos tocar esses níveis de percepção de fenômenos; não seríamos capazes de perceber esses fenômenos como a gente está conseguindo através dessa experiência direta. Nós temos sorte por isso![2]

O princípio da continuidade faz parte de nós e podemos senti-lo. É comum, por exemplo, ouvir relatos de mães que sonharam estar grávidas e isso desencadeou o desejo de engravidar. Algo desse bebê já se fez presente na vida delas mesmo antes de ser concebido. Experimenta-se uma sensação positiva de bem-estar ao imaginar que essa nova vida virá de um bom lugar para a sua nova vida. Mas será que o mesmo ocorre quando alguém querido está para morrer? Temos a sensação de que ele está indo para um bom lugar ou simplesmente irá desaparecer no desconhecido?

Se nos familiarizarmos com o sentimento de uma continuidade positiva diante das diferentes situações da vida, será mais fácil nos desapegarmos do passado e nos abrirmos para o futuro. Podemos estar diante de situações futuras que anunciam ameaça e queda das condições de vida, mas, mesmo assim, podemos nos ver crescendo interiormente. Essa é a visão de quem dá um sentido espiritual à vida.

---

[2] Transcrição de ensinamentos de Lama Gangchen Rinpoche no Sítio Vida de Clara Luz, Itapevi, SP, 2007.

Assim como me disse Lama Gangchen Rinpoche certa vez: "A mente pode continuar a subir, mesmo quando o corpo começar a cair diante de uma doença ou da morte". Mesmo parecendo uma proposta difícil de ser sustentada, só o fato de saber que ela é possível nos ajudará a cuidar da nossa mente com mais esperança de mantê-la positiva.

Lembro-me de um encontro que tive com um mestre de *yoga* que estava falecendo de câncer. Familiarizado com o seu corpo, notava que estava para morrer. O seu desafio estava em deixar de se empenhar na cura do corpo e entregar-se ao processo de morte. Quando lhe disse essa frase de Lama Gangchen Rinpoche, ele sorriu aliviado. Compreendeu que podia deixar o seu corpo cair e cuidar apenas de sua mente.

Rinpoche nos falava que podemos cuidar da nossa mente como um lugar de refúgio. Durante os seus ensinamentos no sítio Vida de Clara Luz, em 2007, comentou que estar lá era como receber refúgio.

> Vejo como os animais aproveitam tanto as coisas aqui porque estão tranquilos. Nós devemos fazer o mesmo. Nós temos que olhar a nossa vida também assim. Podemos fazer muitas coisas, mas se não as fizermos com prazer, o que quer que façamos trará sempre o mesmo sofrimento. Mas, se começarmos a pôr prazer e gosto naquilo que fazemos, já teremos uma mudança naquele mesmo instante. Até mesmo quando estamos sofrendo, podemos entender a dor e aprender com ela. Quando nos dispomos a entender a dor, sentimos prazer só de perceber: "Que bom que estou aprendendo isso".

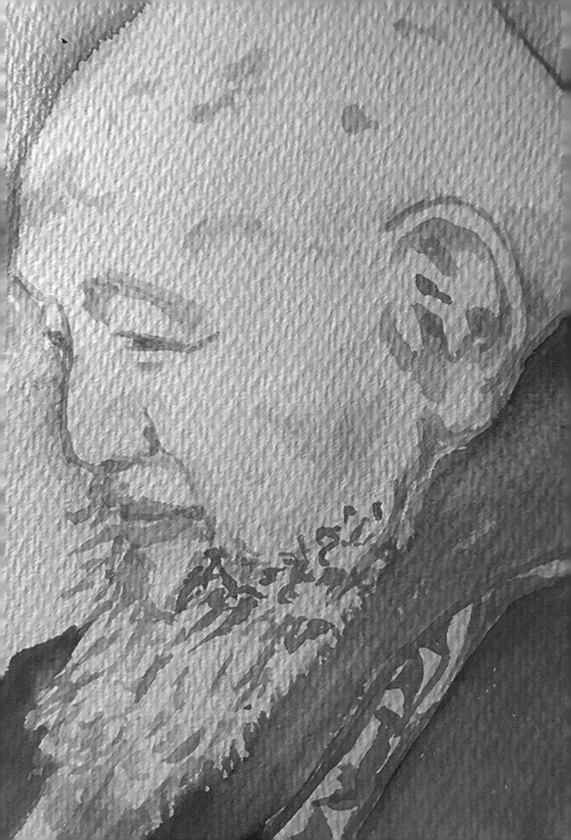

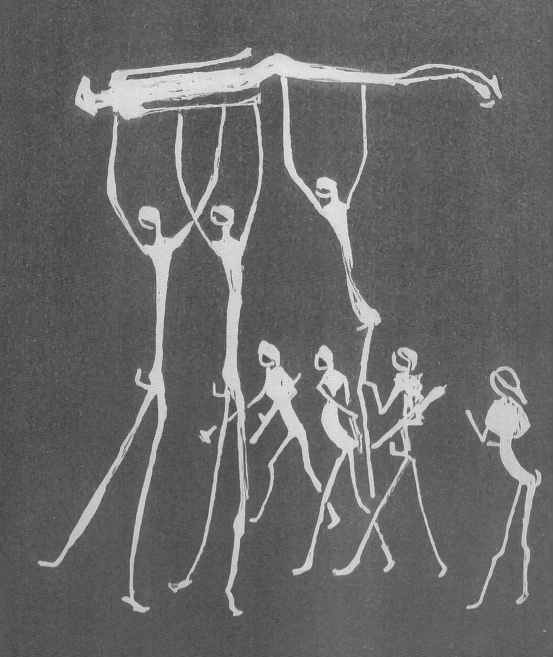

Capítulo 38

Cada religião tem sua própria visão sobre o pós-morte

Em todas as religiões, a morte não representa o fim, mas, sim, uma passagem, seja para uma nova vida ou para uma nova etapa na evolução do espírito.

Estudar como cada religião encara a morte, o pós-morte e o luto foi para mim um mergulho em águas desconhecidas. Procurei explorar o tema por meio da leitura e da tentativa de contato com representantes de cada religião, mas não consegui com todos. Na medida em que adentrei em uma nova religião, busquei respeitar o seu modo de ser como quem visita seu templo pela primeira vez e pede instruções sobre a forma correta de estar lá.

Minha intenção é apenas introduzir algum conhecimento sobre como cada religião lida com a morte para nos ajudar a nos aproximar dos familiares e daqueles que enfrentam a morte a partir de seus preceitos espirituais.

A fé é uma experiência subjetiva sustentada pelo amadurecimento de contínuas vivências onde o crer e o sentir se harmonizam. Isto é, quando o que aprendemos por meio de uma educação religiosa se faz presente como uma verdade interna. Cada pessoa tem a sua experiência pessoal mesmo sendo de uma mesma religião.

No sentido coletivo, as religiões estão presentes nos costumes sociais, como nos feriados dedicados às festividades religiosas. Muitos deles, apesar de desconhecermos seu significado e propósito, estão nos levando a reconhecer a sua importância.

Nesse sentido, as religiões praticadas no país onde vivemos participam do nosso mundo subjetivo mesmo sem nos darmos conta. Por exemplo, mesmo sem sermos cristãos, podemos usar a expressão "pelo amor de Deus" para reconhecer que algo maior é capaz de produzir um efeito benéfico sobre determinada questão.

As religiões – com seus preceitos morais, como o valor à vida e à verdade – atendem às nossas necessidades de confiança em algo comum que é capaz de nos unir nas adversidades.

Elas também atendem à necessidade de nos orientarmos diante das angústias frente ao desconhecido processo da morte. As cerimônias religiosas e os rituais diante da morte nos ajudam a dar o contorno necessário para acolher com alguma clareza o que mostra-se maior do que a nossa capacidade de compreensão.

As tradições religiosas passam por adaptações constantes de acordo com o seu tempo. Por exemplo, em 2007, após séculos de tradição e ensinamentos, a Igreja Católica Romana cancelou definitivamente o conceito de limbo, o lugar para onde iriam os bebês que não tivessem sido batizados antes de morrer.

Assim como no budismo existem várias linhagens que seguem os mesmos princípios, mas sob diferentes ângulos, reconheço que todas as religiões têm seus subgrupos que visam ao mesmo alvo sob caminhos diferentes. Portanto, ressalto a limitação das descrições a seguir.

Nas próximas páginas, apresento a pesquisa que fiz com fontes de diferentes religiões sobre a visão que cada uma tem da morte, do pós-morte e como são realizados os rituais funerários. Em algumas delas, considerei ser mais simples dividir com você o texto explicativo que os dirigentes dessas doutrinas gentilmente compartilharam comigo.

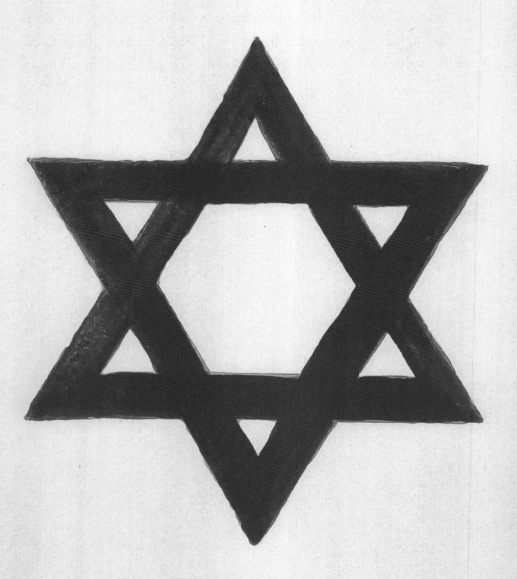

Capítulo 39

Judaísmo

A religião monoteísta fundada por Abraão, o judaísmo, originária da *Torá* dada por D'us para Moisés e da *Bíblia Hebraica*, tem uma continuidade histórica que abrange mais de 3 mil anos.

> A *Torá* significa instrução, apontamento, lei. Além de nortear o seu relacionamento com Deus (vida espiritual), ela revela informações detalhadas que, quando seguidas, contribuem para que você: a) melhore sua saúde física e psicológica; b) construa uma relação familiar mais sólida; c) estruture sua condição material e financeira; d) tenha uma longa vida.[1]

Acreditar na ressurreição é um dos treze principais princípios da fé judaica: "Eu acredito com plena fé na vinda de Mashiach (Messias), e ainda que possa tardar, mesmo assim espero a cada dia pela sua vinda".[2]

Segundo o rabino ortodoxo ucraniano Menachem Mendel Schneerson[3], em seu livro *Rumo a uma vida significativa*, a continuidade ocorre por meio da evolução da alma:

> Durante a vida que conhecemos, o corpo é energizado pela alma; quando morremos, há uma separação entre corpo e alma. Mas a alma continua viva como sempre, agora liberta dos constrangimentos físicos

---

[1] *Torá*: o livro sagrado da instrução, comentado e ilustrado por Chris Allmeida. Unidarma, 2014, eBook Kindle, posição 230.

[2] <www.admatai.org/iniciantes/13_principios_da_fe_judaica.htm>

[3] Menachem Mendel Schneersohn (1902–1994), conhecido por seus seguidores como O Rebe, foi um rabino ortodoxo, o sétimo e último Rebe do movimento Chabad Lubavitch.

do corpo. E já que a verdadeira personalidade de uma pessoa – sua bondade, virtude e altruísmo – reside na alma, ela irá ascender a um estado superior depois de cumprir suas responsabilidades na terra. A física moderna nos ensinou que nenhuma substância desaparece de verdade, apenas muda de forma, e que a matéria é uma outra forma de energia. Uma árvore, por exemplo, poderia ser cortada para a construção de uma casa, ou de uma mesa ou de um banco. Independente da maneira com que a forma se modifica, a madeira permanece madeira. E quando a mesma madeira é queimada numa fornalha, ela novamente se transforma, convertendo-se numa energia que gera calor e gás. A árvore, o banco e o fogo são todos, simplesmente, diferentes formas da mesma substância. Se isto é válido para uma substância material, o é ainda mais para uma substância espiritual. A força da vida espiritual no homem, a alma, nunca desaparece; quando morremos, ela se converte em uma outra forma, superior.[4]

Ao ler o posfácio do livro *Regole ebraiche di lutto* (Regras hebraicas do luto), escrito pelos rabinos italianos Ariel di Porto e Riccardo Di Segni, me deparei com alguns comentários sobre a força espiritual no pós-morte:

O destino de uma alma após a morte e antes da ressurreição é descrito de várias maneiras em muitas fontes. As almas que compõem um indivíduo são na verdade muitas, e a tradição mística as descreve em cinco níveis (*nefesh, ruach, neshamà, chajà, jechidà*). Uma parte pode permanecer presa aos restos físicos, outras partes retornam mais cedo ou mais tarde ao tesouro das almas de onde foram tiradas no nascimento para serem infundidas no corpo (TB Shabat 152a). Uma expressão muito comum que indica essa ideia, como uma esperança e uma oração, é aquela frequentemente encontrada em lápides, na sigla "Tehi Nafshò Tzerarà Hachajime": "Que sua *nefesh* permaneça envolta no raio da vida".

---

[4] Schneerson, Menachem Mendel. *Rumo a uma vida significativa*. Domínio Público, 1995, eBook Kindle, posição 2260.

Segundo o comportamento em vida, a alma do falecido (ou seus níveis inferiores) enfrenta uma série de testes e possíveis punições, como o *chibut haqever*, "a percussão do túmulo" por parte dos anjos, imediatamente após a sepultura. [...] Algumas doutrinas judaicas afirmam a crença em *ghilgùl*, a alma das almas. Após a morte, uma alma ou parte dela pode passar para outro corpo, humano ou mesmo vegetal e animal inanimado, seja para rescindir os pecados cometidos, seja para guiar o crescimento espiritual do corpo hóspede.[5]

Rituais fúnebres

Assim que uma pessoa falece, tira-se seus adornos, abrem-se as janelas do recinto e cobrem-se os espelhos com panos.[6]

Cobre-se o corpo com lençol branco. Coloca-se cuidadosamente no chão (no caso de um velório apropriado, em cima de uma mesa de pedra), com os pés voltados em direção à porta. Deve-se pôr algo sob sua cabeça, de tal forma que ela fique um nível levemente superior em relação ao resto do corpo. Três velas deverão ser acesas no castiçal e mantidas até a saída do corpo. As pessoas devem ler salmos em intenção à alma do falecido e mencionar as virtudes e as boas ações dele.

As portas são deixadas destrancadas para que os visitantes possam entrar sem distrair os enlutados de sua dor. É uma lei não se cumprimentar

---

[5] *Regole ebraiche di lutto*. Publicado pelos Uffici Rabbinici di Roma e Milano, Roma, Itália, 2007, p. 62.

[6] A prática de cobrir os espelhos começou há séculos, baseada na crença de que os espíritos eram atraídos pelos espelhos. Algumas pessoas pensavam que a alma poderia ficar presa no reflexo ou que o espírito da pessoa morta permaneceria na terra por um tempo e poderia chegar ao "outro lado". Os rabinos reinterpretam o costume popular, declarando que os espelhos devem ser cobertos para desencorajar a vaidade e estimular a reflexão interior. Independentemente do seu simbolismo, cobrir espelhos é uma indicação visual impressionante, um símbolo de ruptura e tristeza.

os enlutados. Um livro de condolências pode ser colocado em um local de destaque.

Em hebraico, "funeral" significa *leváyah*, que quer dizer "companhia". Cabe à família e à comunidade enterrarem seus próprios mortos.

A lei judaica ordena que o corpo seja sepultado o mais breve possível, de preferência no mesmo dia. Os judeus não velam seus mortos com caixão aberto. O caixão é igual para todos os judeus e deve ser o mais simples possível, de madeira, na cor preta. Essa padronização e simplicidade simbolizam que a morte iguala todos os homens, independentemente da sua condição social, da sua cultura e de seu idioma, aspectos adquiridos enquanto vivos.

Não há flores nem música de fundo. Em geral, os obituários dos jornais solicitam que não sejam enviadas flores e, em vez disso, listam instituições de caridade ou organizações para doações.

Pouco antes do funeral, a família se reúne com o rabino para que ele revise a ordem do serviço. Neste momento, ocorre o ritual de rasgar as roupas. Os homens rasgam a lapela de um casaco ou de um paletó e a gravata, e as mulheres rasgam um suéter ou blusa. Chamado de *k'riah*, esse ritual é uma representação do sentimento de que a morte despedaçou o mundo.

> O tecido rasgado é o som de um coração partido e remete à história bíblica de Jacó, que rasga suas roupas quando lhe dizem que José, seu filho, foi morto. A Kriah geralmente ocorre imediatamente antes do funeral, embora às vezes possa ocorrer imediatamente após o

funeral, no túmulo, ou mesmo quando alguém ouve pela primeira vez sobre a morte.[7]

Embora qualquer judeu possa realizar um funeral, a maioria é liderada por rabinos ou cantores. Um funeral judaico consiste em três partes: salmos e leituras de abertura, o elogio (*hesped*, em hebraico) e orações de encerramento, incluindo "El Malei Rachamim".

Antes de se sair do cemitério os judeus têm por hábito lavar as mãos. Após lavarem as mãos, eles deixam que elas sequem naturalmente, sem usar toalhas.

A porta de saída é diferente da de entrada. É costume, ao voltarem de um enterro, não irem direto para casa, e sim parar em outro lugar para "despistar o Anjo da Morte", e também comerem algo doce para tirar o amargor do evento.

O enlutado se afastará das atividades mundanas por sete dias. Essa semana, chamada de *shivá*, é inteiramente dedicada a sentir sua tristeza. Os três primeiros dias do *shivá* são para chorar, rever memórias, arrependimentos, revoltas e vazio, e o resto da semana para encarar o futuro. As anedotas favoritas serão repetidas; memórias esquecidas serão evocadas. Os membros da família comparam versões diferentes da mesma história, que serão repetidas para os herdeiros várias vezes. A exibição de álbuns ou fotografias do falecido é uma boa maneira de suscitar perguntas dos visitantes, que podem ou não tê-lo conhecido. Pela lei judaica, é proibido ouvir música durante a *shivá* e por todo o primeiro ano, pois ela é associada à felicidade ou à distração.

---

[7] Diamant, Anita. *Saying Kaddish*: how to comfort the dying, bury the dead, and mourn as a Jew. Schocken, New York, USA, 1998, p. 66. Tradução livre.

De acordo com a lei judaica, os enlutados são obrigados a recitar o "Kadish" (um hino de louvor a D'us) diariamente em memória dos mortos. No entanto, como o "Kadish" só pode ser recitado com um *minyan* (um quórum de oração de dez judeus adultos), e como os enlutados tradicionalmente ficam em casa durante a *shivá*, a sinagoga vai até eles.

Quando um ente querido judeu morre, é costume os filhos rezarem em seu nome durante onze meses usando uma oração conhecida como "O enlutado Kadish" (derivado da palavra hebraica que significa "santo"). Se não há filhos para recitar o "Kadish", a família deve pagar a alguém para recitá-lo durante esse período.

O "Kadish" é recitado durante o funeral, em geral, com a presença de dez judeus. É uma reza que exalta a vida, a imortalidade e a redenção. O "Kadish" não faz nenhuma referência à morte, mas à importância de aceitar a vontade de D'us. O seu valor intrínseco está relacionado à pessoa que o recita. Nesse sentido, a ênfase dos rituais funerários está nos enlutados.

A escritora e ensaísta americana Anita Diamant comenta no seu livro *Saying Kaddish* que, para a maioria dos judeus, o significado literal do "Kadish" é opaco ou preocupante. Sua linguagem não é direta, faz com que o enlutado tenha de refletir sobre o seu texto, envolver-se com ele para encontrar um novo significado com esta oração. "O 'Kadish' insiste que o enlutado se afaste da morte e escolha a vida. Essa é a essência do judaísmo."[8]

---

[8] Diamant, Anita. *Saying Kaddish*: how to comfort the dying, bury the dead, and mourn as a Jew. Schocken, New York, USA, 1998, p. 14. Tradução livre.

Como o "Kadish" não se refere à vida após a morte, o que sucede após a morte está entregue ao mistério de Deus. Maimônides, o grande rabino do século XII, teria afirmado haver vida após a morte, mas viu o tópico como além da compreensão humana e, portanto, desde então, os estudos passaram a se voltar para a vida dos vivos.

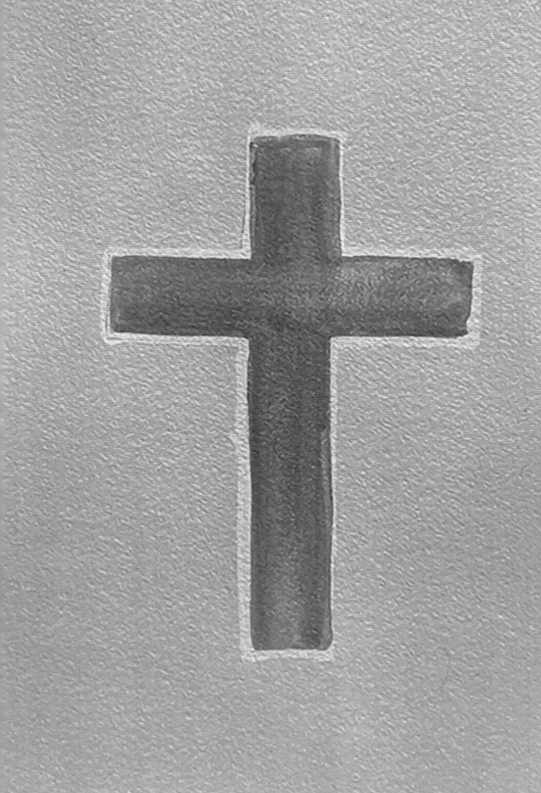

Capítulo 40
Igreja Católica

A perspectiva católica da morte está fundamentada na *Sagrada Escritura*, na concepção de ressurreição, ou seja, defende a imortalidade da alma, que aguarda, em Cristo ressuscitado, a ressurreição final dos corpos.

Segundo o catecismo da Igreja Católica, "o cristão, que une sua própria morte a Jesus, vê a morte como um caminhar ao seu encontro e uma entrada na vida eterna".[1]

Professor e pesquisador de Teologia e Estudos Bíblicos, o americano Wayne Grudem[2] esclarece que a morte não é uma punição aos cristãos, pois não há "condenação para aqueles que estão em Cristo Jesus" (Rm 8:1).

> A penalidade completa para o pecado do cristão foi paga por Cristo Jesus. No entanto, Deus, em sua sabedoria, decidiu que é melhor que os cristãos não experimentem todos os benefícios da salvação de uma só vez. Por exemplo, os cristãos ainda pecam, ficam enfermos, sofrem desastres naturais, são presas de atos malignos e de injustiça. E eles ainda morrem. Tudo isso é resultado de viverem em um mundo decadente, que não está totalmente livre da maldição do pecado.[3]

E ao se referir aos não cristãos, complementa:

---

[1] *Catecismo da Igreja Católica*. Loyola Jesuítas, São Paulo, SP, 2000, p. 289.

[2] Wayne Grudem, autor de mais de vinte livros, é graduado em Harvard, mestre em Teologia pelo Westminster Theological Seminary e Ph.D. no Novo Testamento pela Universidade de Cambridge.

[3] Grudem, Wayne; Pagani, César Luís. *Bases da fé cristã*: 20 fundamentos que todo cristão precisa entender. Thomas Nelson Brasil, São Paulo, SP, 2017, eBook Kindle, posição 1554.

Quando as pessoas que rejeitaram as reivindicações de Cristo morrem, suas almas vão imediatamente para o castigo eterno, mas seus corpos permanecem no túmulo até o retorno de Cristo, quando eles se juntarão a suas almas para o juízo final (ver Mt 25:31-46; Jo 5:28-29; At 24:15 e Ap 20:12).[4]

O monge beneditino alemão Anselm Grün[5] escreve, em seu livro *O que vem após a morte? A arte de viver e de morrer*, que em seu discurso de despedida antes de sua morte, Jesus descreve de uma forma esperançosa o que nos espera na morte:

> Não perturbe o vosso coração. Crede em Deus, crede também a mim. Na casa de meu Pai há muitas moradas. Não fosse assim, eu vos teria dito; pois vou preparar-vos um lugar. Depois de ir e vos preparar um lugar, voltarei e tomar-vos-ei comigo, para que, onde eu estou, também vós estejais (Jo 14:1-3).[6]

Anselm Grün ressalta que essas são palavras nas quais se experimenta a superação da morte:

> Em sua morte, Jesus prepara a morada que podemos ocupar quando morremos. Na morte, não findaremos em algo desconhecido ou sombrio, mas em algo íntimo, conhecido, que nos é familiar. Foi o próprio Jesus que foi antes de nós e nos preparou a morada onde podemos viver eternamente.[7]

---

[4] Grudem, Wayne; Pagani, César Luís. *Bases da fé cristã*: 20 fundamentos que todo cristão precisa entender. Thomas Nelson Brasil, São Paulo, SP, 2017, eBook Kindle, posição 1554.

[5] Anselm Grün é autor de cerca de 300 livros com foco na espiritualidade. Mais de 15 milhões de cópias foram vendidas em 30 idiomas. É também responsável pela parte financeira da Abadia de Münsterschwarzach, um monastério beneditino, na Alemanha.

[6] Grün, Anselm. *O que vem após a morte? A arte de viver e de morrer*. Vozes, São Paulo, SP, 2014, p. 25.

[7] Ibidem.

Para os católicos, que creem na imortalidade e na ressurreição, a vida após a morte está inserida em uma crença de céu, inferno e purgatório – e são as ações que a pessoa praticou em vida que definirão a ida para cada um desses lugares. Entretanto, os católicos acreditam que a alma é eterna e única e, por isso, não pode retornar para outra experiência terrena, excluindo, então, a possibilidade de reencarnação.

A Igreja ensina que, após a morte, cada um de nós terá um encontro com Cristo, o chamado juízo particular, e que também haverá uma retribuição dada a cada um pelo bem ou pelo mal que tiver feito. Reitera Anselm Grün:

> O juízo não é a ameaça que tão frequentemente vinculamos a ele, mas sim uma resposta à experiência da dor que causamos e das injustiças que cometemos neste mundo [...] Nós seremos confrontados com a nossa própria verdade e sentiremos a dor por termos vivido da inverdade e por termos nos tornado o que somos.[8]

Após o juízo particular, a alma humana pode ir diretamente para a glória de Deus, o céu; para o purgatório, para passar pela purificação; ou ainda, para o fogo eterno, o inferno, a total ausência de Deus até que ocorra o juízo final que se dará "Na consumação deste mundo" (Mt 13:40).

O *paraíso* ou *céu* é o reino no qual Deus governa e no qual o próprio Jesus se senta em um trono à direita do Pai. O céu é algo inimaginável.

> Alguns imaginam o céu como se, em Deus, nos expandíssimos tão completamente e, assim, desaparecêssemos. E então, não haveria mais ego nem pessoa. Como cristãos, temos uma outra ideia de céu. A pessoa se expressa no corpo. Todo ser humano é singular, único.

---

[8] Grün, Anselm. *O que vem após a morte?* A arte de viver e de morrer. Vozes, São Paulo, SP, 2014, p. 54.

Ele não desaparecerá simplesmente na morte. Ele permanece na sua condição de *ser pessoa* – porém transformada e reconciliada com tudo.[9]

A doutrina do *purgatório* não está na *Bíblia*. Ela só foi introduzida na teologia entre os séculos III e XIII. O purgatório não é um lugar, mas um encontro pessoal com Deus e Jesus Cristo. Nele há a oportunidade de se reconhecer a dor causada nos demais e arrepender-se como forma de purificação. Depois disso, sua alma será levada ao céu, ali aguardando a ressurreição geral dos corpos, quando então se unirá ao seu corpo restaurado para nunca mais morrer.

O *inferno* é a privação do amor, um grande vazio solitário. É destinado àqueles que não aceitam a salvação concedida por Deus.

Anselm Grün comenta que:

> Não é Deus que nos lançará ao inferno, mas nós é que criaremos o inferno para nós mesmos se, na morte, nos fecharmos para Deus e rejeitarmos a salvação que Ele nos oferece. Por outro lado, como cristãos, devemos crer que o amor de Deus vença a última maldade do pecador e que o abra para a redenção. Não obstante, esta abertura não se dará sem sofrimento, conforme nos mostra a doutrina do purgatório.[10]

O juízo final ou juízo universal é o momento em que ocorrerá a ressurreição dos mortos[11] e a segunda vinda de Cristo. Será o grande ajuste de contas dos homens com Deus, assim como dos homens entre si, pois todos aqueles que quiseram passar por virtuosos aos olhos dos homens, mas estavam cheios de pecados ocultos, serão publicamente

---

[9] Grün, Anselm. *O que vem após a morte?* A arte de viver e de morrer. Vozes, São Paulo, SP, 2014, p. 70.

[10] Grün, Anselm. *O que vem após a morte?* A arte de viver e de morrer. Vozes, São Paulo, SP, 2014, p. 67.

[11] A ressurreição dos mortos, a crença de que os mortos serão trazidos de volta à vida, é um componente comum das religiões cristã, islâmica e judaica.

desmascarados. No juízo final serão julgadas também as famílias, as sociedades e as nações. O juízo final revelará o grau de punição ou de glória que cada um vai receber. Cada pessoa será designada ao devido lugar em que passará a eternidade, isto é, ou o novo céu e a nova terra ou o lago de fogo.

Anselm Grün nos leva a olhar o julgamento como um ato de responsabilidade frente a Deus e ao outro:

> Como devemos compreender o juízo? Ninguém pode ignorar a sua própria verdade. Cada um tem de se assumir perante Deus. Esta verdade não será agradável: nela encararemos nossa covardia interior, a mentira da nossa vida, nossa fuga da verdade e todas as feridas que provocamos nas outras pessoas. Diante de Deus, descemos às profundezas de nossa alma, para que a luz de Deus também às possa iluminar.[12]

Aqueles que estão perto do momento de morrer recebem do padre de sua paróquia a "Extrema-unção", um rito cristão que consiste em ungir os enfermos com um óleo sagrado.

Na Igreja Católica, o ritual é também denominado "Santa Unção" ou "Último Sacramento". A unção dos enfermos tem o objetivo de confortar o doente, perdoar os seus pecados e transmitir um sentimento de alívio espiritual e físico.

Rituais fúnebres

Além do enterro, para o cristão existe também a possibilidade de cremação do corpo. O corpo do cristão é velado no cemitério, em casa ou na Igreja. Normalmente se faz com caixão aberto, encimado por um

---

[12] Grün, Anselm. *O que vem após a morte? A arte de viver e de morrer.* Vozes, São Paulo, SP, 2014, p. 54.

crucifixo e ladeado por quatro velas acesas. Envia-se coroas de flores com mensagem. Durante o velório, pode-se cantar cantos religiosos, fazer orações e celebrar missa.

De acordo com a necessidade de consolar os enlutados, os católicos realizam, espontaneamente, práticas para confortar, com palavras e gestos, os parentes e amigos do fiel defunto.

Há a prática do luto num período que compreende sete dias, trinta ou um ano, de acordo com a vontade dos familiares.

Sete dias após o enterro é celebrada uma missa pela alma do falecido, onde se reúnem parentes e amigos. Na *Bíblia*, o livro do *Eclesiástico* afirma que "O luto pelo morto dura sete dias" (Ec 22:11). Dessa maneira, ganha respaldo bíblico a crença de que é necessário ficar de luto durante sete dias para eliminar as interferências da morte na vida dos familiares e, com isso, diluir a dor. A devoção católica convencionou encerrar esse ciclo com a referida cerimônia, chamada de missa do sétimo dia.

A Igreja ensina que se deve rezar pelos mortos para que se livrem, o quanto antes, das penas do purgatório. O purgatório não é para a culpa que foi perdoada, mas para as penas que se instalaram na alma e precisam ser purificadas para poderem entrar no céu. Quem está no purgatório já está com a salvação garantida, pois condenados não vão para o purgatório, mas, sim, para o inferno.

No 30º dia ou no aniversário de um ano de falecimento, não há associações especiais. Simplesmente são datas que sinalizam a marcha do tempo que vai passando.

Desde o século II, alguns cristãos rezavam pelos falecidos quando visitavam os túmulos dos mártires. No século V, a Igreja dedicava um dia do ano para rezar por todos os mortos já esquecidos. O abade Odilo de Cluny, no final do século X, pedia aos monges que orassem pelos mortos. Desde o século XI, os Papas Silvestre II (1009), João XVII (1009) e Leão IX (1015) obrigavam a comunidade a dedicar um dia aos mortos. No século XIII essa data passou a ser oficialmente celebrada em 2 de novembro, um dia após a Festa de Todos os Santos. O Dia dos Fiéis Defuntos, Dia de Finados ou Dia dos Mortos é celebrado, desde então, pela Igreja Católica no dia 2 de novembro.

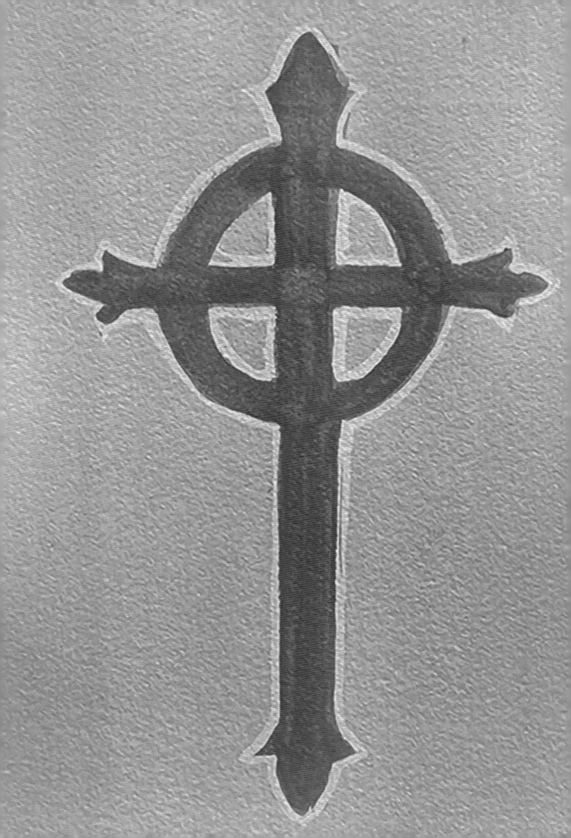

Capítulo 41

Cristandade Ortodoxa, pelo protopresbítero brasileiro Tito Luis Kehl[1]

O Verbo e Filho Unigênito de Deus (Segunda Pessoa da Santa Trindade), sem matéria, tempo e lugar, encarnou-se, assumindo um corpo material e uma alma, a fim de libertar o mundo da corrupção e da morte, e guiá-lo às suas origens e propósitos. Ele purifica e ilumina o homem e, por meio dele, toda a criação.

O homem existe pela graça de Deus. Ele não é uma criatura autônoma, mas um ser criado. Dotado de um corpo e de uma alma, o homem recebeu o sopro do Espírito e se tornou alma vivente: "Ele soprou-lhe o fôlego da vida" (Gn 2:7). Ele foi criado à imagem de Deus, e foi dotado da capacidade de se tornar semelhante a Ele, também pela mesma graça. Ser semelhante a Deus implica a imortalidade, porém não por natureza, pois o ser humano, tendo sido criado, é mortal por natureza; mas, pela graça, ele pode alcançar esse estado. A alma é tornada imortal pela graça de Deus, "O único que tem a imortalidade", e que a faz imortal.

A pessoa humana existe em corpo e alma, que lhe foram dados simultaneamente e para sempre durante o próprio ato da criação. A alma é como que "desposada" pelo corpo e se torna inseparável dele. O corpo

---

[1] Pertence à Ordem dos Hospitaleiros Ortodoxos Prelazia Sanjoanita. É capelão em Piracicaba-SP e vigário no estado de São Paulo. Atualmente, além de suas atividades eclesiais, dedica-se à tradução para o português de textos patrísticos e teológicos da Cristandade Ortodoxa.

serve a ela como companheiro, órgão e como operário da alma. O corpo e a alma não são elementos opostos que se uniram no homem por um tempo indeterminado.

Apenas a unidade do corpo e da alma pode ser vista como uma pessoa--hipóstase, pois, separadamente, nem um nem outro constituem uma pessoa. Somente um ser constituído da união dos dois pode ser chamado homem. Porém, a alma pode rebaixar-se a ponto de se tornar escrava do corpo (que não pensa), ou pode iluminar-se pelo Espírito, tornando o corpo obediente, companheiro e trabalhador.

A união inseparável entre alma e corpo é chamada de "amizade" e "amor" e se perpetua até mesmo após a morte, após a separação entre alma e corpo. Mas, mesmo com a morte do corpo, a sua ligação com a alma não é cortada para sempre, pois permanecem na alma algumas marcas dessa união. A alma guarda uma marca do corpo e durante a restauração de todas as coisas ela assumirá esse corpo.

Por isso, um corpo sem alma é um cadáver, e uma alma sem corpo é um fantasma. Assim é que a alma, separada do corpo no momento da morte, volta a se reunir a ele, mas já dentro de uma realidade atemporal, reconstituindo assim a pessoa. Nesse sentido, enquanto extinção da pessoa, a morte não existe: os cristãos ortodoxos dizem que a pessoa está apenas adormecida, e a própria palavra "cemitério" traduz esse conceito, porque essa palavra grega significa "dormitório". No tempo propício (*kairós*) as almas se reunirão aos seus corpos transmutados, para toda a eternidade.

Somos obrigados a utilizar conceitos temporais presentes no mundo material, embora tudo isso ocorra fora do tempo, uma condição que só se aplica à matéria, assim como também ao espaço. O que importa, no caso, é a passagem de um mundo efêmero e transitório, sujeito à corrupção e à morte, para um novo estado, em condições totalmente diversas.

Não que as almas "encontrem" Deus nesse novo estado, porque a perfeição divina está muito além de todo o concebível. Ademais, sendo Deus livre de todo condicionamento, ele cria incessantemente e com toda liberdade novas perfeições, como nos diz São Paulo em sua *Segunda epístola aos Coríntios* (2 Co 3:18): "Mas todos nós, com rosto descoberto, refletindo como um espelho a glória do Senhor, somos transformados de glória em glória na mesma imagem, como pelo Espírito do Senhor".

Virá o tempo quando os corpos dos homens se levantarão numa forma renovada e serão unidos de novo às suas almas. E o novo estado será experimentado como um estado dinâmico, pois, por mais perfeitas que se tornem as pessoas, sempre existirá para elas a possibilidade de novos aperfeiçoamentos.

Por isso, os cristãos ortodoxos não dizem "Meus pêsames", mas dizem "Feliz paraíso".

Confiamos que as pessoas serão julgadas não por um Deus cruel e legalista, mas por elas próprias ao se verem frente a frente com os próprios erros cometidos. O processo de depuração dessas imperfeições pode ser "demorado" e doloroso, mas ele é necessário para que a pessoa, purificada das imperfeições de sua natureza, possa se unir a Deus pela graça. O homem purificado, com sua natureza psicossomática transformada pelo poder de Deus, tomará parte da eterna benção que corresponde à união que tinha com Ele na sua vida. Caso contrário, arcará consigo mesmo as consequências do peso de sua separação em relação à única fonte da vida que é Deus, o Criador.

Ora, nós julgamos a nós mesmos não por nossos próprios critérios, mas segundo o modelo de perfeição de acordo com o qual fomos formados, e esse modelo é Jesus Cristo, Homem e Deus a um só tempo. No fundo, é Ele, presente em nós, quem julga.

Na medida em que nos unimos a Cristo por nossa semelhança com Ele, passamos da morte – que é a condição desse mundo – para a verdadeira vida.

No ofício fúnebre, quando nos despedimos daqueles que estão partindo, lemos o Evangelho de João (Jo 5:24-30):

> Em verdade, em verdade, eu vos digo, aquele que ouve a minha palavra e crê naquele que me enviou tem a vida eterna; ele não vem a juízo, mas passou da morte para a vida. Em verdade, eu vos digo, vem a hora – e é agora – em que os mortos ouvirão a voz do Filho de Deus e os que a tiverem ouvido viverão. Porque assim como o Pai possui a vida em si mesmo, assim também deu ao Filho possuir a vida em si mesmo; ele lhe deu o poder de exercer o julgamento porque é o Filho do Homem. Não vos admireis mais com tudo isso! Vem a hora em que todos os que jazem nos túmulos ouvirão a sua voz, e os que tiverem feito o bem, deles sairão para a ressurreição que conduz à vida; os que tiverem praticado o mal, para a ressurreição que conduz ao julgamento. Eu não posso fazer nada por mim mesmo: eu julgo segundo o que ouço, e o meu julgamento é justo, porque eu não procuro a minha vontade, mas a vontade do Pai que me enviou.

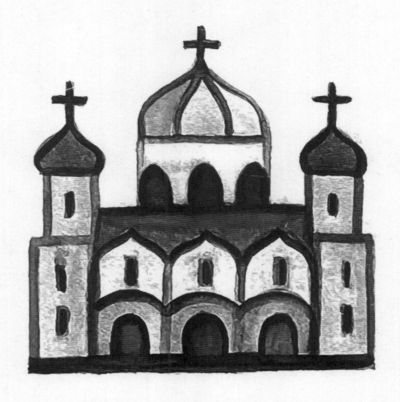

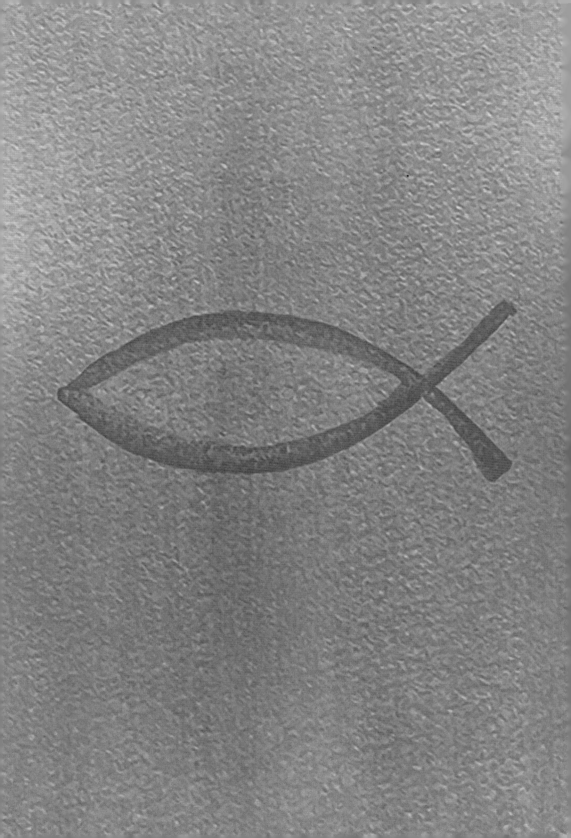

Capítulo 42

Igreja Evangélica, pelo pastor Everaldo Pedro da Silva[1]

O cristianismo evangélico e as suas várias denominações religiosas têm olhares diferenciados para o tema morte. Mas nós seguimos o evangelho interpretado pela trajetória de vida terrena do próprio Senhor Jesus Cristo.

Com a chegada da pandemia no mundo, em 2020, vivenciar essa experiência de perda de pessoas queridas se transformou em notícias diárias de sofrimento para todos.

A minha família no ano de 2021 sepultou a minha mãe, o meu irmão, a minha sogra e o meu sogro. Desses parentes citados, somente meu irmão e o meu sogro tiveram o velório tradicional com a participação familiar. A minha mãe e a minha sogra, que faleceram com o diagnóstico de Covid-19, não puderam ter o mesmo tratamento no féretro, pois o isolamento era obrigatório. Portanto, tivemos a experiência de ritos funerários diferenciados na nossa família, sentimentos de pós-morte diferentes e um processo de luto que ainda continua no ano de 2022. A Covid-19 é a doença da solidão da família em relação ao seu familiar diagnosticado e do doente em relação à sua família e aos seus amigos.

Onde fica o cristão evangélico nessa experiência?

---

[1] Professor, teólogo, pastor, membro da Ordem dos Ministros Evangélicos no Brasil e no Exterior (Omebe).

Como ser humano, fica a dor e o olhar no vazio da existência dessas pessoas na sua história. Não existe um super-humano, mas existe esperança na ressurreição de Cristo Jesus na vida de um cristão evangélico porque Ele trouxe a eternidade para dentro de cada um de nós, pois Jesus é o Cordeiro Imolado antes da fundação do mundo.

Para um cristão evangélico, tudo é doloroso em torno da morte, porque o processo de luto continua nas nossas vidas, pois somos pessoas de carne e osso. Mas o nosso espírito se renova a cada manhã nessa esperança de vida eterna, trazida por Jesus, o Cristo, com a sua morte e ressurreição ao terceiro dia, que ainda afirmou que estaria conosco até o final dos séculos.

Rituais fúnebres

Os evangélicos condenam todo ritual ou cerimônia dirigida ao (à) falecido(a). O velório é dirigido para o bem-estar mental, emocional e espiritual dos enlutados.

Não é permitida a presença de velas.

A presença do pastor é importante. A família decide se irá manter o caixão aberto ou fechado e poderá, caso queira, deixá-lo sozinho.

A necessidade de consolar os enlutados é uma prática comum aos evangélicos. Eles procuram enterrar seus mortos o mais rápido possível.

Chegando ao cemitério, o cortejo seguirá diretamente para o local do sepultamento, com ou sem uma cerimônia litúrgica.

Na comunidade evangélica, não há a prática do luto. Após o enterro, a liturgia evangélica não prevê nenhuma cerimônia, ou seja, celebrações e orações em intenção aos mortos. Tampouco prevê descerramento ou inaugurações de túmulos.

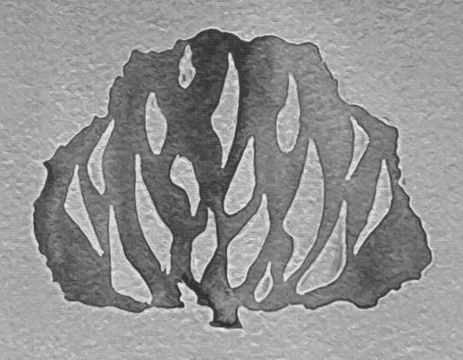

Capítulo 43

Protestantismo

A Reforma Protestante, ocorrida no século XVI na Europa, trouxe em sua constituição uma ampla diversidade de vertentes que, ao contrário do catolicismo, não conseguiram ser unificadas. Portanto, pode-se falar em "protestantismos", pois há diferentes vertentes da Igreja Reformada, tais como o luteranismo, o calvinismo e o metodismo. Essa diversidade complexificou-se ainda mais depois do protestantismo ter se instalado, por meio de intensa imigração, na América do Norte. O cristianismo protestante é resultado dessa Reforma que aconteceu no século XVI.

O evento considerado inaugurador dessa fase da Igreja é a divulgação das 95 teses, de Martinho Lutero, em 31 de outubro de 1517.

Presbiterianismo é um dos diversos segmentos, ou denominações, da religião protestante, que nasceu do calvinismo. É também chamado de Igreja Presbiteriana ou Reformada e se identifica como movimento religioso protestante ou como ideologia sociocultural com base na Reforma Protestante de Calvino, em Genebra.

O presbiterianismo tem raízes nos reformadores Ulrico Zwínglio (1484-1531) e João Calvino (1509-1564), seu principal líder e teólogo do movimento iniciado na Suíça. O nome Igreja Presbiteriana popularizou-se nas Ilhas Britânicas a partir do escocês João Knox (1514-1572), discípulo de Calvino, e surgiram comunidades presbiterianas na Escócia, Irlanda e Inglaterra.

A Assembleia de Westminster, do Parlamento Inglês (1643-1649), produziu a base doutrinal e os padrões eclesiásticos fundamentais para os presbiterianos: *Confissão de Fé de Westminster, Catecismo Maior* e *Catecismo Menor.*

Escoceses e irlandeses levaram o presbiterianismo para os Estados Unidos (séculos XVII e XVIII) e, dos EUA, um grande movimento missionário protestante (século XIX) levou igrejas presbiterianas a países do hemisfério sul. Para o Brasil, veio por intermédio do missionário presbiteriano Ashbel Green Simonton (1859).

Igreja Presbiteriana, pelo rev. Ageu Cirilo Magalhães Jr[1]

Será que existe algo depois da morte? Será que há sentido em vivermos intensamente esta vida e, com a morte, tudo acabar? Não seria esse fim algo ilógico e sem sentido? Todas as nossas experiências, alegrias e realizações tendo um fim repentino? Toda a nossa existência e nossa história, sendo reduzidas a nada em alguns segundos?

Não, não faz sentido. Deve existir algo muito mais forte além desta vida. Algo que valide o nosso sofrimento, a nossa luta aqui na terra. Algo que dê sentido a tudo o que vivemos e sentimos. Algo que nos faça perceber que não vivemos em vão, que o melhor realmente está por vir, que há um sentido sim para a nossa existência.

De fato, a morte não é o fim. É o começo. É o começo da existência fora do tempo, o que alguns chamam de eternidade. É o início de uma

---

[1] Pastor da Igreja Presbiteriana de Vila Guarani (igreja federada à Igreja Presbiteriana do Brasil), em São Paulo, diretor do Seminário Teológico Presbiteriano Reverendo José Manoel da Conceição e vice-presidente do Sínodo Piratininga.

vida sem fim, tal qual um círculo. Uma vida de milhões, bilhões de anos que, quando comparada à vida física, a torna ínfima, muito pequena.

A morte não é o fim porque o ser humano não foi feito para morrer. No início da humanidade, Deus, o Criador, fez o ser humano para que vivesse eternamente. Não haveria interrupção nos seus dias. Todavia, essa imortalidade estava condicionada a algo requerido por Deus: a obediência. Deus deixou claro aos primeiros seres humanos que, no dia em que desobedecessem a sua ordem, morreriam (Gn 2:16-17). É por isso que a morte é algo tão traumático para nós, porque não fomos feitos para passar por ela.

O fato é que os primeiros seres humanos desobedeceram a Deus e a morte passou a fazer parte de nossa existência. Não só a morte, mas também o sofrimento, a tristeza, as doenças e todas as mazelas deste mundo.

Para resolver o problema da morte, Deus enviou seu próprio Filho para morrer em nosso lugar. E assim ocorreu a morte da morte, na morte de Cristo. "Tragada foi a morte pela vitória. Onde está, ó morte, a tua vitória? Onde está, ó morte, o teu aguilhão?" (1 Co 15:54-55). A morte foi vencida e o que seria a morte eterna se transformou em vida eterna.

A morte física continua, porém, não como nosso fim existencial, mas como uma passagem para a vida eterna. Nesse novo estágio de vida, a *Bíblia* ensina que já não haverá mais luto, nem tristeza:

> E lhes enxugará dos olhos toda lágrima, e a morte já não existirá, já não haverá luto nem pranto, nem dor, porque as primeiras coisas passaram. E aquele que está assentado no trono disse: Eis que faço novas todas as coisas (Ap 21:4-5).

Desse modo, a morte é o começo, mas não um começo de volta a este mundo. Deus preparou algo muito melhor do que começarmos tudo de novo neste mundo de sofrimento e injustiça. A *Bíblia* diz que "Nem olhos viram, nem ouvidos ouviram, nem jamais penetrou em coração humano o que Deus tem preparado para aqueles que o amam". (1 Co 2:9).

Quando Jesus Cristo estava na cruz, sendo crucificado no meio de dois bandidos, ele disse qual o destino daqueles que morrem e são salvos: "Em verdade te digo que hoje estarás comigo no paraíso" (Lc 23:43). Essas foram suas palavras ao bandido arrependido que clamava por salvação. Note que as palavras de Jesus não foram: "Após algumas reencarnações você estará comigo no paraíso" ou "Após algum tempo no purgatório você estará comigo no paraíso". Não. A resposta de Jesus foi "hoje", "Hoje estarás comigo no paraíso".

Jesus prometeu salvação imediata àquele homem. Ele não precisaria passar por mais provas ou testes. A sua fé o salvou.

Assim, essa é a posição do Protestantismo sobre o fim da vida. Uma posição extraída da *Bíblia*, cheia de esperança, conforto e convicção de que este mundo é passageiro e de que o melhor ainda está por vir.

Rituais fúnebres

O velório ocorre na casa do falecido, local próprio, velório ou ainda nos templos.

Estando no velório e antes da saída do cortejo, o pastor, ou quem suas vezes fizer, dirigirá a cerimônia que consta de hinos, orações, leitura e explicação de uma porção bíblica.

O acompanhamento se dá regularmente até o cemitério, acompanha-se a família, orando com ela e por ela até após o sepultamento.

Antes de enterrar o corpo, é feita ainda uma oração e breves palavras bíblicas são proferidas, seguindo-se a bênção apostólica.

Por crerem que para o servo de Deus "Morrer é estar com Cristo, o que é incomparavelmente melhor", (Fp 1:23), não fazem cerimônias em favor ou em memória dos mortos. Apenas agradecem a Deus aquela vida que Ele levou e o bom exemplo que nos mostra.

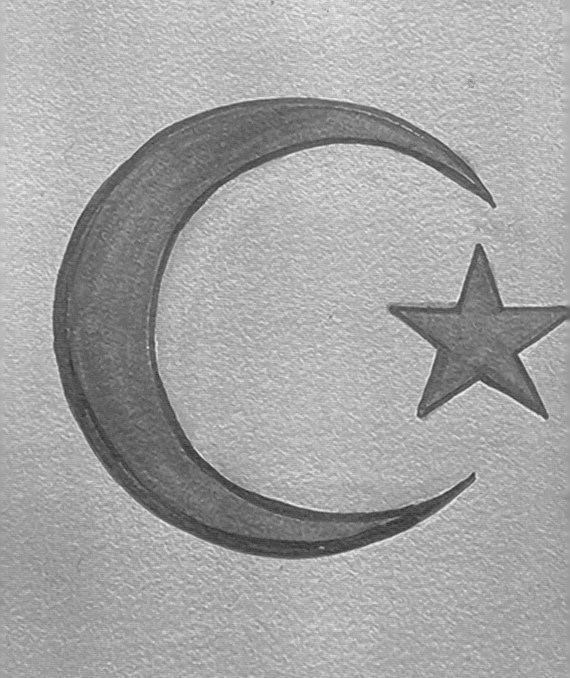

Capítulo 44
Islamismo

Islamismo é uma doutrina monoteísta embasada pelos ensinamentos do *Alcorão*, livro sagrado com as revelações de Alá (Deus). Criada pelo profeta Maomé, a religião prega a crença nos anjos e no fatalismo, isto é, no dia do julgamento final.

Maomé, nascido em Meca, onde atualmente localiza-se a Arábia Saudita, faleceu em 632, com mais de 60 anos. Por volta dos 40 anos, recebeu a visita do anjo Gabriel, que lhe trouxe mensagens de Deus e o instituiu como o último profeta. A partir desse momento, ele passou a propagar as revelações e a crença em um único Deus pelas ruas de Meca.

O profeta dizia que aqueles que seguissem as leis do *Alcorão* iriam para o paraíso, já os outros seriam punidos no inferno. Nesse sentido, Alá (Deus) criou o mundo e trará de volta à vida todos os mortos no último dia. As pessoas serão julgadas e uma nova vida começará depois da avaliação divina. Essa vida seria, então, uma preparação para outra existência, seja no céu ou no inferno.

O líder religioso iraniano Xeique Taleb Hussein al-Khazraji[1], em seu livro *Islamismo*, esclarece que o islã não é uma igreja ou seita, tampouco é uma filosofia criada por um homem ou por um grupo de homens.

---

[1] É pós-graduado em ensinamentos do *Alcorão Sagrado*, jurisprudência e pensamentos islâmicos, psicologia e elocução. Iniciou o seu trabalho islâmico no final dos anos 1960 em países árabes, africanos, asiáticos, europeus e no Vaticano. No Brasil, iniciou seus afazeres em 1989, na Mesquita Mohammad Mensageiro de Deus (S.A.A.S.), no bairro paulistano do Brás.

É uma mensagem, uma orientação revelada por Deus aos profetas enviados aos povos. Essa mensagem divina se destina a toda a humanidade, sem distinção de povo ou raça. Não é nova nem antiga, e sim eterna. Orienta o homem a viver segundo a vontade de seu criador e lhe proporciona o conhecimento correto do sentido de sua existência na terra. Para os islâmicos, Alá é o senhor, criador e sustentador do Universo.[2]

No islamismo, a morte é uma passagem desta vida para outra, eterna.

Em sua existência, o ser humano tem sobre si o decreto de quatro fases: o útero, a vida terrena, a vida no Barzakh (pós-morte) e a vida no Akhirah (eternidade). A vida terrena é como um tênue e curtíssimo fio suspenso na eternidade, e, nessa limitadíssima extensão de tempo, temos a oportunidade preciosa de despertar nossa consciência para a realidade maior, que não conhece limitação de tempo ou espaço, a qual se denomina Akhirah (eternidade).[3]

A Fundação Jannah An-Nur, em *The life after death* (*Barzakh*) (*A vida após a morte*), explica que "Barzakh" é uma palavra árabe que significa "obstáculo", "impedimento", "separação", ou "barreira" e designa um lugar que separa os vivos do além; um véu entre os mortos e seu retorno ao mundo dos vivos, mas também a uma fase que acontece entre a morte e a ressurreição.

No islã, a alma e o corpo são independentes um do outro. Isto é significativo em Barzakh, porque somente a alma de uma pessoa vai para Barzakh, e não seu corpo físico. Como a alma de uma pessoa está divorciada de seu corpo em Barzakh, a crença é que nenhum progresso ou melhoria na vida passada pode ser feito. Se uma pessoa experimentou uma vida de pecado e prazeres mundanos, não se pode

---

[2] Al-Khazraji, Xeique Taleb Hussein. *Islamismo*. Bella, São Paulo, SP, 2014, eBook Kindle, posição 22.

[3] Al-Khazraji, Xeique Taleb Hussein. *Islamismo*. Bella, São Paulo, SP, 2014, eBook Kindle, posição 839.

tentar realizar boas ações para chegar ao Paraíso de Jannah. O que quer que se faça em sua vida é definitivo e não pode ser alterado em Barzakh. Entretanto, existe a crença de que o fogo que representa as próprias más ações já pode ser visto em Barzakh, e que a dor espiritual causada por isso pode levar à purificação da alma.[4]

O islamismo prega que no juízo final cada um será recompensado ou castigado pelos seus próprios atos.

Deus disse no *Alcorão*: "Quem tiver feito o bem, quer seja do peso de um átomo, vê-lo-á. E quem tiver feito mal, quer seja do peso de um átomo, vê-lo-á."[5]

Rituais fúnebres

Pela tradição, os muçulmanos são sepultados no próprio dia do falecimento, de preferência antes do pôr do sol.

Familiares e amigos pertencentes ao mesmo sexo do falecido despem o cadáver e encarregam-se de lavá-lo, começando pelo lado direito. Se o morto for do sexo feminino, o cabelo deverá ser apanhado numa trança.

Antes de se proceder à sua colocação no catre, o corpo é perfumado com cânfora. O morto deverá estar apoiado do lado direito, com o rosto voltado para a *qiblah* (Meca).

É comum as orações fúnebres serem ditas na mesquita, imediatamente a seguir às orações "Salah".

---

[4] Jannah An-Nur Foundation. *The life after death (Barzakh)*: in Islam based from The Holy Quran. Jannah Firdaus Mediapro, 2020, eBook Kindle, posição 31. Tradução livre.

[5] Jannah An-Nur Foundation. *The life after death (Barzakh)*: in Islam based from The Holy Quran. Jannah Firdaus Mediapro, 2020, eBook Kindle, posição 154. Tradução livre.

O caixão deverá ser acompanhado pelos familiares e amigos do morto, ocupados a recitar o "Shahadah en route".

O percurso até o cemitério deverá ser feito a pé, exceto se a distância for muito grande.

Antes de dar início ao funeral, compete aos que estão de luto expressar o seu *niyyah* (intenção). Em seguida, recita-se o "Sub Hãn". A prece deverá ser murmurada, antecedida por um outro "Allahu Akbar", esta litania deverá ser repetida mais de duas vezes. Depois de mais um "Takbïr", os presentes trocarão o tradicional cumprimento muçulmano com quem se encontra à sua esquerda e à sua direita: "A paz esteja convosco" (*As sãlamu-'alaykum*).

É considerado apropriado que todos os que participaram das orações acompanhem a procissão fúnebre até junto à sepultura.

O caixão será colocado na cova ao som das seguintes palavras: "Em nome de Deus, pela graça de Deus e de acordo com *sunnah* do Profeta". Ou ainda: "A terra te entregamos, em nome de Deus e da religião do Profeta" e "Da terra foste criado e à terra regressarás, até ao dia em que voltares a sair" (Sürah 20:55). Essas palavras deverão ser recitadas à medida que o caixão vai sendo coberto de terra.

Antes de saírem do cemitério, os presentes talvez digam o "Fatihah", que costuma ser repetido quando todos se encontram a uma distância de 40 passos do túmulo.

As pessoas que lavaram o corpo do(a) falecido(a) deverão ir para casa e tomar um banho de purificação por terem tocado no morto. O islamismo considera impuro um corpo sem alma. Durante o banho, preces em intenção de purificação devem ser recitadas.

O islamismo considera a morte uma coisa natural e não há ritual de luto. A primeira noite é vista como a mais difícil para o falecido, então deve-se orar em intenção da alma, o que pode ser feito individualmente ou em conjunto na casa dos familiares. No 2º e no 7º dia, celebrações são realizadas na mesquita. É costume também celebrar no 30º, 40º e 60º dia, bem como uma vez por ano.

Os familiares podem promover almoços e/ou jantares na mesquita em memória do(a) falecido(a). Visitas ao cemitério são importantes para não se esquecerem do(a) falecido(a). Após o 40º dia se fazem as obras no túmulo e nenhuma imagem é adotada.

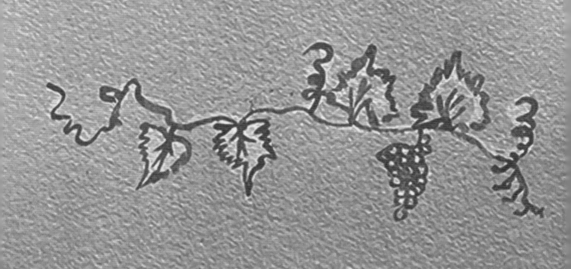

Capítulo 45
Espiritismo

No espiritismo, a morte é vista como um retorno ao plano espiritual, onde o espírito irá se preparar para um novo retorno à terra. Com a reencarnação, o espírito adquire experiências e vai evoluindo, sucessivamente, vida após vida, em outros corpos.

O escritor brasileiro Alexandre Caldini[1] esclarece no seu livro *A morte na visão do espiritismo: reflexões para quem quer compreender o que acontece no momento em que morremos e depois* que:

> Deus criou e continua a criar espíritos. Quando criados por Deus, somos simples e ignorantes. Nem bons nem maus. Temos praticamente tudo ainda por aprender. E esse aprendizado, por um bom tempo, vai se dar numa série de "vidas", ou encarnações. O espírito se junta a um corpo que acaba de se formar para viver mais um conjunto de experiências, ou seja, uma vida. Vive nele errando e acertando, aprendendo e se corrigindo. Um dia, o corpo morre e o espírito deixa aquele corpo. Continua vivendo agora sem o corpo material, que ficou na terra. Continua a aprender. Mas, para que aprenda mais, e mais rápido e intensamente, ele nasce outra vez num novo corpo. Mais uma vez, vive encarnado desde bebê até certa idade. Novamente errando e acertando, raciocinando, experimentando, acumulando conhecimento. O corpo que esse espírito habita morre. E o espírito continua a viver sem corpo

---

[1] Presidente do jornal *Valor Econômico*.

material. Aprende, reencarna. E assim sucessivamente. Um vai e volta enorme. Dinâmico. De intenso aprendizado.[2]

Segundo Caldini, a encarnação ou reencarnação não acontece ao acaso.

Há todo um planejamento. Antes de o espírito voltar para "habitar" um novo corpo, há um acerto entre os que serão os pais e o que será o filho ou a filha. Essa conversa se dá antes de todos encarnarem ou então durante o sono, enquanto o corpo descansa. No sono, os espíritos dos futuros pais são levados a se encontrar com aquele que deverá ser seu futuro filho. Em uma ou algumas conversas se expõe a necessidade de convívio daqueles espíritos, como encarnados, em família. Talvez haja entre eles algum desconforto, alguma pendência, desconfiança, mágoa ou mesmo ódio. Ou, ao contrário, muita afinidade e planos de ação em conjunto para o bem de alguém, de alguns ou da humanidade. Assim, acertam-se e aceitam – pais e filhos – formar uma nova família. Aceitam conviver para acertar antigas pendências e tentar um novo, pacífico e produtivo relacionamento.[3]

Como o espiritismo vê a morte, por Osmar Fantinato[4]

O espiritismo acredita que todo ser humano é uma tríade: espírito, perispírito e corpo.

O espírito é o ser inteligente da criação.

---

[2] Caldini, Alexandre. *A morte na visão do espiritismo*: reflexões para quem quer compreender o que acontece no momento em que morremos e depois. Sextante, São Paulo, SP, 2017, eBook Kindle, posição 211.

[3] Caldini, Alexandre. *A morte na visão do espiritismo*: reflexões para quem quer compreender o que acontece no momento em que morremos e depois. Sextante, São Paulo, SP, 2017, eBook Kindle, posição 356.

[4] Professor universitário e presidente da Sociedade de Estudos Espíritas da Lapa (SSL), em São Paulo.

O perispírito é um corpo astral, semi-material, que faz a ligação do espírito com o corpo carnal e leva as sensações e experiências do corpo para o espírito.

O corpo carnal.

O espírito é criado por Deus, simples e ignorante, isto é, não tem conhecimento de nada e possui em seu cerne todas as potencialidades para a sua ascensão espiritual até a "angelitude", que é a finalidade do espírito. Quando chega nesse estado, ajuda a obra de Deus no Universo.

O espírito é eterno e segue o seu crescimento através do desenvolvimento da moral e da inteligência, adquiridos com o trabalho e com o seu relacionamento com outros espíritos nas diversas encarnações.

O perispírito acompanha o espírito em suas diversas encarnações e também vai se depurando até atingir um estado muito sutil, quando o espírito chega em sua ascensão máxima.

O corpo é criado, então, em cada encarnação e é somente um instrumento que o espírito tem para se relacionar com outros espíritos e assim ir fazendo sua ascensão espiritual. Portanto, não é o elemento principal dessa tríade. Porém, cuidar do corpo e estar com ele faz parte de auxiliar o espírito a se relacionar e fazer o seu crescimento espiritual.

Portanto, para os espíritas, a morte não existe. O que existe é o término da encarnação corporal, quando o espírito volta para a sua morada, "o mundo dos espíritos", e se prepara para uma nova encarnação, com uma nova família e novos relacionamentos, porém mais sábio e um pouco mais moralizado.

É lógico que, como seres humanos ainda em evolução, criamos nas encarnações um laço muito forte com outros seres e a partida de um irmão ou parente também nos entristece. Porém, quando conseguirmos colocar em nosso coração que somente o corpo perece e o espírito está voltando para a sua verdadeira morada, não sentiremos mais dores, mas a alegria e a certeza do reencontro quando deixarmos o nosso próprio corpo para trás.

Rituais fúnebres

Os espíritas velam seus mortos tanto com o caixão aberto como fechado, dependendo da vontade da família.

O velório é dirigido ao espírito, onde os presentes permanecem em preces em intenção à alma, criando-se um clima de vibração positiva em favor do espírito desencarnado. Chorar questionando a justiça da morte é considerado prejudicial a essa vibração positiva, bem como qualquer pensamento derrotista.

O espírito se liga ao encarnado pelos pensamentos, por isso vibrações positivas são benéficas.

A música ambiente durante o velório é permitida, ajudando as vibrações positivas.

Flores são recebidas embora não sejam necessárias. Os espíritas não adotam o uso de velas.

As condolências são dirigidas aos enlutados (apesar de os espíritas não adotarem o luto como prática), evitando-se a expressão "meus pêsames", preferindo "meus sentimentos".

Ao chegar ao cemitério, o cortejo seguirá diretamente para o local do sepultamento onde a pessoa será enterrada, sem nenhuma cerimônia litúrgica.

Não há a prática do luto. Após o enterro, os espíritas não realizam nenhuma cerimônia em intenção aos mortos.

Sempre que desejam, de acordo com o foro íntimo de cada um, rezam positivamente para pedir boas vibrações para os desencarnados.

Não estão previstos o descerramento ou a inauguração de túmulos – que podem ser feitos de acordo com a vontade e as posses dos familiares –, nem a presença de imagens neles.

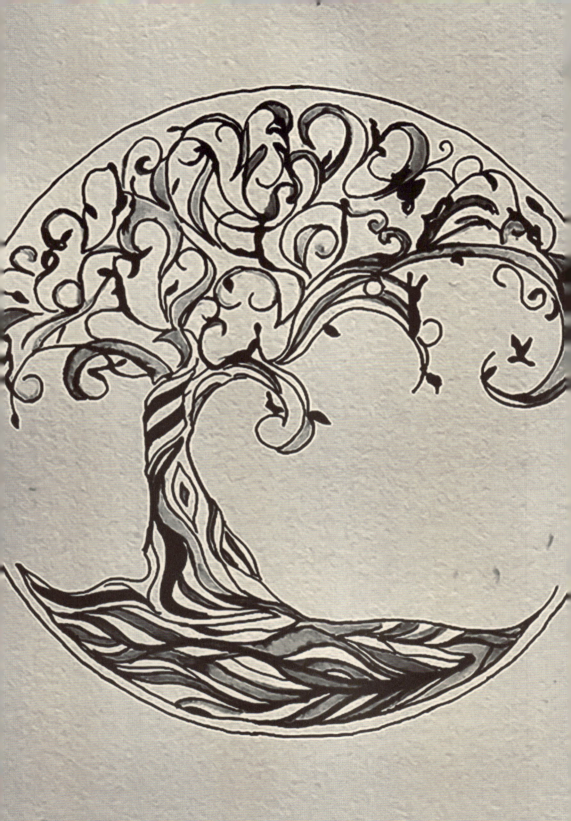

Capítulo 46

Umbanda

A umbanda prega a continuidade da vida. A força vital e imortal que garante essa ação é chamada "ori", que significa "cabeça interna" ou "destino". Ela não tem um "início" e "fim" junto ao indivíduo. À vista disso, ao morrer neste plano onde vivemos, o espírito une-se em outra dimensão aos guias e orixás. Dessa forma, a morte torna-se a alteração do plano de existência do espírito.

Depoimento do sacerdote brasileiro Sergio Martins dos Reis[1]

Na umbanda, vemos a natureza como equilíbrio. Os opostos, como o bem e o mal, o paraíso e o inferno, não existem, e vemos que tudo faz parte do todo, que está em plena transformação e movimento. Cremos que vivemos em um processo cíclico de encarnações que envolvem de forma simultânea o plano espiritual (Òrun) e o plano terrestre (Àiyé).

A morte é o espírito se desprendendo do corpo físico, voltando à sua origem e continuando o seu processo de evolução no plano espiritual, onde aguardará a oportunidade de reencarnar.

Há um rico universo de Orixás (Òrìsà), entendidos como força pura, também chamado de "àse imaterial", que representa a personificação das forças da natureza e dos fenômenos naturais, como: Iku, a morte; Omulú, o Senhor da Terra; Nanã Buruquê, os mistérios do encarne e

---

[1] Templo e Escola de Umbanda Teu Lar. Site: <www.teular.org.br>; Instagram: @teularoficial.

desencarne – além de entidades espirituais, como Erê (criança), Caboclo (adulto) e Preto-velho (ancião). É esse "àse imaterial" que nos aproxima com naturalidade do momento da passagem ou morte física.

O ritual fúnebre celebra a volta do homem ao todo primordial e propõe desatar os laços dos mortos com aqueles do mundo dos vivos. Ao mesmo tempo, é um ato de despedida e constitui um espaço de socialização da experiência da dor pela ausência do corpo físico. Acontece por meio da manipulação de um conjunto de símbolos.

A morte é um momento muito difícil para quem fica, o luto dos familiares e amigos é o mesmo que o de qualquer outra religião, porém, sem revolta, lembrando que o espírito é imortal e que, assim como nosso criador Olorum, nunca tivemos início e nunca teremos fim.

Resumidamente, o ritual mais comum é dividido em duas partes: purificação do corpo e do espírito e a cerimônia social para encomenda do espírito, realizada no velório e no túmulo.

Primeira parte:

- Purificação do corpo com incenso, água, pemba[2] consagrada e óleo de oliva consagrada.

Segunda parte (no velório):

- Apresentação do falecido.

- Palavras sobre a missão do espírito que desencarna.

- Prece ao Divino Criador Olorum (Deus).

- Canto aos orixás, a Oxalá, a Obaluayê e ao orixá regente do desencarnado, caso seja umbandista.

---

[2] A pemba é um giz de calcário usado na umbanda para muitas coisas, principalmente para se riscar pontos no chão.

- Despedida dos presentes na cerimônia com o fechamento do caixão.

- Para o enterro do corpo; o solo é consagrado com pó de pemba.

Infelizmente, a falta de conhecimento e a pressão do preconceito religioso têm afastado os fiéis dos ritos.

A visão da morte para a umbanda do Oriente, pelo líder espiritual Ricardo Amadeu Martin[3]

Sou líder espiritual há aproximadamente 28 anos e entendo que o aprendizado e o conhecimento espiritual se consolidaram por meio de estudos, vivências e observações durante todas as atividades e trabalhos realizados no Grupo Espiritualista Elo de Luz.

Para a Umbanda da Linha do Oriente[4], o conceito de morte não existe, uma vez que desencarnamos, ou seja, o que se extingue é apenas o corpo material, mas não o corpo espiritual ou, para melhor interpretação, a consciência.

Dizemos que quando estamos encarnados somos três em um, ou seja, o espírito encarnado é formado pela junção do corpo material, do corpo perispiritual e do corpo espiritual. Esses corpos estão intrinsecamente ligados, formando o que chamamos de espírito encarnado.

---

[3] Grupo Espiritualista Elo de Luz, São Paulo.

[4] Os orientais na umbanda são entidades do povo do Oriente, ligados às curas e às ciências, que se manifestam em seus médiuns auxiliando no tratamento médico e espiritual, com seu profundo conhecimento dessas artes. A Linha do Oriente é dividida em sete falanges e é composta em sua maioria por entidades de origem oriental. Nessa linha se encontram as falanges dos hindus, árabes, japoneses, chineses, mongóis, egípcios, romanos etc. Compõem essas falanges os espíritos que tiveram encarnação nesses povos e que, por meio do ensino das ciências ocultas, praticam a caridade pregada na umbanda. Fonte: <https://pt.wikipedia.org/wiki/Orientais_na_Umbanda>.

Entendemos que encarnamos diversas vezes ao longo de nossa evolução espiritual e, ao contrário do que muitos acreditam, tudo o que pensamos ou somos está em nosso corpo espiritual. Por meio de nosso perispírito, estamos cem por certo integrados ao corpo material, consequentemente, somos o nosso corpo espiritual e, por essa razão, não há morte.

Com relação ao pós-morte, a passagem do plano material para o plano espiritual não modifica, de forma alguma, quem somos, o que pensamos, o que acreditamos, nossos valores e sentimentos. Isso nos proporciona um determinado padrão vibratório, direcionando-nos a um dos diversos planos junto ao qual nos fixaremos após o desencarne. Exemplos:

- Se somos mais espiritualizados, estaremos em um padrão de vibração que nos direcionará a planos espirituais mais elevados, onde encontraremos seres próximos ao nosso padrão. Esses planos são denominados, por algumas linhas, de colônias, entendidos como planos de maior elevação espiritual que o plano material.

- Se em nosso desencarne estivermos em um padrão de vibração muito ligado ao plano material, nossa vibração estará mais próxima ao que vivíamos quando encarnados e poderemos permanecer apegados a esse plano.

- Se em nosso desencarne estivermos em um padrão de vibração altamente negativo, esse padrão nos levará ao denominado plano do umbral.

A reencarnação é a maneira pela qual buscamos o aprimoramento de nossa essência ou de nosso espírito, por meio de aprendizados constantes nos planos materiais e espirituais.

Para a Umbanda, cada ser encarnado é filho de um Orixá o qual representa um tipo de vibração espiritual. Podemos representá-los como:

- *Oxalá* – Fé.

- *Oxum* – Amor incondicional.

- *Yamanjá* – Geração em todos os sentidos.

- *Oxossi* – Conhecimento em todos os sentidos.

- *Ogum* – Lei e ordem do mundo material e das leis divinas.

- *Xangô* – Justiça divina.

Cada ser humano é filho de um Orixá, o que normalmente é definido pela data de seu nascimento. Isso lhe dá a missão de um aprendizado enquanto está encarnado, a fim de aprimorar-se dentro de seu padrão vibratório. Assim, considera-se que há sete planos espirituais acima do da terra. Para que passemos de um plano para o outro, temos que ter o aprendizado dentro de cada um dos padrões vibratórios, o que levará à evolução do nosso corpo espiritual. Sendo assim, temos que ter a fé, o amor, a geração, o conhecimento, a lei e a ordem e a justiça divina incorporados em nossa vivência material para subirmos de plano em plano, na medida em que completamos nosso aprendizado em cada plano em que nos encontramos. Nesse sentido, podemos dizer que morremos para um determinado plano espiritual, para nascermos em um plano mais elevado.

Pela Lei do Amor, todos os nossos entes queridos que estejam em um plano inferior nos levarão a trabalhar incessantemente, até proporcionarmos a eles a sua elevação espiritual. Isso nos levará a uma busca constante de melhorias em todos os planos, até que estejamos mais próximos do Criador.

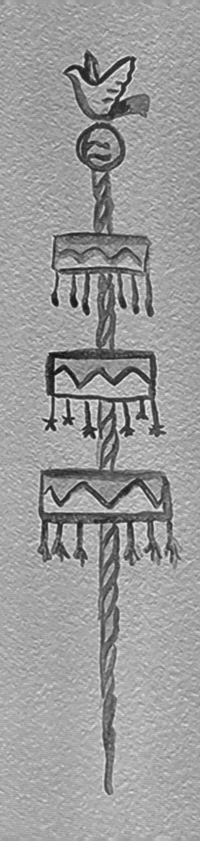

Capítulo 47
Candomblé

Embora tenham muitas similaridades, o candomblé e a umbanda são diferentes. Basicamente, o candomblé cultua o ancestral e possui ritos diferentes dos da umbanda, que sofreu influências de crenças cristãs, espíritas e de cultos afros e orientais.

O candomblé vê o poder de Deus em todas as coisas e, principalmente, na natureza. Para eles, morrer é passar para outra dimensão e permanecer junto como os outros espíritos, orixás e guias.

Segundo o pai de santo brasileiro Odé Kileuy e sua filha de santo Vera de Oxaguiã, autores do livro *O candomblé bem explicado: nações bantu, iorubá e fon*[1], o candomblé é uma religião que foi difundida no Brasil por meio da herança cultural, religiosa e filosófica trazida pelos africanos escravizados, sendo aqui reformulada para poder se adequar e se adaptar às novas condições ambientais. É a religião que tem como função primordial o culto às divindades – inquices[2], orixás ou voduns –, seres que são a força e o poder da natureza, sendo seus criadores e também seus administradores.

Quando uma pessoa morre passa a ser chamada de *ará-orum*, traduzido como "habitante do orum, do além". A morte não significa o fim, representa somente a partida do *aiê* para o *orum*. O *aiê* é a terra ou o mundo físico, paralelo ao *orum*, mundo espiritual.

---

[1] Kileuy, Odé; Oxaguiã, Vera de. *O candomblé bem explicado*: nações bantu, iorubá e fon. Pallas, 2009, eBook Kindle, posição 347.

[2] Alma do morto.

Quando ocorre a perda do emí (a respiração), os orixás se retiram e deixam para Iku, a morte, o corpo do ser humano, para que este o reponha em seu local de origem. Sem o ritual do Axexê, isso se completará, porém com mais percalços e com maior lentidão para o Egum. Para os povos fon, bantu e iorubá, e também para algumas outras nações africanas, a morte em si não é o fim, mas um momento de regozijo, pois é quando a pessoa irá ao encontro de seus ancestrais.[3]

Após o enterro, se realiza a cerimônia conhecida por Axexê. Odé Kileuy complementa:

> Tudo começa com a morte do iniciado, chamado de última obrigação, este ritual é especial, particular e complexo, pois possibilita a desfazer o que tinha sido feito na feitura de santo[4], é bem semelhante com o processo iniciático chamado de sacralização, só que agora este procedimento é uma inversão chamada de dessacralização, no sentido de liberação do orixá protetor do corpo da pessoa. O Axexê serve, então, para encaminhar e orientar o morto para o *orum* e também para reintegrá-lo à sua existência genérica. Este ritual proporciona um melhor entendimento desta passagem, porque após a morte o *ará-orum* não consegue distinguir com precisão a que mundo pertence, e também não consegue se desvencilhar facilmente das ligações terrenas. Através do ritual do Axexê a sua compreensão é restabelecida.[5]

---

[3] Kileuy, Odé; Oxaguiã, Vera de. *O candomblé bem explicado*: nações bantu, iorubá e fon. Pallas, 2009, eBook Kindle, posição 5778.

[4] Significa a iniciação de alguém no culto aos orixás.

[5] Kileuy, Odé; Oxaguiã, Vera de. *O candomblé bem explicado*: nações bantu, iorubá e fon. Pallas, 2009, eBook Kindle, posição 347.

A morte, o luto e pós-morte no candomblé, por Zeno Millet[6]

Para se considerar um integrante religioso do candomblé, é preciso passar por um complexo período de iniciação. Nessa oportunidade, a sacerdotisa (mãe de santo ou Iyalorixá) procede todos os rituais de instauração do orixá no corpo do indivíduo. Esse processo é também considerado o renascimento do neófito e, ao final, ele também passa a ser consagrado um filho de santo.

Quando um filho de santo morre, logo que possível é realizada uma cerimônia fúnebre, a qual chamamos de Axexê e que transcorre durante sete dias consecutivos. Esse culto prioriza o encaminhamento do espírito do falecido ao *orun* – espaço sagrado onde se acomodam os espíritos do candomblé, os orixás. Depois de um determinado período, que pode durar gerações, esses espíritos, quando prontos para esta atribuição, deverão retornar à terra, reencarnando, geralmente, em alguém da mesma família do falecido.

Durante a cerimônia de Axexê são entoados cânticos litúrgicos, toques (em instrumentos de percussão) e danças que não remetem à tristeza e à consternação, como é de praxe na cultura ocidental. Ao contrário, o "clima", a ambientação predominante durante todo o período de celebração é respeitosamente festivo, muito provavelmente por acreditar-se no retorno da divindade a um corpo terreno.

O cumprimento do luto acompanha o período de cerimônias específicas em reverência ao orixá do falecido e pode se estender de um a três

---

6   Filho do orixá Ogun, foi iniciado no candomblé há 61 anos no terreiro do Gantois. Filho de Cleusa Millet – filha carnal e sucessora de Mãe Menininha do Gantois –, ocupa o cargo de Baba Egbe Otun, também no terreiro do Gantois. Desde 1993, exerce a profissão de publicitário.

anos. Quando se trata do sacerdote da casa, o templo deve permanecer um ano sem atividades litúrgicas. Portanto, o luto está relacionado a um fundamento religioso. É intrínseco que o cumprimento deste esteja associado às obrigações prestadas ao espírito, e não somente ao sentimento pessoal que familiares do morto e os mais chegados a ele exprimem. Em situações mais específicas, alguns alimentos deixam de ser consumidos durante o período do luto. Também a cor branca passa a ser parte do vestuário cotidiano do enlutado.

A depender da graduação e relação familiar, o espírito do irmão que passou é cultuado perenemente, sendo a ele dedicado um altar com os devidos assentamentos compostos por objetos e, provavelmente, esculturas relacionados ao orixá do mesmo, tornando esse altar uma representação de um ancestral que será venerado para sempre, um membro da família.

Depoimento do sacerdote Mesun' Dandalode ("Os olhos das águas profundas"), Elias Leal[7]

Este relato visa salientar sucintamente a compreensão e a interpretação frente à morte (Iku) e aos rituais fúnebres presentes nas religiões afro--brasileiras do candomblé, proveniente das tradições de negros bantu (vindos da Angola e do Congo) que cultuam os *jinkise*, e dos negros nagôs (provenientes da Nigéria) que cultuam os orixás e também dos povos jeje (provenientes do Benim, antigo Daomé) que cultuam os vodum.

---

[7] Do Barracão de Candomblé de Angola, dentro da hierarquia afro, ocupa o cargo de Tata Kimbanda (Pai dos Mistérios) – cargo dado apenas aos sacerdotes que já cumpriram o ciclo dos 21 anos de santo. É fundador da casa de santo Candomblé de Angola, de Visconde de Mauá, Rio de Janeiro. Dentro da linhagem do candomblé, da nação Angola da raiz de Tumbajunsara, é Mesu'ndandalode, filho do tata Ndandakeuamesu, bisneto de Tembura (vó Joana) e tataraneto de Ludiamungongo (Manoel Ciriaco).

Esses rituais pautam-se nos ensinamentos da oralidade, que assim são ensinados e transmitidos de geração a geração – visto que "A oralidade é um instrumento a serviço da estrutura dinâmica do candomblé".

Sendo assim, as religiões afro-brasileiras afirmam que a morte em si não é o fim, mas um momento vivo de contemplamento, o qual propicia ao homem o encontro com seus ancestrais, contribuindo para o desenvolvimento humano. Morrer, para nós candomblecistas, é passar para outra dimensão e permanecer junto com os nossos *ancestros*.

Frente às tradições *yoruba*, os negros nagôs contam que Obatalá criou o homem e também decidiu viver com os orixás no espaço sagrado que fica entre o *aiê* (terra) e o *orum* (céu). E nesse mesmo espaço sagrado, Obatalá decidiu que os homens deveriam morrer, cada um em um certo tempo e em uma certa hora. Sendo assim, Obatalá criou Iku (morte) e encarregou de fazer morrer todos os humanos, mediante uma condição: somente Olodumare, O Senhor do Sopro da Vida, poderia decidir a hora da morte de cada homem, ou seja, Iku (morte) leva, mas Iku jamais decide a hora de morrer.

Os negros jeje e os negros bantu também acreditam na criação do homem mediante o espaço sagrado e enaltecem a ancestralidade, pois hoje vivenciamos no corpo físico a dádiva da vida na terra (*iungo*), mas no amanhã faremos parte do Diulo em outra dimensão.

E assim temos a compreensão que a morte (Iku) faz parte da continuidade de um ciclo, no qual deixamos de ser matéria para nos tornarmos *ancestros*.

E na contribuição como matéria aqui na terra nesse ciclo, as nações Queto, Jeje e Angola priorizam diferentes rituais pós-morte – Axexê, Sirrum, Carrego e Ntambi – onde todos com suas diferentes particularidades visam preparar o espírito para que se liberte da matéria e voe como um pássaro para outra dimensão para encontrar e se tornar um ancestral.

Em Angola, o ritual fúnebre tem o nome de Ntambi, ritual místico e complexo, que começa logo após o falecimento. São fundamentos restritos e sagrados do povo de santo, no qual vou tentar resumir em etapas e movimentos sem minuciosidades, porque trata-se de segredos de Axé.

I. Desfazimento da iniciação do noviço

Movimento especial e particular, pois visa desfazer o que tinha sido feito na feitura, na sacralização do iniciante. É uma inversão, chamada dessacralização, onde o *kamutue* (cabeça) e o corpo precisam ser preparados para a libertação da matéria.

Nesse movimento, o corpo deve ser lavado com ervas e sabão da costa, incensado e fundamentado com os segredos e encantos do candomblé. Garantindo, assim, a preparação para a matéria ser recebida pela sagrada Mãe-Terra, que pertence ao *Inkise* Kavungo, Orixá Omolu e ao vodum Xapana – todos donos da terra, da vida e da morte –, e a interação com outras sagradas divindades.

No momento do funeral, é obrigatório o uso de branco e de todas as honras ao povo de santo. Vale lembrar que existe as diferenças do ritual frente às patentes e graduações alcançadas por tempo de iniciação e cargos de santo dentro da hierarquia do candomblé – visto que a morte de um *tata mukixi* e uma *mametu* seguem diferentes e grandiosos rituais. Afinal, trata-se das cabeças maiores de uma casa.

Sendo assim, o cortejo do corpo é acompanhado por rezas e cantigas próprias e desce à terra para os braços do Senhor da Terra, seguido de canjica, acaçá e muitos aplausos. As divindades manifestam-se, pombos brancos são soltos, e, em alguns casos, até fogos homenageiam e enaltecem essa transição.

II. *Movimentos na roça*

Durante o sepultamento, nem todos são permitidos acompanhar o velório, pois a roça precisa ser preparada para a chegada do povo de santo para outra etapa.

Chegando à roça, todos fazem sacudimento, banho de ervas, trocam de roupa. Permanecem sempre o branco e as cabeças cobertas. Há também mariô amarrado ao pulso e muita defumação com ervas diferenciadas.

Vale ressaltar que no caso de N'tambi de pai ou mãe de santo, são obrigatórios sete dias corridos de fundamentos, que abarcam toque, dança, comida e homenagens. Nesse ritual, todos dançam no sentido anti-horário na roda porque estamos louvando o inverso da vida.

Os *makudia* (comida) de N'tambi (ritual fúnebre) são fartas e variadas, com camarão, peixe, coco, acarajé, omeletes... – lembrando que toda comida é sem sal, frente à inversão de ciclo. Sendo assim, não pode faltar o prato predileto do falecido em vida, seguido de sua bebida e seus costumes, tudo em alto estilo. Geralmente, toda a comida de N'tambi é feita pelas filhas de Matamba (Inhaça dos *yorubas*), responsáveis pelo cozimento e preparos.

Assim, uma grande e farta mesa é montada nessa cerimônia, e todos devem se sentar à mesa para almoçar. No entanto, nessa mesa, nesse dia, faltará um prato e uma cadeira ficará vazia. O prato predileto do falecido já não vai estar sobre a mesa, mas, sim, no chão embaixo dela. Enaltecendo, assim, que aqui não faz mais sentido comermos juntos. Esse deve ser o nosso último convívio na roça. Afinal, ele já está em outra dimensão e todos comem pela última vez juntos em sua homenagem, com brindes, respeito e gratidão.

III. Movimento

Nessa etapa, há o compromisso com o rompimento e o desapego da matéria e do ego. E assim o trabalho na roça continua, sob os cuidados e orientações do zelador e dos mais velhos na hierarquia. É montado um lugar apropriado, pois nesse dia os atabaques não tocam. No caso de pai ou mãe de santo, com casa aberta às N'gomas (tambores), a pessoa deve permanecer deitada e coberta, também de branco, e é tocada pelos *kisikaramgombe* (tocador de tambor) no porão, com cabaças.

Assim, todos os utensílios e materiais do morto devem estar presentes, tais como escova de dente, chinelo, roupas íntimas, pente, meia, prato, copo, caneca, como também os apetrechos espirituais, como assentamentos, cordões de miçangas, moringas, quartinhas, vestimentas e paramentos de iniciação. Nesse movimento, prepara-se para montar um grande carrego com mistérios e segredos do povo de santo.

E o zelador, mediante orientações do jogo de búzios, segue ouvindo as determinações dos *mukixi* (divindades). Muitos objetos são quebrados na presença de todos, fios de contas são arrebentados, seguidos de cantos específicos, palmas e festividades. Enaltecendo que para esse espírito a vida está sendo uma roupa velha, que ele retira do corpo e segue seu ciclo sem saudades, dores e sentimentos.

Nessa etapa, o *inkise* Matamba, a senhora dos ventos, é evocada, pois tem o poder de transitar no mundo dos mortos. Também são chamados e reverenciados o *inkise* Kavungo (o dono da terra) e o *inkise* Zumba (a mãe da lama e da chuva) – esses são os *mukixi* louvados nas cerimônias fúnebres.

IV. Saída do carrego após se cumprir toda longa e minuciosa etapa do N'tambi

Após dias de trabalho, organização e dedicação, finalmente sai o carrego de Kalumgombe (espírito do morto) com destino determinado pelo zelador, perante a determinação do jogo de búzios.

Todos os utensílios e apetrechos do morto já estão enrolados em lençol, em formato de uma trouxa, e todos os participantes devem ficar e permanecer de costas para a saída do carrego que segue também de forma diferenciada para um sepultamento com destinos diversos.

E, nesse momento, o *inkise*, orixá, vodum deusa dos ventos, do fogo e dos raios se fazem presentes para a limpeza de toda a casa. Com batimento de folhas em todos e em toda a roça, por dentro e por fora, com a finalidade de varrer, guiar e limpar para fora todas as negatividades presentes.

E assim encerra o ritual fúnebre do candomblé, podendo, nessa mesma data, dependendo do cargo e da patente de santo, ser novamente louvado com honras, agradecimentos e festividade no N'tambi nos aniversários de 1, 3 e 7 anos da morte.

Portanto, todos os rituais ressaltam que para o povo de santo, o morrer é passar para outra dimensão e permanecer junto com seus *ancestros*. A morte não tem peso, castigo, nem fim... Ela é simplesmente uma passagem transitória de um importante e necessário ciclo que irá nos proporcionar o encontro com a ancestralidade.

Kiua Angola! (Salve Angola!)

Mesun' Dandalode ("Os olhos das águas profundas")

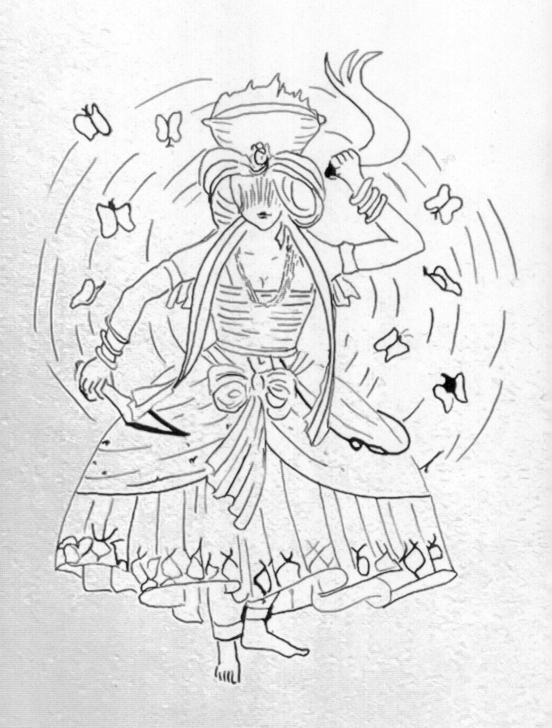

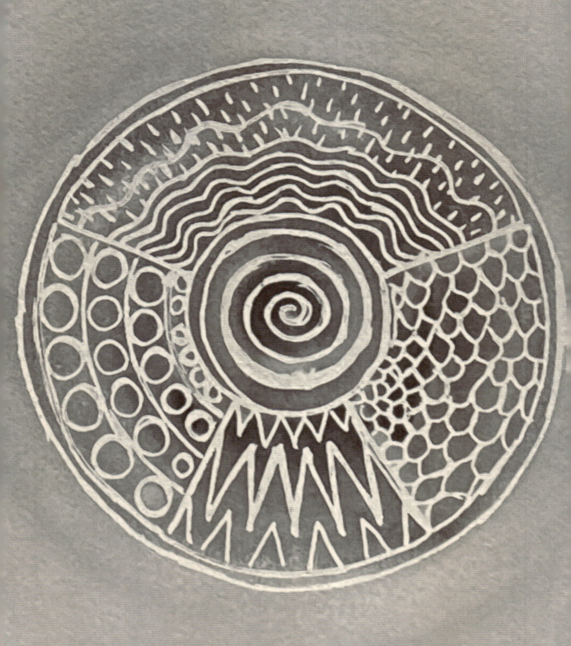

Capítulo 48
Tradição africana Dagara

Graças aos livros do burquinês[1] Malidoma Patrice Somé, podemos conhecer as tradições do povo africano da tribo Dagara, em Burkina Faso, na África Ocidental.

Somé é um iniciado e xamã de Dagara. Ele foi raptado por missionários jesuítas aos 4 anos de idade (1960) para ser convertido ao cristianismo e receber uma educação ocidental. Aos 20 anos, conseguiu escapar da escola missionária e retornar ao seu povo, quando, então, reaprendeu sua língua e seus costumes.

O povo Dagara acredita em uma hierarquia existente na consciência, sendo que a maior consciência é o mundo vegetal, o mundo da natureza, as árvores.

Na cultura Dagara, a alma é vista como uma entidade que não tem começo ou fim. Ela se move de modo orbital entre o reino espiritual dos ancestrais e a terra da tribo. O sobrenatural faz parte da sua vida. Portanto, não há separação entre os mortos e os vivos.

Durante os rituais fúnebres, o morto será convocado a lembrar suas contribuições sociais à comunidade e, portanto, deve se arrepender e lamentar os fracassos passados para chegar ao reino dos antepassados e obter a permissão para voltar. Para tanto, os mortos dependem das cerimônias funerárias feitas pelos vivos.

---

[1] Burquina é um país africano cuja capital é a cidade de Uagadugu.

O xamã Somé explica:

> Em uma comunidade, a morte de uma pessoa é um assunto de todos. Portanto, é preciso que todos enviem os mortos para o reino dos antepassados. Qualquer esforço isolado e individual para realizar um ritual que requer esforço comunitário só resultará em ter o falecido de volta como um fantasma. O fantasma tentará dizer à família o que deve ser feito para que a pessoa morta tenha a chance de se registrar junto aos antepassados. Isto, por sua vez, torna possível que a pessoa volte a esta vida em um momento posterior. Esta reencenação da vida do falecido é feita da seguinte maneira. Os indivíduos que têm uma relação pessoal com o falecido são escolhidos para representar o falecido. Este papel de representação mudará de pessoa para pessoa porque ninguém pode desempenhar o papel de seu amigo falecido por muito tempo sem enlouquecer. A mudança de papéis impede que alguém permaneça nele o tempo suficiente para alcançar este ápice de sentimento.[2]

Os ritos fúnebres em um vilarejo de Dagara geralmente começam logo após a morte. As primeiras pessoas a gritar são as mulheres. Ao lamentar, elas não estão ritualmente envolvidas, mas simplesmente enviam as notícias para as aldeias próximas sobre o que aconteceu. Enquanto isso, os homens começam a preparar o ritual, que durará dois ou três dias.

Toda a comunidade participa das cerimônias fúnebres porque ninguém quer ser responsável por fazer com que o falecido não chegue ao reino dos mortos. Afinal, uma pessoa pode morrer para se unir àquele que não consegue encontrar seu caminho. Se o falecido não chegar onde a morte o ordena a ir, ficará furioso com os vivos.

> É preciso uma pessoa viva para derramar lágrimas em nome de um morto para que este tipo de coisa não aconteça. Os humanos devem

---

[2] Somé, Malidoma Patrice. *Ritual*: power, healing and community. Penguin Books, Londres, Inglaterra, 1997, eBook Kindle, posição 69.

sentir a dor e ser capazes de expressá-la sinceramente a fim de libertar o espírito morto.[3]

Por isso, se não houver expressão de tristeza, mortos e vivos serão prejudicados. "Sem dor, a separação entre os vivos e os mortos nunca muda para aquela fase em que os vivos aceitam o fato de que um ente querido se tornou um espírito"[4], explica Somé.

As cerimônias fúnebres são vistas também como uma oportunidade para cada pessoa e a tribo como um todo poderem lamentar suas dores.

> Para o Dagara, o luto é visto como alimento para a psique. Assim como o corpo precisa de alimentos, a psique precisa de tristeza para manter seu próprio equilíbrio saudável. [...] As pessoas que não sabem como chorar juntas são pessoas que não podem rir juntas. As pessoas que não sabem o poder de derramar suas lágrimas juntas são como uma bomba-relógio, perigosas para si mesmas e para o mundo ao seu redor.[5]

---

[3] Somé, Malidoma Patrice. *Ritual*: power, healing and community. Penguin Books, Londres, Inglaterra, 1997, eBook Kindle, posição 69.

[4] Ibidem.

[5] Ibidem.

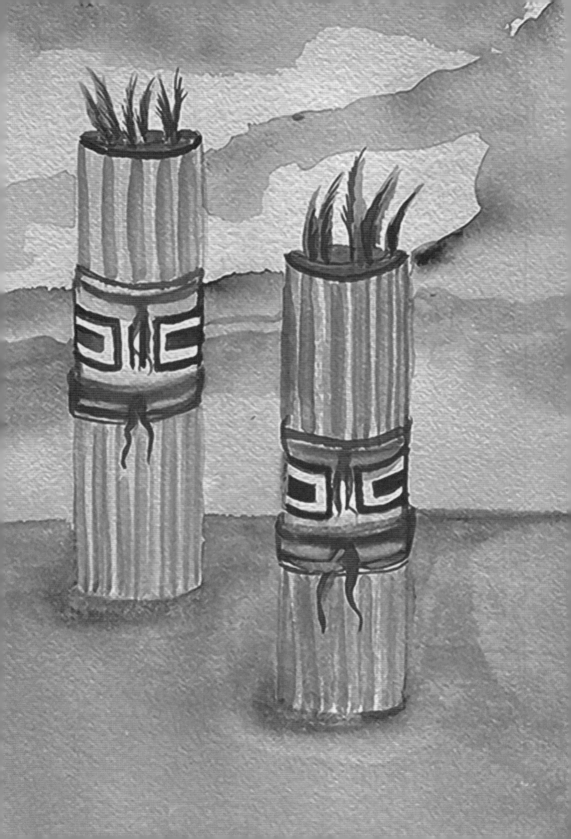

Capítulo 49

Povos indígenas do alto Xingu, por Awayunyc Kamaiurá[1] e Lucila de Jesus M. Gonçalves[2]

O Parque Indígena do Xingu (PIX)[3] está localizado no nordeste do estado do Mato Grosso, na porção sul da Amazônia brasileira. É formado por 16 etnias: Aweti, Ikpeng, Kaiabi, Kalapalo, Kamaiurá, Kĩsêdjê, Kuikuro, Matipu, Mehinako, Nahukuá, Naruvotu, Wauja, Tapayuna, Trumai, Yudja e Yawalapiti.

Apesar de cada povo ter sua própria identidade étnica e língua, eles são similares no seu estilo de vida e visão de mundo.

Segundo o professor Awayunyc Kamaiurá, que nasceu e mora na aldeia Kamaiurá, quando uma pessoa morre, a alma da pessoa morta fica na casa em que vivia. Seus parentes devem rezar para a alma subir para a aldeia no céu. Desse modo, a alma não fica em torno da casa. Caso os familiares não rezem, as pessoas (as almas) ficam na casa e mexem nas

---

[1] Awayunyc Kamaiurá, indígena Kamaiurá, habitante da aldeia Kamaiurá no Parque Indígena do Xingu, foi professor da escola Mavutsinin (na sua aldeia) e aspirante a estudante de Antropologia.

[2] Brasileira, psicóloga, psicanalista, mestre em Saúde pública, doutora em Psicologia social, pesquisadora do universo onírico ameríndio, autora de *Na fronteira das relações de cuidado em saúde indígena* (Annablume, 2011).

[3] Com 2 642 003 hectares, a paisagem local exibe uma grande biodiversidade, em uma região de transição ecológica: das savanas e florestas semideciduais mais secas ao sul à floresta ombrófila amazônica ao norte. Apresenta cerrados, campos, florestas de várzea, florestas de terra firme e florestas em terras pretas arqueológicas.

coisas. A família deve pagar um rezador para que a alma do parente suba para a aldeia das almas, onde as pessoas mortas vivem.

Awayunyc Kamaiurá conta: "Minha avó tinha morrido quando jovem, morreu, a alma dela subiu até a aldeia deles, depois que acordou, voltou a alma dela. Até hoje ela está viva e contou essa história."

Ele explica que:

> Após a morte de um jovem, a comunidade fica sete dias de luto. Se for uma pessoa mais velha, o luto da comunidade dura aproximadamente três dias. A família do morto fica um ano em luto, até acontecer a festa do Kuarup. Mavutsinin, nosso criador e primeiro homem que surgiu no mundo, cortou quatro pedaços de tronco para virarem gente. Vieram seus netos, sol e lua; foram eles que começaram a homenagem aos mortos com o nome da árvore *kuarup*, quando sua mãe morreu. Lá foi a origem do luto.

As antropólogas brasileiras Carmen Junqueira[4] e Vaneska Taciana Vitti[5], no artigo "O Kwaryp kamaiurá na aldeia de Ipavu"[6], descrevem a cerimônia anual em homenagem aos mortos, o *kwaryp* (Kuarup), que marca o fim de um período de um ano de luto e celebra a memória de todos aqueles que morreram.

---

[4] Carmen Junqueira é professora emérita da Pontifícia Universidade Católica de São Paulo (PUC-SP), professora titular do Departamento de Antropologia e do Programa de Estudos Pós-Graduados em Ciências Sociais, da PUC-SP.

[5] Vaneska Taciana Vitti é antropóloga, mestre em Ciências Sociais-Antropologia pela Pontifícia Universidade Católica de São Paulo (PUC-SP) e pesquisadora do Núcleo de Etnologia, Meio Ambiente e Populações Tradicionais (Nema) da PUC-SP. Atualmente trabalha no Projeto Xingu Unifesp/EPM.

[6] <www.scielo.br/j/ea/a/RRKvS3x4BV5Zp7nZwf9DRFx/?lang=pt> (2009)

As oito etnias[7] da região da aldeia Kamayurá participam da cerimônia: o anfitrião Kamayurá e os convidados Kuikuro, Mehinako, Kalapalo, Matipu, Waurá e Aweti.[8]

Logo após o falecimento da pessoa e do sepultamento, durante semanas os enlutados são consultados se desejam ou não o prosseguimento dos rituais.

A decisão tem como ponto central a construção de uma cerca baixa de madeira ao redor da sepultura, e o consentimento significa que os enlutados concordam com a futura realização da festa do Kuarup. Por fim, em algum momento entre os meses de julho e setembro, quando o tempo se torna seco (os dias são quentes e as noites frescas) e as águas propícias à pesca, intensificam-se os preparativos para a cerimônia do Kuarup.

Terminado o enterro, o líder dos "sepultadores" chama o "dono do morto" e seus familiares para que venham tomar o banho ritual sobre a sepultura, cuja finalidade é limpar as lágrimas. Durante três dias, a família enlutada faz uma pequena fogueira sobre a sepultura para ajudar a alma a encontrar o caminho para a aldeia das almas, sua última morada.

À noite, um pajé procede ao ritual de expulsão da alma, sempre necessário, pois ela insiste em permanecer na casa onde sempre morou. Cheios de tristeza, os familiares enlutados podem permanecer mais de uma semana sem falar com ninguém, alimentando-se sobriamente.

---

[7] Artigo escrito em 2009.

[8] <www.gov.br/funai/pt-br/assuntos/noticias/2018kuarup-o-ritual-funebre-que-expressa-a-riqueza-cultural-do-xingu>

A aldeia como um todo silencia-se, cessam brincadeiras, jogos de futebol e qualquer atividade que revele alegria. A escola permanece fechada.

Cerca de três semanas após o enterro, os "sepultadores" perguntam ao parente mais próximo do morto se a aldeia pode retomar seu ritmo usual. A dor da perda é avivada, chora-se muito, mas, finalmente, permite a volta do cotidiano. Ouvem-se risos, veem-se brincadeiras, fala-se mais naturalmente, embora não haja demonstração explícita de alegria e de felicidade. O reconhecimento à dor dos enlutados permanece, embora a comunidade retome as atividades corriqueiras. Com isso, o "sepultador" sente que já é hora de consultar o "dono do morto" sobre a oportunidade de fazer uma pescaria, que ele realizará com seus companheiros e outros homens da aldeia. Tão logo se defina o dia da pescaria, a família enlutada reúne forças para levantar *jiraus* (estrado de varas sobre forquilhas cravadas no chão) e coletar lenha, pois os peixes capturados serão entregues ao "dono do morto" para que sejam assados e distribuídos a todos da aldeia.

Todos passam a noite inteira rezando cânticos e chorando pela última vez por aqueles que faleceram. Na tradição do Parque Indígena do Xingu, cada tronco enfeitado com adornos coloridos representa uma pessoa falecida a ser homenageada. Esses troncos ocupam o lugar central no ambiente em que indígenas rezam e choram a morte de seus entes queridos. Ao final da cerimônia, eles sabem que a alma do morto deixará o tronco e seguirá o seu caminho com o raiar do sol.

A cerimônia do Kuarup acontece durante três dias de rituais que envolvem pinturas do corpo, enfeites, rezas, danças, lutas e uma grande pescaria com a participação de praticamente todos os homens da aldeia e de algumas mulheres.

Awayunyc Kamaiurá ressalta a importância da luta *huka-huka* no Kuarup, que traz alegria para a família dos mortos e harmonia para a comunidade. Na ocasião do Kuarup do pajé Takumã, em 2015, o grande vencedor da luta foi seu neto, o que trouxe um grande conforto à família.

Quando termina a festa, o "dono do morto" continua em luto até a próxima festa, por exemplo, a Festa do Papagaio ou a Festa da Taquara. Nessas ocasiões, as famílias dos mortos podem se pintar, cantar, dançar, e ali acaba esse período de luto.

Carmen Junqueira e Vaneska Taciana Vitti concluem:

> Aos poucos a vida na aldeia retoma o ritmo usual. Durante um bom tempo as conversas giram em torno da festa, dos convidados, da luta e dos novos campeões: comentários, acusações, elogios, críticas e mexericos dos velhos que morreram guardarão lembranças e os nomes, que serão transmitidos à geração seguinte. Possivelmente, viúvos e viúvas voltam a pensar em novo casamento, casais planejam o nascimento de outro filho.[9]

---

[9] Junqueira, Carmen; Vitti, Vaneska Taciana. "Kwaryp Kamaiurá na Aldeia de Ipavu". *Estudos Avançados*, v. 23, n. 65, 2009.

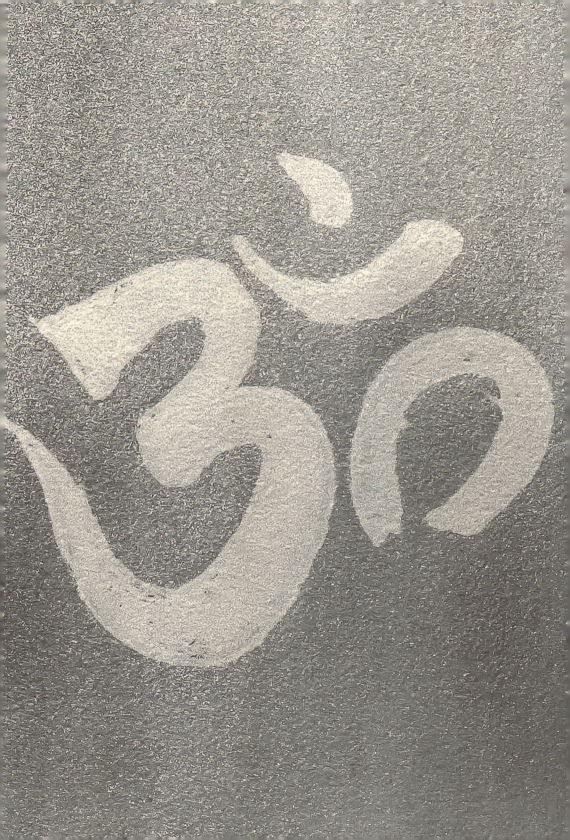

Capítulo 50
Hinduísmo

O hinduísmo é uma das religiões mais antigas do mundo e os hinos sagrados chegam a ter 3 300 anos. A crença na sobrevivência após a morte é atestada nos *Vedas*, o livro sagrado mais antigo do hinduísmo.

Uma das bases da religião hindu é a crença na reencarnação, no renascimento e continuidade da alma. É necessário que a alma se liberte do corpo material para seguir seu caminho na roda das encarnações. As reencarnações acontecem até que a alma alcance um grau evolutivo superior, rompendo o ciclo de renascimentos e unindo-se em definitivo ao mundo espiritual. Atingindo assim o nirvana.

Segundo Deepak Chopra, médico *ayurveda* indiano, radicado nos Estados Unidos, em seu livro *Vida após a morte*:

> Na tradição indiana, todos os corpos físicos são acompanhados por um corpo astral. O corpo astral é um espelho do corpo físico; tem coração, fígado, braços, pernas, um rosto etc., porém, como funciona numa frequência mais elevada, a maioria das pessoas não o percebe. Ao longo da vida, o corpo físico fornece um invólucro para a alma; ele aparenta situar-se no mundo material. [...] Na morte, o complemento astral do corpo físico separa-se dele. Segundo os ensinamentos védicos, a alma que parte dorme por algum tempo na região astral, o que eu traduzo como um período de incubação. Novas ideias permeiam a mente antes de agir e algo similar acontece com a alma. Em geral, a alma dorme em paz, mas se uma pessoa morre de repente ou

prematuramente, ou se tem muitos desejos frustrados, esse sono pode ser inquieto e intranquilo. [...] A vida após a morte é um lugar de uma nova clareza. A vida após a morte não é estática. Continuamos a evoluir e a crescer depois da morte. A escolha não termina com a morte; ela expande-se. Carregamos imagens terrenas na vida após a morte (vemos o que nossa cultura nos condicionou a ver), mas a alma dá saltos criativos que abrem novos rumos.[1]

Rituais fúnebres

Na religião hindu, é costume, após a morte de uma pessoa, a incineração do corpo. Os hindus acreditam que o fogo funerário liberta a alma do corpo e a purifica. As chamas são encarregadas de liberar a alma individual do seu envoltório terreno e de levá-la até o céu para sua união com a alma universal ou para permanecer no *samsara*, ciclo do renascer.

> Após o ritual de cremação do corpo, a alma que se tornou fumaça também pode subir à atmosfera fundindo-se com os elementos, com o sol, com o vento e depois com as plantas. A subida leva então a uma descida cíclica e quase material, prefigurando a ideia de reencarnação.[2]

Contudo, nem todos os hindus são cremados. Os homens "santos", as crianças (que são consideradas puras) e as grávidas (que carregam seres puros em seu ventre) têm seus corpos amarrados a pedras e jogados nos rios sagrados. Um exemplo são as cerimônias no rio Ganges, na Índia.

---

[1] Chopra, Deepak. *Vida após a morte*. Rocco, Rio de Janeiro, RJ, 2010, eBook Kindle, posições 86, 130 e 261.

[2] Duprat, Guillaume. *L'altro mondo*: storia illustrata dell'aldilà. L'ippocampo, Milão, Itália, 2016, p. 70. Tradução livre.

Vou relatar minha experiência no templo Pashupatinath, em Kathmandu, no Nepal. A cremação se fazia, antigamente, com madeira de sândalo. O corpo é envolto em um pano – branco para os homens e rosa para as mulheres – e transportado em uma maca por seus familiares homens até o crematório. Geralmente, assistem à incineração somente os homens da família, os filhos varões do defunto – vestidos com roupas brancas e a cabeça raspada em sinal de purificação. Para complementar o rito funerário, se aproximam da pira e o mais velho deles, depois de dar cinco voltas ao seu redor, acende o fogo. Consumido pelo fogo, as cinzas do falecido são recolhidas e entregues à família, que costuma guardá-las até um familiar poder arremessá-las num rio sagrado, como o rio Ganges, juntamente com flores.

Os familiares, uma vez completado o rito funerário, fazem isolamento social em nome da sua purificação, uma atitude de recolhimento, assim como uma dieta restrita que incluirá a cocção de alimentos de forma primitiva (fogo sobre a terra e caçarolas de barro).

Finalizando esse período, que varia segundo os costumes (geralmente quinze dias), a família é convidada para um banquete simbolizador da continuação da vida.

Há três casos nos quais a cremação do corpo não é efetuada: quando é o falecimento de uma criança, que será lançada no rio; quando os corpos são de leprosos, pois considera-se que os sofrimentos padecidos nesta vida os liberam da última purificação; e quando se trata de sacerdotes ou santos, pois acredita-se que a vida dedicada à realização espiritual e à santificação tornem o ritual desnecessário.

As viúvas são reconhecidas por vestirem um sari de cor branca. Elas costumam tirar suas pulseiras e parti-las em sinal de dor e de respeito para com o marido falecido. Geralmente, não lhes é permitido se casarem novamente e sua posição social é difícil e um tanto ambígua.

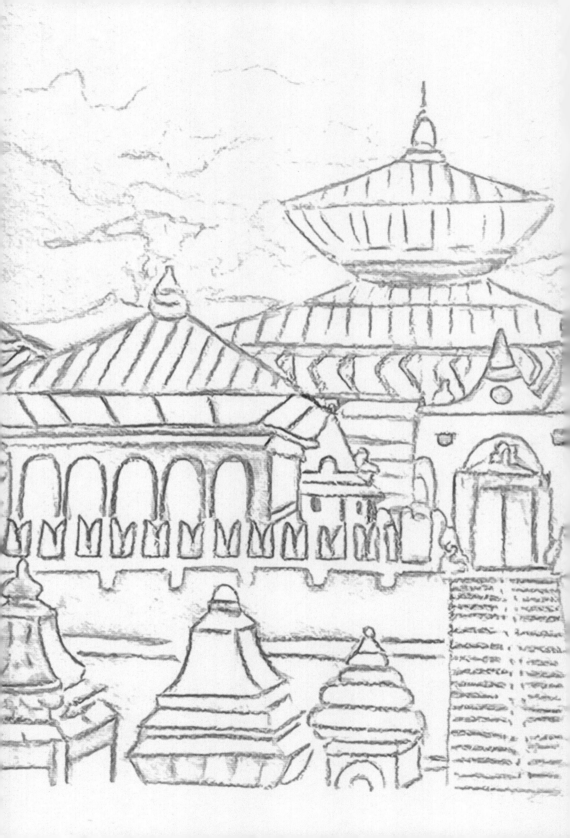

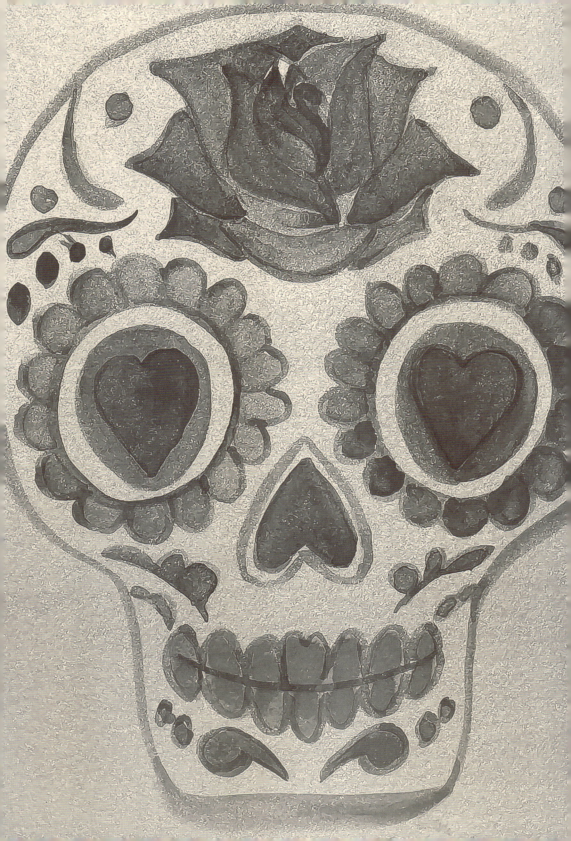

Capítulo 51

Dia dos Mortos no México

No México, o Dia dos Mortos é uma celebração de origem indígena, comemorada no dia 2 de novembro, em honra aos falecidos, e é quando as almas são autorizadas a visitar os parentes vivos.

É celebrada há cerca de 3 mil anos pelos povos mesoamericanos pré--hispânicos (astecas, maias, purépechas, náuatles e totonacas). Além do México, também é festejada em outros países da América Central e em algumas regiões dos Estados Unidos, onde a população mexicana é grande. A Organização das Nações Unidas para a Educação, a Ciência e a Cultura (Unesco) declarou essa celebração como Patrimônio Imaterial da Humanidade.

Os altares são coloridos e adornados com velas, imagens e alimentos. Eles servem para homenagear as almas e devem incorporar os quatro elementos da natureza. Há papéis e imagens que se movimentam com o vento para simbolizar a passagem dos mortos pelo local. A água fica à disposição dos mortos para matar a sede. As frutas representam a terra e servem para matar a fome – acredita-se que os defuntos percorrem um longo caminho até o mundo dos vivos. O fogo é simbolizado pelas velas, uma para cada alma lembrada.

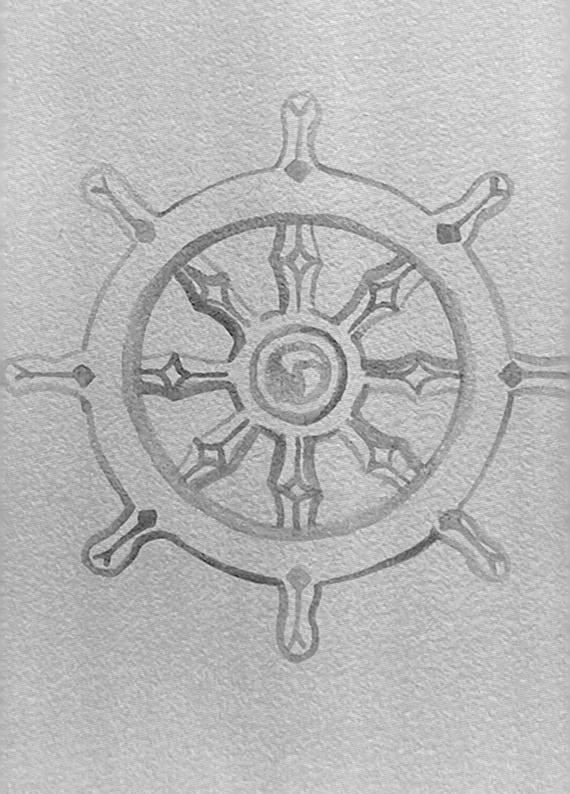

Capítulo 52

Budismo

Na visão budista, a vida, a morte e o pós-morte não são vistos como processos separados entre si, mas pertencentes a um todo.

Rituais fúnebres

Os costumes funerários budistas variam entre as diversas tradições e culturas. Vamos aqui falar sobre os rituais do budismo tibetano.

Lama Michel Rinpoche nos diz que as práticas para acompanhar a pessoa que falece começam antes da sua morte. Criam-se condições favoráveis com preces, silêncio, afeto e orientações que ajudam a pessoa que está morrendo a morrer num estado de paz e a direcionar sua mente de uma forma positiva ao que ocorrerá após sua própria morte.

Dessa forma, familiares, amigos, monges e lamas conhecidos fazem práticas e ações que geram energia positiva. Entre elas: atos de generosidade, oferendas de luzes, meditações e preces com a motivação de dedicar essa energia para a pessoa que está falecendo ou que acabou de falecer e já se encontra, então, no bardo.

Em geral, nos centros budistas há um caderno onde escreve-se o nome daqueles que estão doentes ou já faleceram, para serem lidos no final das cerimônias de meditação.

No momento específico da morte, ou logo após ela, é possível realizar a prática chamada *powa*. Essa é uma técnica na qual transfere-se a consciência do falecido para um melhor renascimento.

359

Presenciei Lama Gangchen Rinpoche realizando essa prática para uma senhora que havia acabado de falecer. Lembro-me da suavidade com que ele pronunciou três vezes a sílaba PHE no momento da transferência. Apesar de ser uma técnica ensinada abertamente pelos lamas àqueles que desejam praticá-la, ela requer treino e dedicação.

Lama Gangchen Rinpoche nos transmitiu a prática de *powa* no ano de 2003 como um método de nos prepararmos para nossa própria morte. Ao concluir seus ensinamentos, ele nos disse:

> A prática de *powa* não é difícil. Aliás, eu acho muito fácil. Estou lhes dizendo isto para afirmar que mudar os hábitos mentais negativos em hábitos positivos é muito mais difícil do que fazer a transferência de consciência no momento de nossa morte. Se aprendermos a transformar a negatividade mental, não precisaremos nem mesmo fazer o *powa*.

Lama Michel Rinpoche conta que uma das práticas mais comuns feitas pelos monges, lamas e praticantes depois que a pessoa falece é chamada de *djang-tchog*, ou seja, "prática de purificação". Nela, os convidados trazem uma foto, uma roupa ou algum outro objeto pessoal do falecido como forma de criar com ele um vínculo e uma conexão direta. A primeira sílaba do seu nome é escrita com um círculo sobre ela, conhecido por *tigle*. O praticante convida o falecido a vir a este círculo para receber as bênçãos dessas preces de forma a purificar suas próprias negatividades e gerar energia positiva. Também lhe são dadas as instruções para ajudá-lo a compreender que a vida na qual se encontrava terminou e que agora necessita se direcionar para a próxima. Por isso, ele não deve ficar apegado ao seu corpo anterior. Ao final dessa prática, a foto e todos os objetos são queimados. Durante a cremação ou quando se queima a foto, se recita uma primeira parte do "Sutra do coração" (em sânscrito, "Prajnaparamita"), que inicia-se com a frase "A forma é o vazio e o vazio é a forma". Esse vazio refere-se à natureza de todos os fenômenos, de que nada existe por si só, mas tudo está interligado.

Em geral, os budistas são cremados. Apenas aqueles que morrem de doenças graves são enterrados. Lama Michel Rinpoche diz que outra importante prática é realizada após a cremação, com as cinzas do falecido. Ela é chamada de *ru-chog*. Com essa cerimônia, as cinzas serão purificadas e poderão ser lançadas em rios ou no alto de uma montanha como uma oferenda para a natureza, ou seja, um adubo para as plantas. Elas poderão, também, ser misturadas com barro ou gesso na formação de Tsa-tsas (pequenas imagens sagradas). Um dos objetivos dessa cerimônia é gerar um elo de energia positiva com aquele que faleceu.

Além disso, tradicionalmente, durante 49 dias, são feitas preces e ações virtuosas dedicadas à pessoa que faleceu. Esse é o período máximo no qual o falecido pode estar no estado intermediário do bardo. As práticas acontecem regularmente a cada sete dias após a morte.

Lama Michel Rinpoche explica que neste estado é muito fácil mudar de direção:

> Se durante a vida o processo de mudança é lento e demorado, assim como um grande navio no mar quando precisa mudar de direção, no bardo somos como uma pequena canoa que muda facilmente de direção a qualquer ponto. Por essa razão, é muito importante se conectar com uma pessoa que faleceu durante o período do bardo para ajudá-la a conectar-se com algo positivo e, dessa maneira, direcioná-la a um renascimento melhor.

Para os seres do bardo, não importa se rezamos em tibetano, em grego ou em português, pois na esfera sutil não existem os obstáculos criados pela mente conceitual. O mais importante é que nossas rezas sejam sinceras, isto é, que não sejam feitas mecanicamente.

Quando são feitas as rezas e oferendas diante de um altar, elas são dedicadas a todos os seres sagrados e comuns. Assim sendo, gera-se energia positiva que, por sua vez, pode ser dedicada a dar sustento e ajuda à pessoa que faleceu.

Um altar budista é a representação do corpo, da palavra e da mente iluminada, com oito tipos de oferendas:

    I. Água para beber.

   II. Água para lavar os pés.

  III. Flores.

  IV. Incenso.

   V. Luz (vela).

  VI. Água perfumada.

 VII. Alimento.

VIII. Música.

Podemos, também, colocar enfileirados sete potes com água para representar as sete primeiras oferendas e um pequeno instrumento musical. Ao final do dia, os potes de água devem ser esvaziados e emborcados uns sobre os outros. Podemos deixar a foto da pessoa falecida à nossa frente.

Meditação

A visualização é um modo eficaz para direcionarmos a nossa mente.

Dedique os primeiros instantes desta meditação para firmar a sua intenção de gerar energia de calma e luz para aqueles que faleceram ou estão perto da morte. Evoque, então, à sua frente, seu objeto de fé, a fonte de energia curativa de sua preferência, que irá sustentar durante toda esta meditação: Deus, Jesus, uma divindade sagrada ou seu mestre espiritual. Caso você não tenha esse referencial, visualize uma forte luz dourada ou algo ou alguém que te desperta um sentimento de gratidão e amor.

Em seguida, visualize que no seu coração há um ponto de luz que é você mesmo. Dele sai um cordão de luz que vai em direção a essa fonte de energia curativa e se conecta a ela. Em vez de visualizar você de fora vendo esta cena, sinta que está participando dela.

Se você estiver distante, mas conectado a alguém que está morrendo, você pode fazer essa mesma visualização. No momento em que se sentir conectado com essa experiência de fé e amor, visualize que todo o seu corpo está preenchido de luz, que começa a transbordar por todos os seus poros e orifícios do corpo até criar um campo de luz brilhante à sua volta. Agora, visualize à sua frente, dentro desse campo de luz, a pessoa que está doente ou já faleceu.

Então, visualize que do seu coração saem raios de luz dourada que penetram no coração dessa pessoa. Com isso, você estará compartilhando pura energia positiva com a pessoa visualizada. Pense nela sorrindo, agradecida por sua meditação.

Você pode, então, fazer suas orações ou recitar o mantra:

OM MANI PEME HUNG
(Divina joia flor de lótus)

No final, visualize a imagem dessa pessoa, assim como todas as luzes, diminuindo até se dissolverem no centro do seu coração.

Após ter recitado o mantra inúmeras vezes, assopre a foto. Confie que ela recebeu os benefícios da sua meditação. Assim como diz Lama Gangchen Rinpoche: "O poder do amor torna possível o impossível".

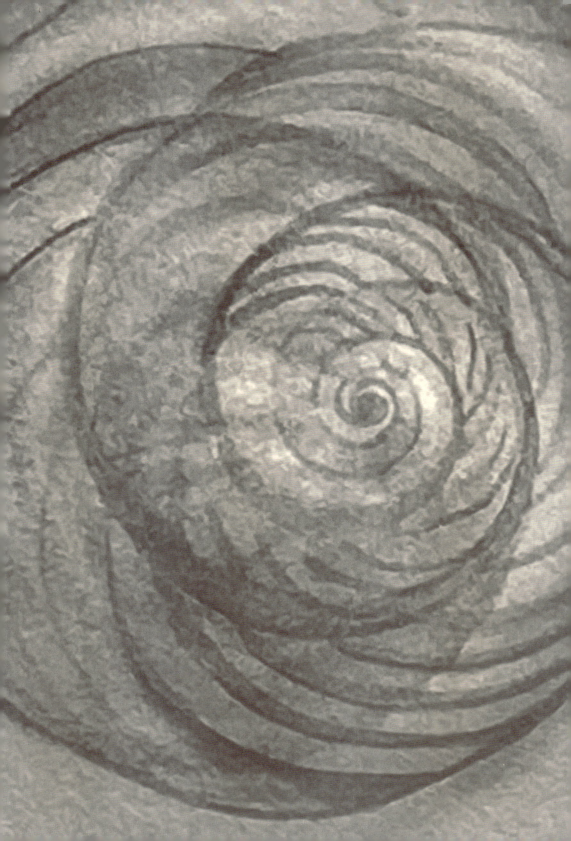

Capítulo 53
O que continua?

O budismo nos ensina a ver além do imediato ao questionar: "Sou o corpo ou alguma parte desse agrupamento de ossos, sangue e carne? Sou minha consciência? Sou algo além do meu corpo e da minha existência?"

Não somos apenas a autoimagem que temos de nós mesmos. Nós temos um corpo e uma mente grosseiros, sutis e muito sutis.

Há um ditado tibetano que diz: "Todo mundo morre, mas ninguém está morto".

O budismo tibetano parte de uma importante percepção: a mente só depende do cérebro para funcionar nos níveis grosseiros, isto é, ela continua a existir nos níveis sutis, independentemente de um corpo físico.

Na medicina ocidental, mente e cérebro são praticamente a mesma coisa, mas essa não é a visão budista. Geshe Kelsang Gyatso ressalta:

> Algumas pessoas pensam que a mente é o cérebro ou alguma outra parte ou função do corpo, mas isso é incorreto. O cérebro é um objeto físico, que pode ser visto com os olhos e que pode ser fotografado ou submetido a uma cirurgia. A mente, por sua vez, não é um objeto físico. Ela não pode ser vista com os olhos nem pode ser fotografada ou passar por uma cirurgia. Portanto, o cérebro não é a mente – ele é, apenas, parte do corpo.[1]

---

[1] Venerável Geshe Kelsang Gyatso. *Como transformar a sua vida*. Tharpa Brasil, São Paulo, SP, 2006, eBook Kindle, posição 286.

O professor, escritor e psiquiatra Daniel Siegel nos ajuda a superar a ideia ocidental do cérebro ser a mente quando comenta que a mente pode estar localizada dentro do corpo todo:

> Estamos aprendendo agora que há redes neuronais, sistemas de processamento distribuídos paralelamente, como discutimos, no sistema nervoso intrínseco de nosso coração e intestinos. É possível que esse fluxo de energia nessas regiões fora da cabeça possa criar padrões completos de disparos neuronais, representações neuronais que estão reapresentando em seus perfis de ativação de redes neuronais "informações", que correspondem a representações mentais. Em outras palavras, o corpo em si pode não ser apenas fluxo de energia – pode também envolver fluxo de informação. Informação é de fato criada por redes de padrões energéticos. Estamos vendo que temos um cérebro-cabeça, cérebro-coração e cérebro-vísceras, o que, no mínimo, tornaria a mente tanto no fluxo de energia como no de informação completamente corporificado, não só encapsulado no crânio.[2]

É interessante ampliarmos a nossa percepção de a mente estar em todo o nosso corpo, mas, segundo a visão budista, nem mesmo o corpo é a mente em si mesma, como afirma Geshe Kelsang Gyatso:

> Quando morremos, nossa mente deixa nosso corpo e parte para a próxima vida, como um hóspede que deixa uma hospedaria e parte para outro lugar. Se a mente não é o cérebro nem qualquer outra parte do corpo, o que ela é? A mente é um *continuum* sem forma, que funciona para perceber e compreender objetos. Porque a mente é, por natureza, sem forma (ou seja, imaterial, não física), ela não é obstruída por objetos físicos.[3]

---

[2] Siegel, Daniel. *Mente saudável*: uma jornada pessoal e global em busca da saúde e da conexão corpo e mente. Versos Editora, São Paulo, SP, 2018, eBook Kindle, posição 3012.

[3] Venerável Geshe Kelsang Gyatso. *Como transformar a sua vida*. Tharpa Brasil, São Paulo, SP, 2006, eBook Kindle, posição 292.

Curiosamente, em fevereiro deste ano (2022), pela primeira vez na história da ciência, a morte de um paciente foi registrada durante um eletroencefalograma. A pesquisa foi publicada no jornal científico *Frontiers in Aging Neuroscience*[4]. Enquanto passava pelo procedimento, a paciente de 87 anos, com epilepsia, faleceu inesperadamente. Os cientistas, ao registrarem suas ondas cerebrais, notaram um repentino *flash* de memórias segundos antes e depois de seu coração parar de bater. Esse estudo pioneiro sugere que podemos experimentar uma inundação de lembranças quando morremos.

Quem morre são o corpo e a mente grosseiros, mas a nossa mente e o nosso corpo muito sutis continuam.

Lama Michel Rinpoche responde à pergunta sobre o que continua após a morte de uma maneira simples:

> O que continua de uma vida para outra são principalmente os nossos condicionamentos, os nossos hábitos profundos. Por exemplo, uma pessoa que está fortemente acostumada a mentir, em sua próxima reencarnação vai ter a predisposição à mentira. Não levamos com nós apenas os nossos hábitos profundos e emoções profundas, mas também a força kármica gerada pelas ações que fizemos.

Para entendermos melhor o que continua após a nossa morte e desenvolvermos uma identidade que transcende a morte, Lama Michel Rinpoche sugere o seguinte exercício.

> Escreva uma carta de introdução, fale de você mesmo. Imagine que lendo essa carta uma pessoa vai poder te encontrar no meio de milhares de pessoas. Só que existem algumas regras. Você não pode falar seu nome, de quem você é filho, ou pai, tio ou avô. Não pode falar qual é

---

[4] <www.frontiersin.org/articles/10.3389/fnagi.2022.813531/full>

o seu trabalho, do que você é dono ou de qualquer característica física. Nem se é homem ou mulher... tem que ir além disso tudo. Quais são os meus aspectos interiores? Nesse exercício, você escreve isso, depois de seis meses escreve de novo e lê a de antes, para ver a mudança interna que ocorreu. Isso é aquilo que você leva de uma vida para outra.

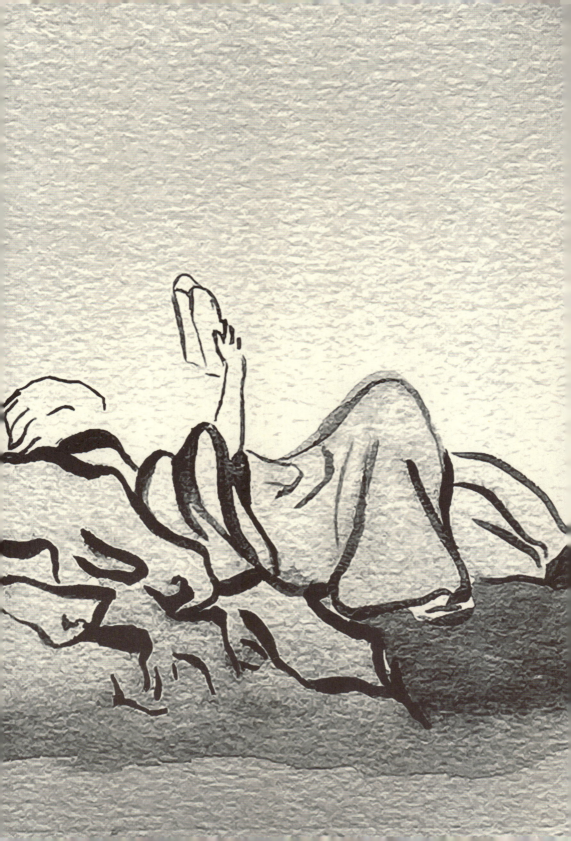

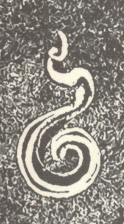

Capítulo 54

Com a morte, a mente muito sutil segue seu processo contínuo de vida em vida

Um dos erros sociológicos e psicológicos mais fatais
de nosso tempo é o de pensar que uma coisa
pode se tornar outra em um determinado momento.
Carl Jung, psicanalista suíço[1]

O tema da reencarnação é um ponto delicado. Lama Gangchen Rinpoche nos disse uma vez: "Enquanto não houver um certo sentimento sobre a reencarnação, é melhor não se ocupar com ela". Em outras palavras, ele estava nos lembrando que a experiência direta da percepção da continuidade é mais importante do que a crença em si de uma ideia.

Lama Michel Rinpoche nos conta que um jornalista lhe perguntou se ele acreditava na reencarnação. Ao dizer que sim, este retrucou:

— E se ela não existir?

Ele respondeu:

— Melhor ainda.

Segundo Lama Michel:

O fato de acreditar na reencarnação, ou seja, em uma continuação depois da morte que depende de como vivo minha vida no presente, faz

---

[1] Jung, Carl Gustav. *Anima e morte*. Sul Rinascere, Biblioteca Bollati Boringhieri, Foundation of the Works of C. G. Jung, Zurique, Suíça, 2007, p. 35. Tradução livre.

com que eu tenha uma vida melhor. Pois desenvolver nossas qualidades internas, diminuir nossos venenos mentais e desenvolver uma identidade mais profunda são atitudes que nos ajudam tanto nesta vida como nas próximas, caso elas realmente ocorram.[2]

A visão da morte é formada pela memória das experiências vividas, pelo ambiente social, cultural e religioso e por nossa educação familiar. A grande maioria das tradições espirituais e religiosas acreditam em uma continuação depois da morte. As tradições budista-tibetana, zen--budista e hindu dão extrema importância ao ato de morrer.

Sob o olhar budista, o que continua é o corpo e a mente muito sutis, conhecidos por *continuum* mental – tal como a consciência que temos no momento presente, e não uma alma de uma entidade única e imutável que transmigra de uma vida para outra ou que seja reabsorvida pela consciência universal para depois renascer.

Para o budismo, a morte não é compreendida como um evento isolado, mas como uma mudança de um ciclo infindável de mudanças. Ela é uma realidade natural e pode ser uma oportunidade muito especial de levarmos nossa mente a um estado de profunda paz. Nesse sentido, a morte não é vista como algo mórbido e temido, mas como uma bela oportunidade de crescimento espiritual. O budismo nos inspira a incluir a consciência da morte em todos os eventos da vida como uma forma de reconhecermos a natureza cíclica e contínua da existência.

A americana Sushila Blackman[3], praticante da meditação vipassana, ressalta em seu livro *Graceful Exits* (*Graciosas saídas*) que a crença na

---

[2] Rinpoche, Lama Michel. *Coragem para seguir em frente.* Gaia, São Paulo, SP, 2006, p. 106.

[3] Sushila Blackman era estudante do mestre hindu Swami Muktananda e esteve presente em seu *ashram*, na Índia, durante sua morte. Alguns meses antes de ela completar *Graceful Exits,* soube que tinha avançado no câncer de pulmão. Ela morreu um mês e meio depois de terminar seu livro.

reencarnação e o ciclo de renascimento não são exclusivos apenas dos budistas.

> Por exemplo, um fragmento de um antigo texto hermético egípcio afirma que: "A alma passa de forma em forma e as moradas de suas peregrinações são múltiplas". Também na *Bíblia* há pelo menos uma passagem que sugere que Jesus acreditava na reencarnação. Em Mateus 17:13, Cristo revela sua forma divina aos três discípulos mais próximos e então lhes diz que seu precursor, João Batista, era de fato uma encarnação do profeta Elias. Nos primórdios da igreja cristã, ele descreveu o renascimento em seu De Principiis: "A alma não tem começo nem fim... cada alma neste mundo é fortalecida pelas vitórias ou enfraquecida pelas derrotas de sua vida anterior. Seu lugar neste mundo, como um recipiente destinado à honra ou desonra, é determinado por seus méritos anteriores."[4]

Estudos revelam que os primeiros cristãos, como seu mestre, aceitaram a reencarnação, mas o conceito foi suprimido pelo imperador Justiniano, em 538 d.C., com o Concílio de Constantinopla. No entanto, cabe ressaltar que, segundo a antropologia bíblica, ocorre apenas a ressurreição: voltar a viver. A palavra traduzida como "ressurreição" vem do termo grego *anastasis*, que significa "se levantar" ou "ficar de pé novamente". Quando uma pessoa é ressuscitada, ela é "levantada" dentre os mortos e volta a ser a pessoa que era antes.

No nível pessoal, cada um interpreta esses princípios de forma subjetiva. Quer dizer, apesar de nos ter sido ensinado a olhar o pós-morte de um determinado modo, ainda assim ele será vivido com mais ou menos conforto ou temor conforme a experiência de cada um diante do inexorável.

---

[4] Blackman, Sushila. *Volo nell'infinito*. Edizioni Il Punto d'incontro, Vicenza, Itália, 1998, p. 9. Tradução livre.

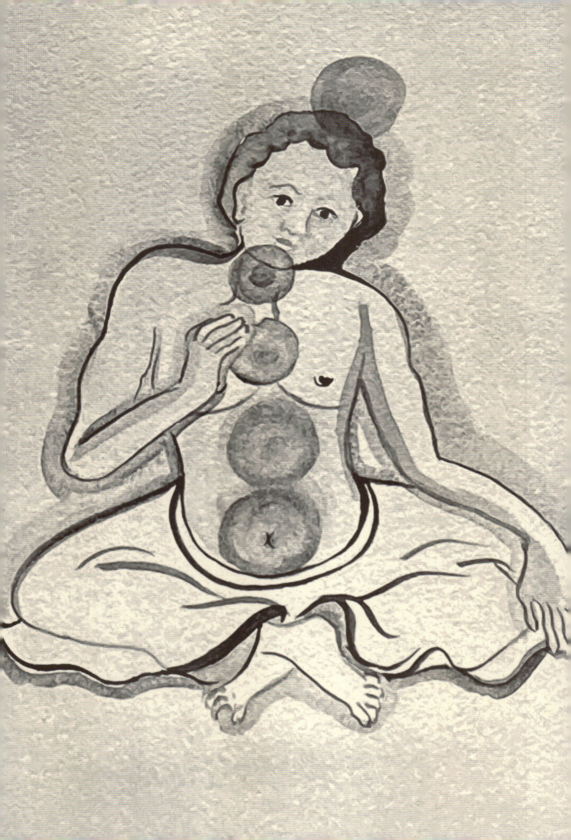

Capítulo 55

O que é a mente?

Dizemos, frequentemente, "minha mente, minha mente",
mas se alguém nos perguntasse "O que é a sua mente?",
não teríamos uma resposta correta.
A razão para isso é que não temos uma compreensão
correta sobre a natureza da mente e
como ela atua – ou seja, sua função.

A natureza da mente é clareza,
o que significa que ela é algo que é vazio, como o espaço,
e que sempre carece de características físicas, formato e cor.

A mente não é espaço propriamente dito,
pois o espaço produzido possui formato e cor.
Durante o dia, o espaço produzido pode estar claro, luminoso, e, durante a noite,
ele pode estar escuro, mas a mente nunca possui formato e cor.[1]

Geshe Kelsang Gyatso Rinpoche

A "mente" não é uma coisa,
mas um evento em movimento perpétuo,
operando em níveis diferentes
e ainda assim relacionados.[2]

Tsoknyi Rinpoche

---

[1] Rinpoche, Geshe Kelsang Gyatso. *Como entender a mente*. Tharpa, São Paulo, SP, 2016, eBook Kindle, posição 163.

[2] Rinpoche, Tsoknyi. *Coração aberto, mente aberta*: despertando o poder do amor essencial. Lúcida Letra, Teresópolis, RJ, 2018, eBook Kindle, posição 1809.

Os três níveis de densidade do corpo e da mente: grosseiro, sutil e muito sutil

Para compreendermos o processo da morte segundo a visão do budismo tibetano, precisamos aprender sobre os três níveis de existência do corpo e da mente: grosseiro, sutil e muito sutil. Eles se dão de modo simultâneo.

O corpo grosseiro é o corpo que pode ser visto pelos olhos, como a carne, a pele, os ossos, os órgãos e assim por diante.

O corpo sutil é a parte física de nosso corpo que não pode ser vista pelos olhos nus, como a pressão arterial, o fluxo interno que está nas veias, a parte linfática e os impulsos elétricos dentro do nosso sistema nervoso. Ele é formado principalmente pelos chamados canais sutis, que são caminhos através dos quais a energia flui.

Corpo muito sutil é um corpo não físico, uma energia sutil que continua de vida em vida.

A mente grosseira é a mente manifestada que percebe os nossos cinco sentidos e o sexto sentido da mente conceitual, que percebe e nomeia os fatos. Trata-se da nossa personalidade, das nossas emoções e dos pensamentos manifestados e conscientes.

Já a mente sutil são as emoções e os nossos pensamentos não manifestados. A mente muito sutil é onde se encontram os condicionamentos ou *imprints* – "marcas", em inglês – que levamos de vida em vida.

O corpo grosseiro é o nosso corpo físico, enquanto o corpo sutil é composto pelos canais energéticos – meridianos, conhecidos por *tsachakras*[3] (centros de energia), gotas, conhecidas por *tigle*, e ventos, chamados por *lung* ou *pranna*.

---

[3] *Chakras* são os pontos de junção no nosso corpo sutil, onde os canais secundários se encontram e se ramificam a partir dos canais principais. São como pistas de um aeroporto que dão base para as energias chegarem, se abastecerem e saírem para pontos determinados.

O corpo sutil muito raramente é discutido nos ensinamentos públicos. Porém, para o budismo tibetano esse é um dos ensinamentos mais elevados ou superiores. Acredito que o entendimento do corpo sutil e sua influência em nossos pensamentos, ações e, em particular, nas nossas emoções, seja essencial para o entendimento das camadas que obscurecem nossa capacidade de nos relacionarmos cordial e abertamente com nós mesmos, com os outros e com as condições que cercam nossa vida.

> Uma imagem tradicional simples envolve a relação entre o sino e o badalo, a bolinha de metal que bate nas paredes do sino. O badalo representa o corpo sutil, o nexo dos sentimentos, enquanto o sino representa o corpo físico. Quando o badalo bate no sino, o corpo físico – nervos, músculos e órgãos – é afetado e ocorre o som. O corpo sutil, porém, é um pouco mais complexo do que um sino. É constituído de três características relacionadas. A primeira é composta por um conjunto daquilo que em tibetano é chamado de *tsa*, geralmente traduzido como "canais" ou "caminhos".[4]

Lama Gangchen Rinpoche explica que *tsa* é a rede de canais de energia sutil que permeiam todo o nosso corpo.

> Esses canais são muito mais sutis que nossas veias, artérias e nervos. Por isso, não conseguimos vê-los, mesmo com um microscópio ou com uma máquina de ressonância magnética. O *tsa* existe em nosso corpo de energia sutil, e nele fluem os cinco maiores e cinco menores ventos sutis.[5]

Ainda de acordo com Lama Gangchen Rinpoche, dentro de nossos canais e *chakras*, encontram-se milhares de gotas vermelhas e brancas, a essência da energia lunar masculina e da energia solar feminina. Essas

---

[4] Rinpoche, Tsoknyi. *Coração aberto, mente aberta*: despertando o poder do amor essencial. Lúcida Letra, Teresópolis, RJ, 2018, eBook Kindle, posição 2113.

[5] Rinpoche, Lama Gangchen. *Autocura tântrica III*: guia para o supermercado dos bons pensamentos. Gaia, São Paulo, SP, 2003, p. 72.

gotas são uma energia mais estável. Elas concentram-se especialmente em nossos *chakras* do coração, coroa e umbigo. O *tsa* é a casa, o *lung* é o dono da casa, e o *tigle* são as joias preciosas escondidas nela.[6]

Tsoknyi Rinpoche faz um paralelo entre as gotas e os neurotransmissores.

> Hoje em dia, claro, podemos começar a pensar nessas "gotas" como neurotransmissores, os "mensageiros químicos" do corpo que afetam nossos estados físico, mental e emocional. Alguns desses neurotransmissores são bastante famosos: por exemplo, a serotonina, que influencia na depressão; a dopamina, substância associada com a antecipação do prazer; e a epinefrina (mais comumente conhecida como adrenalina), substância geralmente produzida em resposta ao estresse, à ansiedade e ao medo. Os neurotransmissores são moléculas minúsculas, e, embora seus efeitos em nossos estados mentais e físicos possam ser bastante perceptíveis, sua passagem entre vários órgãos do corpo ainda pode ser chamada de sutil.[7]

O corpo muito sutil é o vento muito sutil que sustenta a mente muito sutil. Conhecido por *Sogdzin lung*, sustenta a gota indestrutível que reside no chacra do coração. "Dentro dessa gota está a mente muito sutil e os ventos dos cinco elementos que continuam de uma vida para outra. Essa gota só se abre no momento da morte."[8], esclarece Lama Gangchen Rinpoche em seu livro *Um arco-íris de néctares medicinais*.

A mente grosseira se trata das sensações e entendimentos que julgam, nomeiam e avaliam. No nível grosseiro do nosso corpo e mente, vivenciamos tanto as sensações físicas como os estados mentais de modo

---

[6] Rinpoche, Lama Gangchen. *Autocura tântrica III*: guia para o supermercado dos bons pensamentos. Gaia, São Paulo, SP, 2003, p. 73.

[7] Rinpoche, Tsoknyi. *Coração aberto, mente aberta*: despertando o poder do amor essencial. Lúcida Letra, Teresópolis, RJ, 2018, eBook Kindle, posição 2113.

[8] Rinpoche, Lama Gangchen. *Um arco-íris de néctares medicinais*. Gaia, São Paulo, SP, no prelo.

limitado, com uma percepção dual da realidade que avalia, classifica e nomeia o que percebe como bom, ruim ou neutro. Ou seja, nossa atenção é sempre parcial, portanto, perdemos a percepção da totalidade.

A mente sutil, apesar de a percepção ainda ocorrer sob o viés da dualidade, é mais ampla e flexível. Quando dormimos, nossa mente grosseira se dissolve na mente sutil do sono. A mente sutil então pode fluir sem obstáculos. Por isso, em nossos sonhos podemos vivenciar experiências que ultrapassam as noções limitadas de tempo e espaço – podemos voar, estar em diferentes lugares num curto espaço de tempo, a imagem de uma pessoa pode tornar-se outra ou duas ao mesmo tempo em segundos. Mas, quando temos pesadelos, o sofrimento parece ainda maior do que quando estamos acordados.

A mente sutil é também as marcas mentais não manifestas, sustentadas pelo corpo sutil. Durante a nossa vida, a mente sutil atua como o inconsciente, quer dizer, como uma força latente que impulsiona nossos atos, pensamentos e emoções. Ela é composta, principalmente, pelos impulsos de atração, aversão e indiferença.

Lama Gangchen Rinpoche nos explicava que o nível muito sutil não pode ser compreendido por meio de palavras ou imagens, pois está além da nossa percepção ordinária. Ele surge no último estágio do processo da morte, quando todos os elementos do corpo e mente grosseiros e sutis tornaram-se inativos. "É apenas nossa mente muito sutil unida ao vento contínuo de energia *sogdzin* que passa, sozinha e nua, para a próxima vida."[9] Ela contém todas as informações acumuladas de vida em vida. Pequena, porém, altamente concentrada, por isso mais

---

[9] Rinpoche, Lama Gangchen. *Autocura tântrica III*: guia para o supermercado dos bons pensamentos. Gaia, São Paulo, SP, 2003, p. 90.

poderosa. Isto é, quanto mais sutil for o estado de existência da mente e do corpo mais potentes eles serão.

Lama Gangchen Rinpoche certa vez colocou uma lasca de um biscoito na ponta do seu dedo indicador e nos disse:

> Quando morremos, nossa mente fica tão leve quanto esta lasca de biscoito no meu dedo. Sem o corpo para nos sustentar, ficamos demasiadamente soltos no espaço aberto: não sabemos como nos direcionar. Por isso, desde já, precisamos aprender a comandar nossa mente nos estados de dúvida e incerteza.

Assim como ele nos disse que a mente muito sutil unida ao vento contínuo de energia é muito pequena – mais ou menos do tamanho de uma semente de mostarda – nem por isso devemos pensar que ela não pode conter todo o espaço do universo.

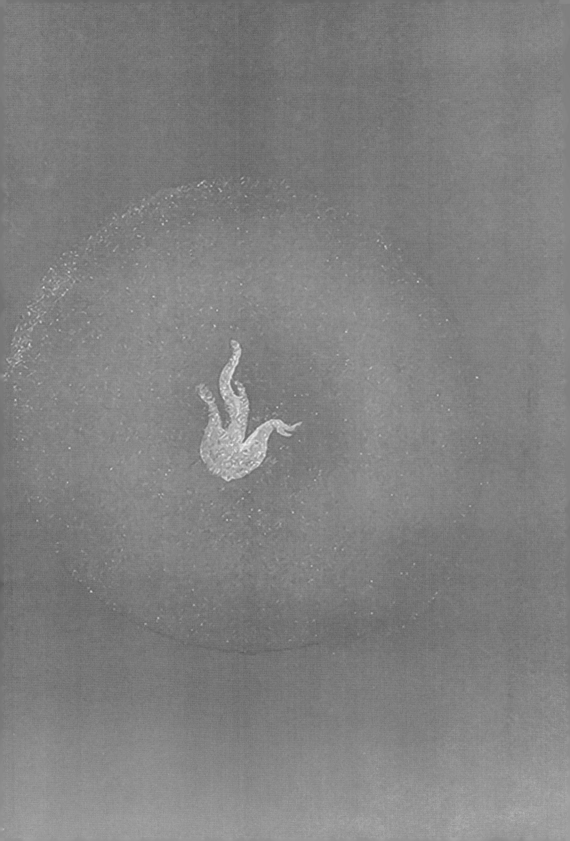

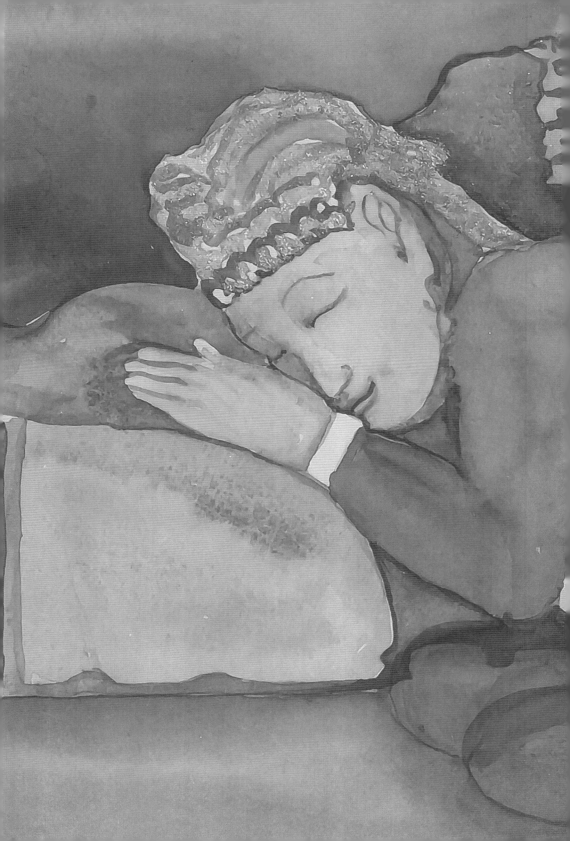

Capítulo 56

A importância do último estado mental ao morrer

A vida é curta
e muitos são os objetos de nosso conhecimento.
Entretanto, quando morremos
haverá algo de desconhecido para nós.
Seja como um cisne,
que consegue separar o leite da água.

Atisha[1]

Segundo o budismo tibetano, o último estado mental que ocorre ao morrer determina a qualidade da continuidade de nossa mente após a morte. Nesse sentido, a atenção não está em morrer, mas em saber direcionar a mente para um estado positivo de continuidade para o próximo renascimento.

Sushila Blackman explica que:

Buddha comparou os últimos momentos de pensamento a um rebanho de vacas em um estábulo. Quando a porta do celeiro for aberta, o mais forte sairá primeiro. Se nenhuma vaca for particularmente forte, então o líder usual do rebanho sairá primeiro. Se não houver tal vaca, a que estiver mais próxima da porta sairá primeiro. Na ausência de tudo isso,

---

[1] Atisha (982-1054) foi um renomado e erudito mestre de meditação budista indiano que reintroduziu o Budismo no Tibete após o seu quase desaparecimento sob o reinado de Lang Dharma.

eles tentarão sair todos juntos. Talvez os últimos pensamentos mais lembrados sejam os do grande Mahatma Gandhi. Quando a bala do assassino o atingiu, Gandhi imediatamente invocou o nome de sua amada divindade com a exclamação: "Sri Ram, Sri Ram, Sri Ram!" No *Bhagavad Gita*, o Senhor Krishna revela a Arjuna que a pessoa pode se libertar do renascimento concentrando-se completamente, mantendo a mente e o coração unidos, entregando-se profundamente ao Senhor ao dizer o mantra "OM" enquanto você está morrendo. No entanto, como as histórias deste livro sugerem, mesmo a primeira dessas tarefas é impossível a menos que nos envolvamos em algum tipo de prática espiritual enquanto estamos vivos.[2]

Um bom praticante encara a morte sem medo e arrependimento, já um excelente praticante reconhece a morte como a oportunidade de crescimento espiritual.

Mesmo para quem não segue o princípio da reencarnação, ver uma pessoa morrer em paz é de grande valor. Por meio do silêncio, da fé e das orações podemos transformar o ambiente onde a pessoa se encontra em um templo sagrado. Um lugar no qual sentimos-nos bem assim que entramos.

Existem várias rezas e práticas budistas que podem ser feitas no momento da morte. Eu uso a "Prática de Autocura Tântrica NgalSo" e a "Prática das Três Transformações", elaboradas por Lama Gangchen Rinpoche. Quando tenho a oportunidade, faço essas práticas em voz alta, se não, em silêncio. Foram muitas as vezes em que convidei as pessoas que estavam ao lado de quem estava morrendo para participar de uma concentração final. Em alguns momentos, cada um expressa o que sente,

---

[2] Blackman, Sushila. *Volo nell'infinito*. Edizioni il punto d'incontro, Vicenza, Itália, 1998, p. 17. Tradução livre.

em outros, escutamos músicas significativas, depois eu faço as práticas budistas e, ao final, algumas vezes encerramos com o "Pai-Nosso".

Lembro-me de uma paciente falecendo de câncer de pulmão. Ela havia decidido por não fazer um tratamento visando à cura, desde o início quis ser atendida pelos cuidados paliativos. No entanto, sua filha, que não aceitava essa decisão, me disse que eu poderia ir apenas nos domingos de manhã para acompanhá-la. Por meses acompanhei seu processo de piora até o dia em que ela me disse: "Agora vou precisar ser internada. Minha filha não vai querer que eu continue com as nossas sessões, então, precisamos nos despedir." Conversamos ainda sobre como gostaria que fossem seus últimos dias de vida. Ela me contou que estava gravando uma série de músicas que queria escutar. Nos abraçamos com emoção e gratidão.

Algumas semanas mais tarde, sua filha me telefonou: "Eu não sei se você pode nos ajudar, mas minha mãe está em estado de coma e os médicos não sabem como ela ainda não faleceu". Combinamos então que faríamos uma homenagem para ela com todos aqueles que quisessem participar.

Quando perguntei à filha se havia uma fita cassete com as músicas que a mãe havia selecionado, disse que estava na gaveta, mas que não havia tocado até agora, pois estavam sem gravador. Com um aparelho de toca-fitas em mãos começamos a cerimônia. Todos os presentes estavam desconfortáveis. De fato, não havia receptividade para a minha pessoa. Mas, de alguma forma, me conectei com o propósito e pedi que cada um contasse uma passagem alegre de sua vida.

Aos poucos, o ambiente se descontraiu. Então, disse que ia colocar as músicas que ela mesma havia preparado. Quando começamos a escutar, foi um choque para todos: eram todas músicas muito alegres e animadas que são cantadas nas festas de Ano-novo e aniversário. Percebendo o novo constrangimento, coloquei os fones de ouvido para apenas a minha paciente escutar e, ao seu lado, fiz todas as práticas budistas em voz bem baixa.

Quando a cerimônia terminou, todos juntos rezaram o "Pai-Nosso". Meia hora depois, sua filha me telefonou e disse:

> Assim que você saiu, coloquei as músicas que eu gosto para ela escutar. E, poucos minutos depois, ela faleceu. Obrigada, ela era uma pessoa muito alegre, faltava alegria para ela morrer.

Lama Gangchen Rinpoche me disse certa vez:

> Se você estiver numa situação negativa no momento de sua morte, deve recordar-se que a negatividade não traz nada. Por isso, volte a atenção para sua concentração interna e para sua autoconfiança.

Desde então, procuro acostumar a minha mente a escolher uma direção positiva.

Podemos ajudar uma pessoa que está morrendo a direcionar sua mente para algo que seja familiar e positivo para ela. Lembro-me de uma senhora bem idosa que faleceu apenas quinze minutos após eu orientá-la a visualizar-se bem jovem, sentada no banco do jardim com a Nossa Senhora.

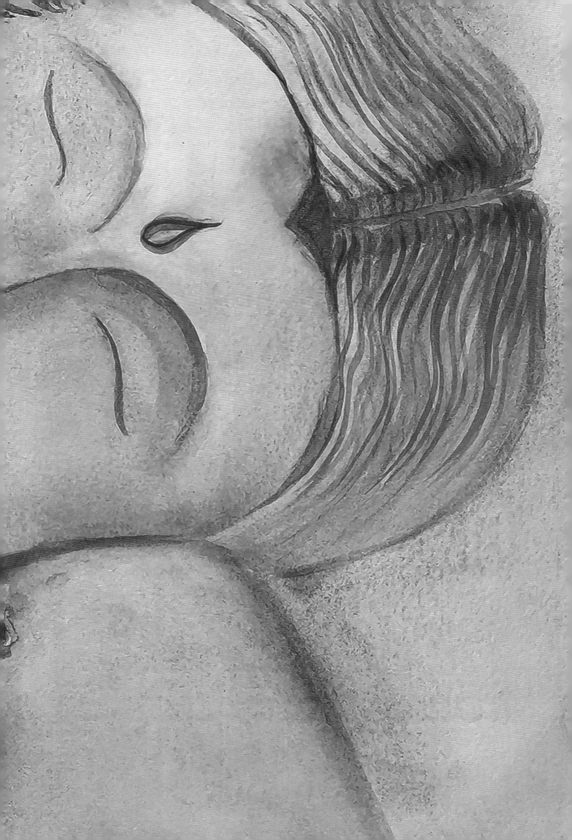

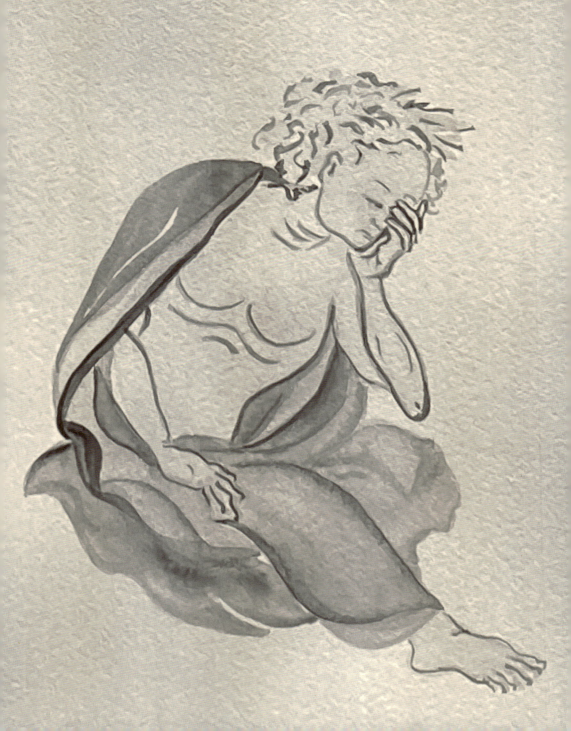

Capítulo 57

Aceitar a morte

Nós realmente precisamos do "Ah!",
precisamos sentir que nossa mente foi tocada.
"Ah! agora entendi", "Ah! assim tudo bem".[1]

Lama Gangchen Rinpoche

"Ele já aceitou que está para morrer?" Essa é uma pergunta frequente daqueles que estão perto de quem está morrendo. Em geral, essa indagação não é feita diretamente à pessoa doente, mas há um alívio entre todos que estão à sua volta quando compreendem que a pessoa está em paz com a realidade da sua morte iminente.

Ninguém aceita a morte porque está diante dela, mas porque amadureceram causas e condições para que o processo dessa aceitação pudesse ocorrer. Algumas pessoas se sentem aliviadas em falar sobre a morte quando estão morrendo, outras preferem evitar o assunto.

Se em vida evitamos falar sobre a morte, é muito provável que quando estivermos diante dela iremos preferir nos calar. Mas isso não é uma regra. Aprendi que não é preciso falar sobre a morte com quem está morrendo. Como costumo brincar: fazer sexo e morrer aprende-se fazendo, só quando temos realmente alguma dúvida é que procuramos uma pessoa com quem possamos compartilhar a nossa intimidade.

---

[1] Anotações de ensinamentos transmitidos por Lama Gangchen Rinpoche, no Centro Kunpen Milano, em Milão, Itália, janeiro de 1997.

A psicóloga e psicoterapeuta francesa Marie de Hennezel, que trabalha há décadas com cuidados paliativos, afirma que o tabu da morte é um tabu de intimidade:

> Assim, uma pessoa que pressente a proximidade da morte sente essa necessidade de interioridade, de comunhão íntima com os outros. E os outros – aqueles a quem chamamos, por engano, próximos, uma vez que mal cultivam essa proximidade – já não sabem simplesmente como se comunicar. [...] Na dor, tomam consciência da pouca intimidade que têm com a pessoa que está morrendo, mesmo se ela é alguém muito próximo, um irmão, o cônjuge, o pai ou a mãe... As palavras que permitiriam um encontro afetivo, as declarações "eu te amo", os olhares que deixam transparecer a emoção estão como que congelados. Até mesmo a proximidade física parece difícil e é possível observar "próximos" que se mantêm a um metro da cama ou nem sequer têm a ousadia de entrar no quarto. Pensa-se que estão aterrorizados pela morte, mas não, que nada! Não é a morte que lhes causa medo, mas a intimidade.[2]

Muitos amigos e familiares ficam indecisos se devem dizer à pessoa que ela está falecendo. A princípio, vejo que devem, sim, principalmente se ela perguntar. A maioria sabe que está morrendo. Com muita empatia e acolhimento, seja direto, de forma simples e sincera. Com um tom de voz que mostre à ela que você continuará ao seu lado. O que quer que a pessoa diga neste momento, deixe por algum instante que seja a sua verdade. Ela precisa apenas se expressar. Não precisa de consolos nem de conselhos. Mas, sim, de se sentir sentida, vista. Esse é um momento de grande afeto e não de grandes palavras. Conversar o que ninguém quer conversar pode significar falar ou não sobre a morte.

---

[2] Hennezel, Marie de; Leloup, Jean-Yves. *A arte de morrer*: tradições religiosas e espiritualidade humanista diante da morte na atualidade. Vozes, Petrópolis, RJ, 2012, p. 45.

A aceitação da morte não acontece de imediato

Lama Gangchen Rinpoche nos dizia:

> O apego é a razão pela qual temos dificuldade de lidar positivamente com as mudanças. Só o fato de pensarmos em nos desapegar de algo, já nos deixa inquietos. Quando temos muito apego ficamos sempre agitados. Não conseguimos relaxar: sentimos medo e dúvida. A questão não é definir o que devemos deixar de fazer, mas sim como lidar com a nossa mente apegada.[3]

Rinpoche costumava falar também que a nossa mente é dura, inflexível e que precisamos torná-la maleável e receptiva.

Podemos escutar diariamente as notícias de pessoas que morrem, ir a enterros e, assim mesmo, olhar a morte como um fato externo a nós. No entanto, quando acompanhamos o processo de morte de uma pessoa querida, sofremos junto com ela. Isso nos leva a sentir e refletir mais profundamente sobre a morte.

Aceitar a própria morte significa entregar-se com confiança a um sentimento positivo de continuidade. Por outro lado, acompanhei pessoas que não aceitavam que estavam morrendo e, mesmo assim, morreram num estado pacífico depois de encontrar um ambiente acolhedor de aceitação incondicional. Quer dizer, as pessoas presentes lhe deram o suporte da aceitação. É como pôr uma criança agitada para dormir. Ficamos de mãos dadas ao seu lado, contamos histórias, cantamos canções até que o corpo aceita dormir, mesmo com a mente resistindo a se entregar.

---

[3] Cesar, Bel. *O livro das emoções*: reflexões inspiradas na psicologia do budismo tibetano. Gaia, São Paulo, SP, 2004, p. 252.

No livro *Esperança diante da morte*, a inglesa Christine Longaker[4] fala sobre a melhor aceitação da morte quando participamos do seu processo.

> Aceitar a morte não é uma atitude passiva. Aceitar nossa morte não significa se entregar, nos sentindo como se fôssemos vítimas indefesas das nossas circunstâncias. Na verdade, morrer é o último estágio da vida – uma oportunidade de crescimento se pudermos ver claramente as tarefas que estamos encarando.[5]

Lama Gangchen Rinpoche nos ensinava que podemos não apenas morrer sem medo, mas ir além do medo: desfrutar da morte. Ele dizia: "Podemos aprender a olhar a nossa própria morte como diretores de um filme. Em geral, parece que, pela dissolução de nosso físico, morreremos fracos, mas com a energia da autocura podemos morrer fortes." Ele estava nos dizendo que a qualidade da nossa morte está em nossas próprias mãos. Em outro momento, falou:

> Se aceitarmos nossa morte e impermanência, não ficaremos deprimidos como poderíamos pensar num primeiro momento. Ao contrário, teremos mais liberdade e felicidade interior, pois muitas das trivialidades da vida deixarão de ter influência sobre nós.

Interessante notar como o pensamento de Lama Gangchen Rinpoche tem sido constatado pela neurociência. Pesquisas sobre o uso de substâncias psicoativas aplicadas a pacientes terminais com câncer têm se revelado como um modo de ajudá-los a perder o medo da morte e desfrutá-la. O jornalista norte-americano Michael Pollan, em seu livro *Como mudar sua mente: o que a nova ciência das substâncias psicodélicas pode nos ensinar sobre consciência, morte, vícios, depressão e transcendência,*

---

[4] Christine Longaker é ex-diretora do *hospice* do condado de Santa Cruz e é considerada pioneira no *hospice movement*. Ela fornece treinamentos para cuidar dos pacientes terminais em todo o mundo, desde 1978.

[5] Longaker, Christine. *Esperança diante da morte*. Rocco, Rio de Janeiro, RJ. 1996, p. 75.

relata recentes pesquisas de experiências com alucinógenos para fins terapêuticos. Entre elas, o uso da psilocibina com pacientes terminais. A psilocibina é uma substância psicoativa presente em cogumelos pertencentes ao gênero *Psilocybe* e tem um efeito psicoativo e alucinógeno.

A estranha autoridade da experiência psicodélica talvez ajude a explicar por que tantos pacientes de câncer nos experimentos relataram ver seu medo da morte acabar ou pelo menos diminuir: eles olharam diretamente para a morte e aprenderam algo sobre ela, mais ou menos como num ensaio. "Uma experiência de alta dose de psicodélico é uma prática da morte", afirma Katherine MacLean, ex-psicóloga da Hopkins. "Você está perdendo tudo que sabia ser real, abrindo mão do ego e do corpo, e esse processo pode parecer uma morte." E contudo a experiência traz a notícia reconfortante de que há algo do outro lado daquela morte – seja o "grande plano da consciência" ou o fato de as cinzas da pessoa irem para o subsolo para serem sugadas pelas raízes das árvores –, e que uma inteligência permanente e externa ao corpo de alguma forma sabe disso. "Agora sei que há toda uma outra 'realidade'", uma voluntária da NYU contou a um pesquisador meses depois de sua viagem. "Se for comparar com outras pessoas, é como se eu soubesse outra língua."[6]

Aceitar a morte é uma coisa, a sua hora é outra

Outra questão que noto relevante é não confundir o fato de aceitar a morte com ela ocorrer mais rapidamente. Lama Gangchen Rinpoche nos dizia que quando causas e condições estão maduras, o efeito é inevitável.

---

[6] Pollan, Michael. *Como mudar sua mente*: o que a nova ciência das substâncias psicodélicas pode nos ensinar sobre consciência, morte, vícios, depressão e transcendência. Intrínseca, Rio de Janeiro, RJ, 2018, eBook Kindle, posição 5555.

Acompanhei algumas pessoas que disseram estar prontas para morrer. Elas tinham encontrado um sentido último capaz de lhes darem um fôlego para acolher a morte. Fizeram e falaram tudo que queriam. Despediram-se de todos, e... não morriam apesar da sua condição física indicar uma morte iminente. "Como assim? O que as está segurando?", perguntam. Como saber? Creio que cada pessoa tem a sua particularidade. Lembro de uma senhora que esperou por um mês com grande sofrimento o seu filho voltar de uma longa viagem. No dia que ele voltou, ela faleceu. Outro senhor que faleceu pouco depois que o namorado da filha lhe pediu a sua mão em casamento.

Com alguns pacientes tive a experiência clara de que estavam me esperando para morrer, pois faleceram após a minha chegada. Certa vez perguntei a Lama Gangchen Rinpoche como isso era possível. Ele me disse que essas pessoas tinham o *karma* de serem ajudadas por mim, assim como eu tinha o *karma* de ajudá-las. Isso esclarece também por que algumas pessoas falecem quando quem mais queria estar ao seu lado sai por um momento.

O principal não é aceitar a morte, mas aceitar a si mesmo, aceitar o que quer que esteja lhe acontecendo com abertura e autocompaixão. Pema Chödrön[7] nos inspira a aceitar a morte deixando de lutar frente a alguma coisa que não acontece como gostaríamos. Ela diz que aceitar a morte na vida diária significa ser capaz de relaxar na insegurança,

---

[7] Nasceu em Nova York, em 1932, tornou-se noviça budista da linhagem Kagyu, aos 39 anos, com Lama Chimed, na Inglaterra. Em 1972, encontrou-se com seu guru-raiz, Chögyam Trungpa Rinpoche, com quem recebeu ordenação plena de monja, em 1981. Permaneceu ao seu lado até a sua morte, em 1987. Em 1984, ocupou o cargo de diretora do Gampo Abbey, um monastério em Cape Breton, Nova Escócia, Canadá, onde reside desde então, tendo como mestres Dzigar Kongtrul Rinpoche e Sakyong Mipham Rinpoche.

naquilo que não vai bem, pois só quando abrimos mão de qualquer expectativa é que podemos, de fato, relaxar no momento presente.

Pema Chödrön nos fala:

> A esperança e o medo advém de sentirmos que nos falta algo, de um sentimento de carência. Não conseguimos simplesmente relaxar em nós mesmos. Nos agarramos à esperança e ela nos rouba o momento presente. Achamos que talvez outra pessoa saiba o que está acontecendo, que há algo faltando em nós e, portanto, há algo faltando em nosso mundo. [...] Desistir da esperança é um estímulo a ficar do seu próprio lado, a fazer amizade consigo mesmo, a não fugir e a voltar ao essencial, não importa o que aconteça.[8]

Aceitar a morte é se dispor a estar ao seu lado. Foi assim que acompanhamos o último mês de vida de uma prima muito querida. Ela faleceu no *hospice* Marie Curie de Hampstead, uma clínica especializada em cuidados paliativos de primeira linha em Londres.

Havia lhe prometido que estaria ao seu lado quando falecesse. Conforme lhe disse: "Ok, você vai morrer, mas vai de primeira classe". Assim, quando me chamou, me transferi para Londres para estar ao seu lado junto com sua família. Com seu marido, filhos e irmã formamos um time. Estávamos ao seu lado o tempo todo. Todos se ajudaram mutuamente, com transparência e compreensão mútua. Não havia negação, apenas a verdade de cada momento. Foram dias difíceis, mas a certeza de que estávamos fazendo o nosso melhor tornou o seu processo de morte suave. Ela faleceu ao som dos mantras da "Prática NgalSo de

---

[8] Chödrön, Pema. *Quando tudo se desfaz*: orientação para tempos difíceis. Gryphus. Rio de Janeiro, RJ, 2012, eBook Kindle, posição 614.

Guhyasamaja"[9] com todos nós presentes. Ao morrer, sentimos que ela não havia ido embora, mas que estava por todos os lugares. Quando contei a Lama Gangchen Rinpoche mais detalhadamente como tudo ocorreu, ele apenas exclamou: "Que sortuda!"

Quando escutamos a palavra morte, qual imagem surge na nossa mente? Em geral, algo fúnebre, com um ar de assombração. Há poucos dias estive numa livraria aqui na Itália (estamos no ano 2022) e perguntei onde estariam os livros sobre o processo da morte. A atendente arregalou os olhos e me levou para a estante de livros de horror. Eu ri e disse que não era sobre temas de morte, mas para ajudar as pessoas que estão morrendo. Ela contentou que não sabia se existiam livros sobre o tema. Eu insisti que deveriam haver e começamos juntas a procurar. No final, encontramos um pequeno livro, de Elisabeth Kübler-Ross, *Aprenda a viver, Aprenda a morrer*, de 1993, e o *O livro tibetano do viver e do morrer*, de Sogyal Rinpoche, de 1999. Surpresa, ela me prometeu que na próxima vez que eu fosse iria encontrar mais livros. Passei o nome de vários autores, que sei que são traduzidos em italiano, como o da psicóloga francesa Marie de Hennezel.

Imaginar é um modo de dar valor e autenticar o que se quer. Falar sobre a morte e dar-se conta das imagens que ela nos provoca também traz reconhecimento dos nossos medos e fantasias. Ler e ouvir ensinamentos sobre a morte com mais frequência nos ajuda a amadurecer um modo de encontrar força interna. Lama Michel Rinpoche tem várias

---

[9] Prática de meditação que ativa 32 pontos de energia no corpo sutil, purificando e curando nossas emoções, elementos, sentidos e ações e criando uma proteção de pura luz ao redor de nosso corpo. Está disponível no Spotify: "Crystal Massage of Guhyasamaja" (Lama Gangchen; United Peace Voices, 2013).

aulas dispostas no YouTube, no canal *NgalSo*, sobre a morte, o bardo e o renascimento, segundo o budismo.

A realização de desejos antes da morte

Enquanto a pessoa ainda estiver lúcida, podemos ajudá-la também a se encontrar com quem ela deseja. Devemos tentar realizar seus últimos pedidos. Alguns sabem expressar o que lhes daria um sentido suficientemente forte capaz de dar um sentido para o quê estão atravessando. Às vezes essa verdade se faz em pedidos muito simples. Não precisamos filosofar muito, apenas dar valor ao seu pedido.

Eu me lembro de minha avó que pouco antes de morrer pediu para comer um *crème brûlée*, uma sobremesa feita com creme de leite, ovos, açúcar e baunilha. Ela estava sintonizada com seu desejo e isso não é nada óbvio.

Lama Gangchen Rinpoche, mesmo com grande dificuldade de respirar, fazia questão de descer as escadas de seu quarto até a sala para almoçar junto conosco. Ao escutar Lama Michel perguntando se não era esforço demais, ele disse: "Prazer é importante". Afinal, o prazer é uma trégua que dá sentido a todo sofrimento.

O sentido não precisa ser necessariamente criado pela pessoa, mas pode também ser doado. Assim como quando recebemos de alguém um sorriso capaz de nos dar um novo fôlego diante do sofrimento.

Isso me fez lembrar de Rodrigo, cujo caso relato no meu livro *Morrer não se improvisa*[10]. Poucas horas antes de falecer, estava muito agitado.

---

[10] Cesar, Bel. *Morrer não se improvisa*. Gaia, São Paulo, SP, 2002, p. 46.

Tremia muito e não queria parar sentado. Dizia que precisava ir embora. Eu perguntei:

— Você está vendo pela janela todos aqueles carros parados lá no estacionamento? Eles estão parados porque agora não podem ir para lugar nenhum. Como você, nesse momento, com o seu corpo. Mas se você quiser, pode ir a outros lugares com sua mente. Com ela, você pode ir para onde desejar.

E sugeri:

— Escolha agora um lugar muito bonito, muito cheio de luz.

Também estavam no quarto a irmã e uma amiga de Rodrigo. Elas viram como essas palavras o acalmaram. Aos poucos, ele foi parando de tremer. Comecei a conduzir, então, uma visualização ao descrever as montanhas de Campos do Jordão. A escolha desse lugar era proposital. Sua irmã me havia dito que lá era onde ele mais gostava de ir durante sua vida. Depois desta meditação, ele passou a nos olhar mais atentamente. Ficamos em silêncio por um tempo. Propus, então, que cada um de nós agradecesse esse momento que nos fazia lembrar do valor da existência. Depoimentos espontâneos surgiram. Reafirmamos, assim, nossos próprios propósitos de vida. Em seguida, perguntei a Rodrigo se eu poderia cantar um pouco. Ele concordou com a cabeça. Baixinho, como numa canção de ninar, entoei alguns mantras. Todos se aquietaram. Um pouco depois, ele pediu para se deitar. Coloquei no gravador o adágio da "Sonata Patética", de Beethoven. A extrema suavidade melódica da música preencheu o quarto. Rodrigo nos olhou e disse emocionado: "Esse foi um momento de amor puro". Essas foram então suas últimas palavras. Em seguida, adormeceu. Eram 6 horas da tarde. Às 2 horas da manhã do dia seguinte, ele faleceu.

Devemos ajudá-los a terminar o que ficou "sem terminar". Algumas pessoas sentem necessidade de serem perdoadas. É importante acolher seus pedidos com naturalidade, sem tentar diminuí-los. Podemos apenas lhes perguntar: "O que você pensa que precisaria acontecer para você se sentir perdoada?"

É possível fazer um ritual de perdão mesmo sem a presença física da outra pessoa. Eu me lembro de uma senhora com mais de 90 anos que aparentemente estava para morrer. Quando ela começou a me dizer que precisava ser perdoada, pedi que ela me contasse melhor por quê. Num ato de grande coragem e angústia, me contou que havia feito vários abortos intencionais, que tinham sido todos feitos em segredo. Católica, de origem portuguesa, para ela, esses eram pecados imperdoáveis. Fomos visualizando aborto por aborto, onde ela pôde se imaginar frente àquela alma e pedir perdão. Entre as visualizações, eu cantava suavemente apenas a melodia dos mantras budistas. Ao final, ela estava transformada. Lembro-me que seu rosto estava corado e tranquilo. Comentei com a sua filha que não parecia que ela estava para morrer em breve, pois era possível sentir sua vitalidade presente em seu rosto. De fato, ela ainda viveu por mais um ano!

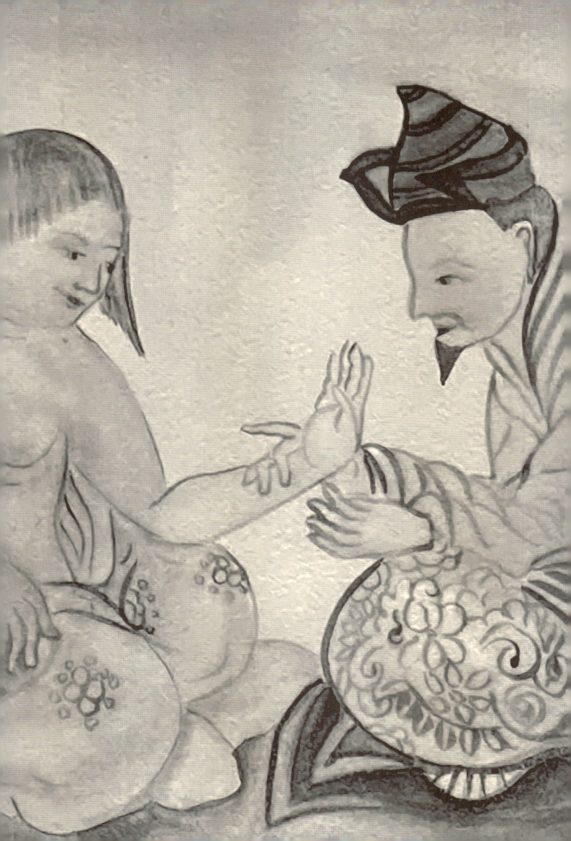

Capítulo 58
O processo gradual da morte

No momento do nascimento, temos uma certa quantidade de energia vital. Essa energia vital é chamada em tibetano de Tse e ela é um dos componentes que determinam a longevidade de uma pessoa.

Já nascemos, portanto, com uma duração de vida predeterminada. Isso não determina o dia da nossa morte, mas quanta energia vital – quantas respirações da vida – teremos para viver.

Segundo a medicina tibetana, cada pessoa nasce com uma quantidade X de "respirações da vida". A cada 760 inspirações e expirações, nós perdemos uma "respiração da vida". Portanto, em um dia nós perdemos, em média, 21 delas. Se estivermos mais estressados e ansiosos, iremos consumir mais rapidamente nosso *quantum* de respirações.

No livro *Autobiografia de um iogue*, Paramahansa Yogananda cita algumas espécies que vivem mais porque respiram menos vezes. Tartarugas gigantes e elefantes, por exemplo, respiram de 4 a 5 vezes por minuto. Enquanto a primeira vive em média 100 anos, o segundo, 60 anos. O ser humano (na fase adulta) respira entre 12 e 25 vezes por minuto e vive em média 71 anos.

Com três dedos colocados em posição achatada sobre o pulso do paciente, um médico tibetano pode fazer um diagnóstico específico do seu estado mental, físico e emocional. De acordo com a medicina tibetana, existem três tipos de batimentos cardíacos perceptíveis no pulso de uma pessoa. O pulso constitucional masculino tem uma batida vigorosa e pesada. O pulso constitucional feminino tem uma batida leve e rápida. E o pulso constitucional neutro tem uma batida longa, lenta e uniforme. Este último também é conhecido como *o Pulso do bodhisattva* ou o *Pulso da mente do despertar.*

O médico tibetano doutor Am Chi Tsetan, residente no Albagnano Healing Centre, na Itália, explica que Lama Gangchen Rinpoche havia esse tipo de batimento. "Não é comum achar pessoas que têm o pulso do Bodhisattva, elas vivem mais."

Ainda de acordo com a medicina tibetana, nosso tempo de vida também está relacionado a três tipos de energias que mantêm nossa mente ligada ao corpo. Quando elas se esgotam, o processo da morte não pode ser mais revertido. Essas três energias são:

- Energia do mérito.

- Energia vital.

- Energia do karma.

Quando as três estão funcionando perfeitamente, não temos obstáculos em nossa vida. Mas quando uma delas está muito fraca, surgem enfermidades que podem nos levar à morte. Por isso, devemos buscar aumentá-las e cuidar para que elas não se consumam rapidamente.

A *energia do mérito* é a energia espiritual acumulada, principalmente, por meio da generosidade, do esforço entusiástico, da paciência, da moralidade, da concentração e da sabedoria. Por isso, desenvolver essas virtudes, assim como a humildade, a honestidade e a compaixão e praticar ações como salvar a vida de outros seres, cuidar de pessoas doentes, proteger os outros dos perigos, do frio e da fome são causas energéticas que nos trazem vida longa.

Em nosso livro *Grande amor: um objetivo de vida*[1], Lama Michel Rinpoche explica que a palavra "mérito", em sânscrito, é *pu-nhia* e, em tibetano, *so-nam*. Podemos traduzi-las como "mérito", "energia positiva", "*karma* positivo", "ações virtuosas". Mas a realidade é que, como não temos esse conceito em nossa cultura, não temos uma palavra para traduzi-lo corretamente. O conceito de gerar energia positiva é difícil de ser compreendido porque em nossa cultura ele simplesmente não existe.

Méritos são ações virtuosas que geram resultados positivos. Criamos causas e, quando surgem as condições, elas amadurecem. Quando existem todas as condições para algo positivo ocorrer e não ocorre, é porque faltam méritos. Às vezes temos méritos, mas as condições não estão maduras, então, temos que aguardá-las.

Mérito é a energia que sustenta a sensação positiva. Se tivermos poucos méritos, a sensação logo acaba, mesmo quando as condições permanecem.

O doutor Am Chi Tsetan ressalta que para um tibetano o seu principal foco de vida é o de acumular méritos. Por exemplo, alguns lamas quando realizam um *puja* para longa vida, libertam muitos animais que estavam enjaulados ou seriam abatidos. A energia positiva acumulada por ter salvado vidas recai sobre aquele que gerou a causa dessa ação. "A energia do mérito torna a pessoa mais forte. Algumas pessoas têm naturalmente uma energia forte, poderosa. Outras, ao contrário, têm que fazer muito esforço para conquistar algo."

A *energia vital*, conhecida em tibetano por *la*, é nosso corpo energético, comparável à aura. O termo *la* significa "supremo", "corpo superior" e é o mesmo termo que compõe a palavra "lama" (guia supremo).

---

[1] Cesar, Bel. *Grande amor*: um objetivo de vida. Diálogos entre Lama Michel Rinpoche e Bel Cesar. Gaia, São Paulo, SP, 2015, p. 331.

O doutor Am Chi Tsetan esclarece: "*Ma* significa mãe, por isso, lama, o guru, é a mãe do seu *la*, pois é ele quem nos ensina como direcionar nossa energia vital". Visível somente a quem possui poderes especiais, o *la* se assemelha ao corpo físico. Nasce e permanece conosco até a morte. Podemos defini-lo como uma sombra energética: está sempre conosco e absorve completamente o nosso modo de pensar e agir. Quando experimentamos algumas emoções, o nosso corpo energético muda também; quando comemos, o nosso *la* percebe as sensações e, aos poucos, vai se modelando ao nosso entorno, nosso "duplo corpo". É como se tivéssemos um corpo em duas dimensões, uma grosseira e outra sutil, interdependentes entre si. O *la* ajuda a manter estável a energia do corpo físico e para poder gozar de boa saúde também deve ser estável e saudável.

O *la* se fortifica através de orações, de mantras e de cerimônias especiais. Mas, como esses três tipos de energia estão conectados, quando acumulamos méritos também aumentamos a nossa energia vital, o *la*.

O doutor Am Chi Tsetan enfatiza a importância de cuidarmos bem do meio ambiente para acumularmos méritos e preservarmos nossa energia *la*:

> Cortar as árvores, poluir a água ou incendiar as florestas é muito negativo. Temos que ser muito cuidadosos com a energia do fogo. Até mesmo quando acendemos um incenso devemos evitar agitá-lo para não perturbar os seres mais sutis. Assim como não devemos fazer xixi numa árvore, pois poderia perturbar os *nagas*. Esses são hábitos próprios da cultura tibetana.

Os *nagas* são espíritos da natureza que guardam o elixir da vida. Quando prejudicamos o meio ambiente, eles causam doenças às pessoas.

Afirma doutor Am Chi Tsetan:

> Quanto mais nos estressamos, mais consumimos o nosso *la*. Por isso saber não se estressar é tão importante para prolongarmos nosso tempo de vida. Quando nos damos conta de estarmos consumindo nossa energia vital, temos que parar, descansar e só então voltar a agir. É muito importante saber cuidar da nossa energia fundamental.

Ele explica também que quando um bebê morre subitamente, sem uma razão aparente, chama-se de *tse la*. Isto é, ele estaria vivendo nesta vida o seu tempo de energia *la* remanescente da vida passada.

Doutor Am Chi Tsetan comenta que no Tibete quando uma pessoa morria de modo inesperado, costumavam consultar um astrólogo para saber se a causa da morte do falecido era devido a um problema de saúde ou por alguma interferência de espíritos que teriam roubado a energia *la* dessa pessoa. Os tibetanos realizam *pujas* (cerimônias espirituais) para recuperar e manter a energia *la* quando uma pessoa está doente, sem energia, com um comportamento ausente e distante, fora de foco.

A *energia do karma* é a força impulsionadora por detrás do renascimento. Seja essa força boa ou má, ela fica latente em nossa vida até que um fator externo a ative e ela se manifeste. O *karma* está relacionado, portanto, com as ações do corpo, da fala e da mente e o que o determina é a nossa motivação – por isso, nunca podemos julgar as ações de alguém sem saber das suas verdadeiras motivações. O que quer que façamos, teremos um resultado correspondente. Essa é a Lei de Causa e Efeito, segundo o budismo. No entanto, apesar de estarmos sujeitos à lei do *karma*, é possível mudar nossa experiência purificando as ações passadas por meio de métodos espirituais.

"É difícil de explicar, mas todas as nossas ações geram *karma*, desde o menor pensamento ou sensação. Por isso, durante o dia podemos acumular muitos méritos se tivermos ações positivas", esclarece doutor Am Chi Tsetan.

Quando perguntamos a Lama Gangchen Rinpoche como remover da mente os *imprints* negativos, ele nos respondeu:

> Recriando nosso *karma* ao buscar experiências positivas e não repetir as negativas. Em geral, não incluímos a força curativa de acumular méritos como um modo de transformar nossos hábitos mentais destrutivos. Pensamos que temos que eliminá-los lidando diretamente com eles. No entanto, quando geramos energia positiva, seja por meio de nossa generosidade ou pela clara intenção de viver em harmonia com os outros e todo o ambiente, nossos padrões negativos gradualmente perdem sua força.[2]

---

[2] Cesar, Bel. *Oráculo I – Lung Ten*: 108 predições de Lama Gangchen Rinpoche e outros mestres do budismo tibetano. Gaia, São Paulo, SP, 2003, p. 60.

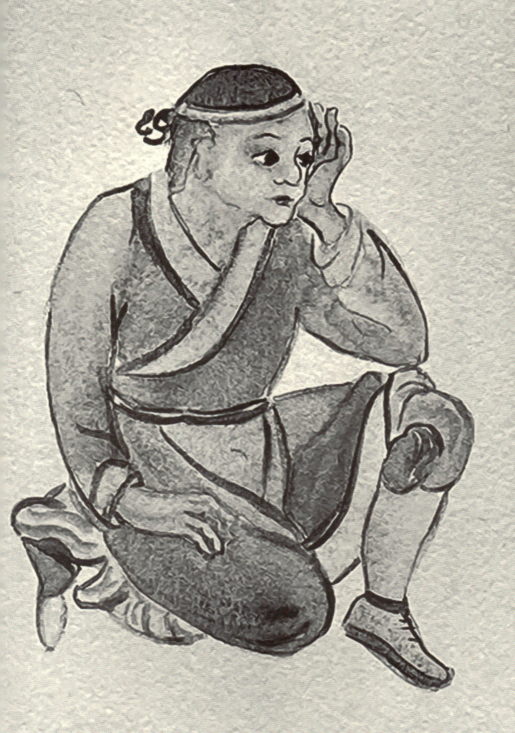

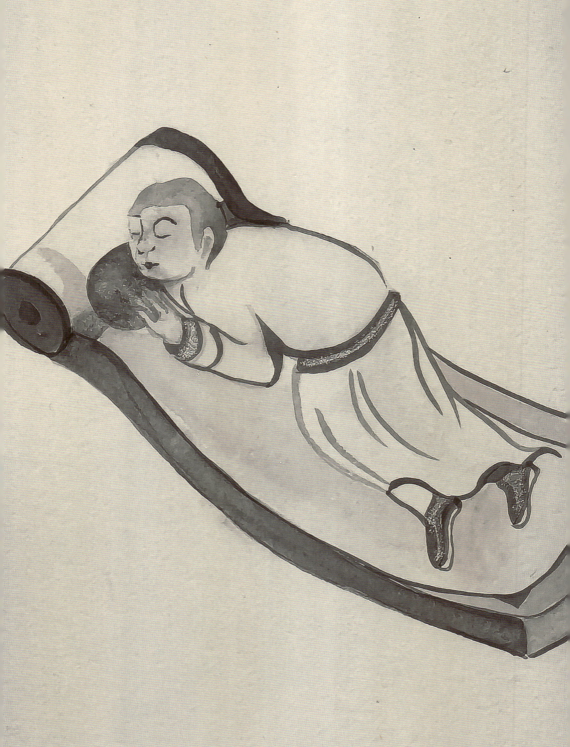

Capítulo 59

Indícios de uma morte próxima

De acordo com a experiência médica, é possível conhecer os sinais que uma pessoa dá quando está perto de morrer. Os antigos médicos budistas faziam alguns testes para saber se a morte estava próxima, como colocar o nariz do doente dentro de um copo. Se o ar da exalação deixasse uma névoa irregular no vidro, era um sinal de morte próxima. Outro teste muito usado era apertar a unha dos dedos da mão. Se depois de ter ficado branca, o sangue não regressasse, era um sinal de quase morte.

A fraqueza física e emocional levam as pessoas a dormirem cada vez mais ou a se manterem muito fechadas em si mesmas. A perda de apetite aparece em quase todos os doentes terminais e eles não devem se forçar ou serem forçados a comer.

O jornalista alemão Roland Schulz[1], autor do livro *O que acontece quando morremos: nosso fim e o que devemos saber sobre ele*, escreve:

> A hora que você para de comer é um momento difícil para o cuidador. A comida é a prova de que eles não te perderam e agora essa certeza se foi. Os membros da sua família têm dificuldade em aceitá-lo; talvez eles só agora entendam o que você sabe há semanas, e isso é que você terá ido embora para sempre. Uma dinâmica insidiosa pode se desenvolver neste ponto: preocupados com você, seus entes queridos podem solicitar que você seja alimentado por sonda ou intravenosa – apenas

---

[1] Nascido em 1976, em Munique, Roland Schulz trabalha para a revista *Süddeutsche Zeitung*. Seus artigos receberam vários prêmios jornalísticos, incluindo o Prêmio Theodor Wolff e o Prêmio Repórter Alemão.

tome uma medida. Isso, no entanto, tem sérias consequências: tomar nutrientes com um tubo significa introduzir quantidades excessivas de líquidos em um corpo cujos órgãos estão falhando. Seus familiares podem não concordar, mas você não vai morrer porque não come, só não come mais porque está morrendo.[2]

Rodrigo Luz e Daniela Freitas Bastos, em seu livro *Experiências contemporâneas sobre a morte e o morrer: o legado de Elisabeth Kübler-Ross para os nossos dias,* comentam que sem sinais de melhora alguns pacientes sofrem de decatexia:

> Um estágio caracterizado pelo desinvestimento emocional da vida, ou seja, por um progressivo desinteresse pelas coisas antes valorizadas. Se antes o paciente encontrava prazer ao se distrair conversando sobre amenidades, nesse estágio ele vai perdendo o interesse pela vida externa. Os momentos de sono e descanso aumentam e o paciente reduz cada vez mais suas necessidades, para manter apenas aquelas mais básicas. Ele come cada vez menos, mas isso também não é regra, pois há aqueles que continuam comendo até os últimos dias de vida. Às vezes, o que os pacientes buscam ao abrir os olhos é verificar se há alguém cuidando deles, mas logo em seguida voltam para si mesmos. Aos poucos, se não houver interrupções, o processo do morrer segue seu curso e o indivíduo adoecido transita da vida para a morte num processo íntimo e silencioso, retirando-se aos poucos do palco do mundo.[3]

Há um livro que particularmente indico para quem tem interesse em se aprofundar nos sinais que indicam uma morte próxima: *Gestos Finais,*

---

[2] Schulz, Roland. *Cosa succede quando moriamo*: la nostra fine e quello che dovremmo sapere al riguardo, Edizioni Il Punto d'incontro, Vicenza, Itália, 2020, p. 42. Tradução livre.

[3] Luz, Rodrigo; Bastos, Daniela Freitas. *Experiências contemporâneas sobre a morte e o morrer*: o legado de Elisabeth Kübler-Ross para os nossos dias. Summus Editorial, São Paulo, SP, 2019, eBook Kindle, posição 1015.

das enfermeiras americanas Maggie Callanan e Patricia Kelley[4]. Com ele, é possível desenvolver a capacidade de decifrar as mensagens e necessidades de quem está morrendo.

> Nas horas, dias ou semanas finais de vida, doentes terminais geralmente fazem declarações ou gestos que parecem sem sentido. Familiares ou amigos podem dizer: "Sua cabeça está vagando" ou "Ele não sabe o que está acontecendo agora". Não é raro para um espectador, mesmo bem-intencionado, falar da pessoa que está morrendo como "alienado" ou "delirando" ou "não está mais normal". Profissionais da saúde, especialmente médicos e enfermeiras, podem rotular essas expressões aparentemente ilógicas como "confusões" ou "alucinações". Família, amigos e profissionais frequentemente respondem com frustração e mágoa. Podem tentar animar o paciente, algumas vezes comportando-se como se estivessem tratando com uma criança. Podem tentar suavizar a confusão com remédios. Todas essas respostas servem apenas para distanciar as pessoas que estão morrendo daqueles em que elas confiam, produzindo uma sensação de isolamento e confusão. Independentemente do rótulo que se coloque em suas tentativas de se comunicar ou as respostas que são dadas, todo mundo verdadeiramente para de ouvir as pessoas que estão morrendo. Há outra forma. Mantendo nossas mentes abertas e ouvindo cuidadosamente as pessoas que estão morrendo, podemos começar a entender as mensagens que transmitem por meio de símbolos ou sugestões.[5]

Maggie Callanan e Patricia Kelley sugerem que quando a pessoa tem um olhar perdido, sorri e gesticula de formas aparentemente inapropriadas, como apontar, alcançar alguém ou algo invisível, ou acenar

---

[4] Callanan, Maggie; Kelley, Patricia. *Gestos finais*: como compreender as mensagens, as necessidades e a condição especial das pessoas que estão morrendo. Nobel, São Paulo, SP, 1994.

[5] Callanan, Maggie; Kelley, Patricia. *Gestos finais*: como compreender as mensagens, as necessidades e a condição especial das pessoas que estão morrendo. Nobel, São Paulo, SP, 1994, p. 32.

quando ninguém está lá, ou faz esforços para sair da cama sem motivo aparente, podemos simplesmente perguntar: "Você pode me dizer o que está acontecendo?"

> Submeta-lhe a perguntas em termos encorajadores e abertos. Por exemplo, se um doente, cuja mãe morreu há muito tempo, diz: "Minha mãe está esperando por mim", transforme esse comentário em uma pergunta: "Sua mãe está esperando por você?" ou "Estou tão contente que ela esteja perto de você. Quer me contar isso?" Aceite e valorize o que a pessoa que está morrendo lhe conta. Se ela diz: "Vejo um lindo lugar!", diga: "É maravilhoso! Pode me contar mais sobre isso?" ou "Estou tão grata. Posso ver que isso fez você feliz." ou "Estou contente que você esteja me contando isso. Eu realmente quero compreender o que está acontecendo com você. Pode me contar mais?" Não discuta ou desafie, dizendo algo como: "Você não pode ter visto mamãe, ela morreu há dez anos". Você poderia aumentar a frustração e o isolamento da pessoa que está morrendo e correr o risco de impedir outras novas tentativas de comunicação.[6]

Às vezes a melhor resposta é simplesmente segurar sua mão e sorrir.

O desejo de muitos é morrer dormindo: uma forma de anestesiar a dor do processo de morrer. No entanto, na grande maioria das vezes, o processo da morte se dá de forma lenta e difícil. Hoje a medicina já é capaz de controlar a dor física, mas ainda não considera a dor emocional e espiritual como uma prioridade.

Precisamos nos preparar para conhecer o processo da morte de modo a aceitá-lo como uma condição humana e não como uma falha. A ideia de proporcionar uma morte digna para aqueles que amamos muitas

---

[6] Callanan, Maggie; Kelley, Patricia. *Gestos finais*: como compreender as mensagens, as necessidades e a condição especial das pessoas que estão morrendo. Nobel, São Paulo, SP, 1994, p. 245.

vezes está inocentemente associada a uma morte sem dor, ausente de processos degenerativos do corpo humano por serem difíceis e desagradáveis de serem testemunhados.

Não podemos nos sentir culpados por nossa natureza humana. Isto é, precisamos aceitar o processo natural do envelhecimento, a falência precoce dos órgãos vitais, ou seja, um processo degenerativo da doença como um fenômeno próprio de nossa natureza humana.

O sentimento de impotência frente à morte é frequente naqueles que presenciam um processo de morte sofrido ou precoce. Muitas vezes, surge um sentimento de culpa por "não ter sido capaz de fazer mais nada".

Esse sentimento de culpa é resultante de uma superavaliação de nós mesmos: pensamos que poderíamos ter feito algo que, na realidade, não nos cabia fazer. Um dos motivos de isso acontecer é porque encaramos a morte sempre como uma derrota.

Outro motivo é porque confundimos os nossos sentimentos com os sentimentos dos outros. Muitas vezes, não sabemos o que acontece dentro de nós, mas temos "certeza" do que acontece com os outros. Temos o hábito de concluir, sem consultá-los, o que eles pensam e por que agem de determinada maneira.

Quando a pessoa que temos o hábito de pensar "por ela" está morrendo, ilusoriamente pensamos ser capazes de fazer algo no lugar dela. Queremos fazer de tudo para aliviá-la da dor e dos seus conflitos emocionais. Mas uma vez que não atingimos nosso objetivo de acalmá-la, sentimos culpa, como se não tivéssemos feito o suficiente. Precisamos compreender e aceitar que nada podemos fazer no lugar de outra pessoa, a não ser inspirá-la a fazer algo por ela mesma. Por isso, é saudável reconhecer que a morte é algo natural e que não há nada de errado em morrer.

Assim, poderemos abandonar a culpa baseada em pensamentos de que sempre poderíamos ter feito mais.

O sentimento de culpa também está presente na pessoa que está morrendo. Muitas vezes, ela se sente "responsável" pela sua doença e um peso para a sua família. Também se sente culpada por "abandonar" aqueles que ficam: pais, filhos ou marido. Essa sensação surge quando pensamos ser capazes de estarmos sempre presentes quando o outro precisar de nós. Assim como uma mãe gostaria de poder consolar seu filho sempre que ele necessitasse de consolo.

Durante a vida, temos inúmeras oportunidades de aceitar as separações como resultado natural de um encontro – especialmente quando alguém se separa de nós sem esclarecer a razão da sua atitude. Aí temos a chance de superar a ideia pretensiosa de que teríamos o direito de compreender a razão de tudo e, portanto, de controlar a situação. Se aprendermos a aceitar que nada é permanente, poderemos aprender a nos separar. Por isso, também é saudável reconhecer que não há nada de errado em se separar.

Repetir inúmeras vezes as frases "Não há nada de errado em morrer" e "Não há nada de errado em se separar" pode nos ajudar a superar a culpa e a aceitar a realidade.

Leva tempo para morrer e esse tempo tem o seu valor. Ele nos ajuda a aceitar o inevitável. Escreve Roland Schulz:

> A morte segue seu próprio curso e, especialmente no final, quando se aproxima, não tem pressa. Sem saber, os outros sentam ao seu lado e esperam em terra de ninguém, suspensos entre o medo desde cedo e a esperança de que já acabou. Sentam-se ao seu lado, levantam-se, dão uma volta, sentam-se, afagam-lhe o cabelo e levantam-se. As horas

passam e esperam, como quando a tempestade está prestes a chegar: está prestes a chover e não está chovendo, você está prestes a morrer e não vai morrer. Eles esperam e choram, verificando cada suspiro; as horas escapam ao curso do tempo e param com elas. Mas você não morre. Ficar ao lado da cama é como se olhar no espelho. Seus entes queridos veem você e a si mesmos naquela cama e são investidos de perguntas como "Quem sou eu?", "O que é a vida?", "Como será depois?". Eles são forçados a olhar para dentro. Alguns ficam com medo e fogem, outros são atraídos e se amontoam ao seu redor como se estivessem em volta de uma fogueira.[7]

Aqueles que testemunharam o processo de uma morte e se deixaram tocar pelos poderosos efeitos dessa experiência, buscaram ampliar a sua visão de mundo. Assistir a alguém morrendo torna-nos conscientes dos nossos limites humanos e leva-nos a ser mais realistas e menos pretensiosos quanto às nossas possibilidades. Assim como podemos encarar a morte de maneira positiva, independentemente de este processo ser sofrido ou não.

> *A morte é como a vida.*
> *A gente tem que aprender a deixar o passado*
> *e se mover para o futuro o tempo todo.*
> Lama Gangchen Rinpoche

---

[7] Schulz, Roland. *Cosa succede quando moriamo*: la nostra fine e quello che dovremmo sapere al riguardo. Edizioni Il Punto d'incontro, Vicenza, Itália, 2020, p. 49. Tradução livre.

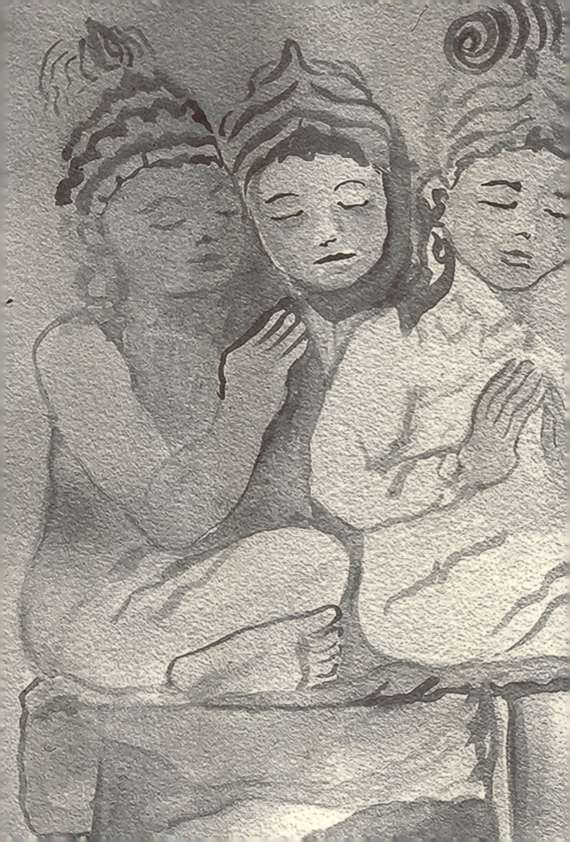

Capítulo 60

A lucidez terminal

Pouco antes da morte, podemos testemunhar uma melhora repentina da pessoa. Se ela estava evidenciando sinais contínuos de piora, agora parece recuperar sua lucidez e vitalidade. Ressalta Roland Schulz:

> Essa tomada pode assumir várias formas: há a jovem que está morrendo há dias que de repente começa a cantar, há a criança inconsciente que volta a si e anuncia aos pais que está morrendo, há o velho delirante que pergunta como estão seus netos e faz uma piada engraçada. Os cientistas apelidaram essa reação indecifrável de "lucidez terminal". Certos fenômenos que surgem no momento da morte escapam a qualquer explicação.[1]

A "lucidez terminal" também é conhecida como "melhora da morte", o "último adeus", a "iluminação antes da morte", a "melhora do fim da vida" ou "o último raio de sol".

Há diversas hipóteses que tentam explicar essa melhora súbita, mas nenhuma delas foi comprovada cientificamente até agora. "Todo mundo que atua em hospital tem uma história dessas", diz Frederico Fernandes, médico do Hospital das Clínicas da Universidade de São Paulo.

Ele aventa a hipótese, por exemplo, de o corpo emitir uma descarga de hormônios de estresse quando percebe que está próximo da morte, uma situação conhecida como "luta ou fuga", que é a resposta fisiológica que funciona como uma espécie de instinto de preservação. Ele explica

---

[1] Schulz, Roland. *Cosa succede quando moriamo*: la nostra fine e quello che dovremmo sapere al riguardo. Edizioni Il Punto d'incontro, Vicenza, Itália, 2020, p. 47. Tradução livre.

que, na fase imediata dessa situação, há uma liberação de adrenalina e outras substâncias que levam a mudanças no corpo, como aumento da frequência cardíaca e pressão arterial, que melhoram o funcionamento de órgãos possivelmente comprometidos, a exemplo de uma melhor ativação neuronal e até da lucidez do paciente.[2]

---

[2] <www.correiobraziliense.com.br/ciencia-e-saude/2021/06/4932532-melhora-da-morte-por-que-alguns-pacientes-graves-melhoram-pouco-antes-de-morrer.html>

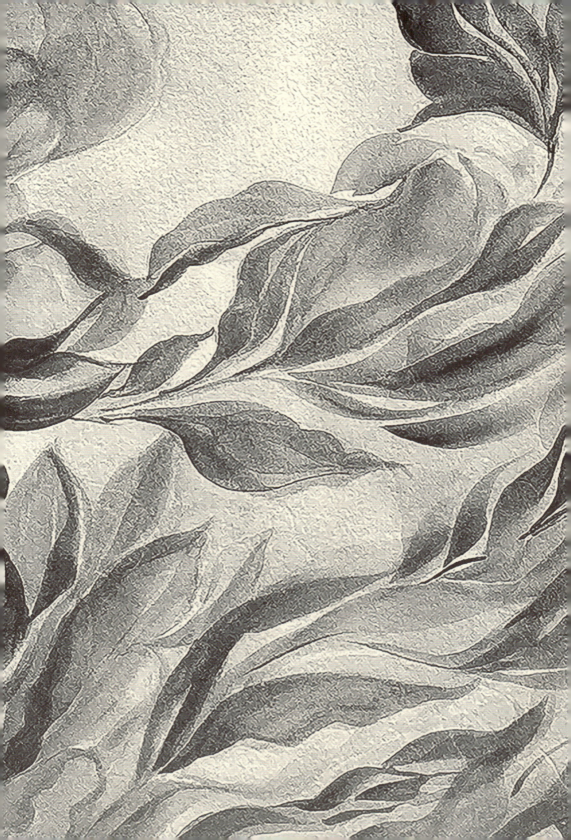

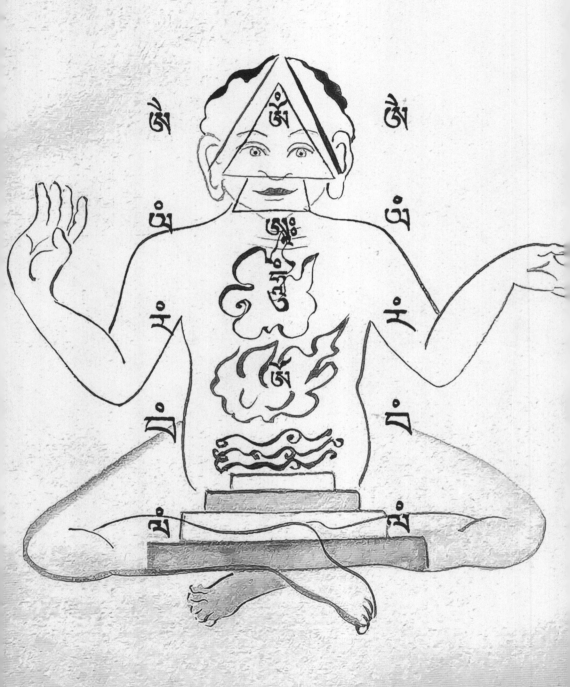

Capítulo 61

O processo da morte em oito etapas

Muitos dos sinais de uma morte próxima descritos no livro *Gestos finais*, de Maggie Callanan e Patricia Kelley, aparecem na descrição detalhada que o budismo tibetano faz sobre o processo da morte.

São oito etapas que têm início com a dissolução dos quatro elementos (terra, água, fogo e ar) e termina com a dissolução da consciência (do apego, da raiva e da ignorância) no elemento espaço. Depois surge a mente muito sutil, a Clara Luz. Todo esse caminho é percorrido tanto por pessoas que passam por uma morte súbita quanto lenta.

O processo de dissolução dos quatro elementos não ocorre apenas no momento da morte, mas também, de maneira extremamente sutil, durante o sono e quando um pensamento desaparece da mente.

A morte é um processo de dissolução gradual da capacidade física, dos sentidos, dos elementos grosseiros e sutis do nosso corpo e da nossa mente. Eles irão gradualmente perder a sua força e função, tornando o próximo elemento mais intenso. Inicialmente, ocorre no nível do corpo e da mente grosseiros:

I. A dissolução do elemento terra.

II. A dissolução do elemento água.

III. A dissolução do elemento fogo.

IV. A dissolução do elemento ar.

Após a parada cardíaca, ocorre a dissolução do corpo e da mente sutil no elemento espaço:

V. A dissolução da consciência sutil do apego.

VI. A dissolução da consciência sutil da raiva.

VII. A dissolução da consciência da ignorância.

VIII. Quando surge a mente muito sutil de Clara Luz.

I. Dissolução do elemento terra no elemento água

Quando os sentidos começam a falhar, é um sinal de que o processo da morte teve início. A percepção sensorial do mundo está se diluindo.

Sentimos a presença das pessoas à nossa volta, mas não conseguimos mais entender ou mesmo ouvir o que elas estão falando. Também passamos a ver com dificuldade. Olhamos para um objeto à nossa frente e só podemos ver seu contorno e não os seus detalhes. A visão começa a desaparecer à medida que deixa de discernir forma e cor. Não conseguimos mais piscar os olhos. Aos poucos não temos mais capacidade de abri-los nem de fechá-los. Se eles permanecerem abertos, não podemos mais enxergar.

> A medida em que a pessoa for ficando mais fraca e sonolenta, a comunicação com os outros se torna mais tênue. Muitas pessoas querem a companhia de uma ou duas pessoas especialmente. Em geral prestam pouca atenção ao que está acontecendo; parecem não escutar ou seus olhos se tornam vítreos – como se estivessem olhando mas não vendo as pessoas e as coisas. Algumas vezes os olhos ficam um pouco abertos, como se estivessem meio acordados e meio dormindo. Mas mesmo quando as pessoas estão muito fracas para falar, ou perderam a

consciência, elas podem ouvir; ouvir é o último sentido que desaparece antes do desmaio.[1]

Por isso é importante que as últimas imagens que visualizamos sejam, preferencialmente, positivas, pois elas irão imprimir fortes marcas em nosso contínuo mental. Nesse sentido, não devem ser imagens que nos despertam mais apego por este mundo, mas, sim, que nos inspirem fé e confiança na entrega de deixá-lo.

O elemento terra interno são nossos ossos, dentes, músculos, unhas, carne, átomos e células. Quando o elemento terra se dissolve e é absorvido pelo elemento água, experimentamos o aumento da terra seguido de sua queda e, por isso, temos uma forte sensação de que estamos caindo, como um afundamento no chão. Algo similar ao que ocorre quando experimentamos, eventualmente, uma sensação de queda abrupta logo após termos adormecido.

Sem o elemento terra, a força física se consome, os músculos se enfraquecem, não podemos mais manter a cabeça erguida, nem mesmo engolir.

> É difícil fazer uma previsão do momento da morte, mas geralmente há indícios de que a morte está para ocorrer em algumas horas ou alguns dias. Um sinal é a dificuldade de engolir. Se a pessoa vem sentindo pouco apetite para comida e água, a família pode não perceber que essa dificuldade é mais do que perda de interesse. A desidratação resultante geralmente não é o problema e na verdade pode aumentar o conforto do doente, reduzindo a incidência de alguns sintomas incômodos, como vômito, dor ou dificuldade de respirar. É melhor não ministrar pequenas porções de líquidos na boca do doente na esperança de que ele vá engoli-los; se ele não conseguir, os líquidos irão parar nos

---

[1] Callanan, Maggie; Kelley, Patricia. *Gestos finais*: como compreender as mensagens, as necessidades e a condição especial das pessoas que estão morrendo. Nobel, São Paulo, SP, 1994, p. 54.

pulmões. Quando uma pessoa não pode mais engolir, ela não necessita de líquidos; basta esfregar a boca com uma esponja úmida e umedecer os lábios com creme.[2]

Nosso corpo perde o brilho conforme a pressão sanguínea cai. Ficamos retraídos e incapazes de nos mover. Estamos sonolentos e fracos, sem nenhum interesse no mundo externo.

Temos a visão de uma miragem semelhante a uma chama trêmula azul. Assim como quando tapamos os olhos com as palmas da mão temos a visão de luzes que se movem.

II. Dissolução do elemento água no elemento fogo

O elemento água interno são os fluidos de nosso corpo: o sangue, a linfa, a saliva, o suor, a urina e os fluidos regeneradores. Quando ele dissolve e é absorvido pelo elemento fogo, todos os líquidos do nosso corpo irão secar.

Na segunda dissolução, ocorre a perda dos sentimentos. Deixamos de sentir prazer, dor ou qualquer outra sensação. Lama Michel Rinpoche nos recorda que o mesmo ocorre quando estamos com dor e conseguimos dormir. Não sentimos mais a dor.

A nossa mente grosseira está perdendo a força. Não temos mais a sensação física do corpo. Para quem observa a pessoa que está morrendo, pode parecer que ela está sofrendo, mas não é mais assim.

Como deixaremos de escutar, é importante ouvirmos sons que nos deixem uma marca positiva, como palavras de amor, preces, mantras

---

[2] Callanan, Maggie; Kelley, Patricia. *Gestos finais*: como compreender as mensagens, as necessidades e a condição especial das pessoas que estão morrendo. Nobel, São Paulo, SP, 1994, p. 53.

ou uma bela música. Mas cabe ressaltar que muitas pessoas quando estão perto da morte não querem escutar música. Estão extremamente sensíveis ao som.

Quando ocorre a perda total de audição não ouvimos mais sons internos ou externos, não aparece mais o som "ur" nos ouvidos.

Inicialmente perderemos o controle dos fluidos do corpo, o que, muitas vezes, se demonstra pela incontinência urinária, o nariz pingando e a saliva escorrendo pela boca.

> A produção de urina e a evacuação geralmente diminuem, e a urina se torna mais escura. O aumento da fraqueza pode levar à incontinência. Algumas pessoas vivem períodos de muito suor, necessitando serem enxugadas frequentemente, lençóis secos e muito cuidado com a pele.[3]

Não conseguimos mais mover a língua, ela está grossa e pesada e as narinas estão afundadas.

Temos a visão de uma neblina como o movimento em espiral da fumaça de um incenso que preenche todo espaço.

III. Dissolução do elemento fogo no elemento ar

O elemento fogo produz o calor do corpo: o calor da digestão, a temperatura do corpo e o calor das emoções. Refere-se ao fígado, vesícula biliar, nariz e olfato.

Quando ele se dissolve e o elemento vento se sobrepõe a ele, perdemos a capacidade de digerir alimentos, nosso corpo fica frio, começando nas extremidades em direção ao coração. A última energia do nosso

---

[3] Callanan, Maggie; Kelley, Patricia. *Gestos finais*: como compreender as mensagens, as necessidades e a condição especial das pessoas que estão morrendo. Nobel, São Paulo, SP, 1994, p. 54.

corpo está se retirando para o centro dele. Qualquer calor que tenha sobrado em nosso corpo agora reside na região do coração.

> A temperatura do corpo pode subir, enquanto as mãos e pés se resfriam, talvez ficando azuis e tornando-se manchados; algumas vezes os lábios e as unhas ficam arroxeados. Geralmente, nem o aumento da temperatura nem o resfriamento das extremidades e as manchas da pele perturbam os pacientes, e não exigem qualquer tratamento.[4]

A terceira dissolução nos leva à perda da percepção, da capacidade de discernir pessoas e objetos. Nesse estágio, não nos lembraremos de quem são nossos entes queridos. É como num sonho que não sabemos quem é quem.

Como perderemos o olfato, é importante sentir o aroma de perfumes que nos deixem uma marca positiva, assim como incensos ou *sprays* aromáticos. Aos poucos paramos de experimentar dor, prazer e mesmo indiferença.

Externamente, nosso corpo começa a perder calor. A boca torna-se seca. A raiz da língua torna-se azulada.

A respiração torna-se fria ao passar pela boca e pelo nariz e assume um padrão diferente. Na medida em que a morte se aproxima, a respiração torna-se irregular, mais rápida durante algum tempo e depois vai se acalmando até parar por muitos segundos antes de recomeçar. Ou as inalações são mais rasas e curtas e a expiração mais longa e difícil.

---

[4] Callanan, Maggie; Kelley, Patricia. *Gestos finais*: como compreender as mensagens, as necessidades e a condição especial das pessoas que estão morrendo. Nobel, São Paulo, SP, 1994, p. 53.

Começam os estertores, uma respiração ruidosa causada pela busca por mais ar devido à difícil passagem dele pelas vias aéreas estreitas e cheias de fluidos.

> Algumas vezes o muco se junta na boca, garganta e pulmões e quando o ar passa por ele faz o ruído de um chocalho. Isso não quer dizer necessariamente que a pessoa esteja tendo dificuldade de respirar. Virando o paciente de lado geralmente reduz-se o ruído. Se ele tiver realmente dificuldade de respirar, pode-se usar oxigênio ou remédios para secar o muco e manter abertas as passagens de ar.[5]

Mais uma vez, para aquele que vê o que está acontecendo, é muito aflitivo, pois parece que quem está morrendo está sofrendo por falta de ar. Mas não é assim. As áreas do cérebro que reconhecem essa sensação já estão inativas.

Recordo-me de, certa vez, estar fazendo a prática de "Autocura Tântrica NgalSo", elaborada por Lama Gangchen Rinpoche, num paciente que estava para morrer. No momento da prática em que, com gestos e mantras trazemos toda a energia para o coração, a sua pressão, que já estava 5 por 3, subiu um ponto. Os aparelhos começaram a bipar e eu notei que uma gota de suor havia surgido na sua testa. Ao contar para o Rinpoche esse evento, ele me disse que era a sua última força vital que havia se manifestado, como a chama de uma vela que aumenta antes de apagar.

Temos a visão de fagulhas de uma fogueira: como vaga-lumes movendo-se no ar. Pontos intermitentes que se movem em lugares diversos.

---

[5] Callanan, Maggie; Kelley, Patricia. *Gestos finais*: como compreender as mensagens, as necessidades e a condição especial das pessoas que estão morrendo. Nobel, São Paulo, SP, 1994, p. 53.

Pessoalmente, me recorda quando a luz brilha e se move nas águas de um lago.

IV. Dissolução do elemento ar no elemento espaço (consciência)

Quando a respiração estiver a ponto de cessar, aconselha-se deitar a pessoa sobre o seu lado direito, na posição do leão que dorme, a mesma na qual Buddha morreu. A mão esquerda fica sobre a coxa esquerda e a mão direita sob a bochecha tapando a narina direita. As pernas ficam esticadas, mas ligeiramente encolhidas.

No lado direito do corpo encontram-se os canais sutis que estimulam os "ventos kármicos" da ilusão. Quando, nessa posição, a pessoa se deita sobre eles, fechando a narina direita, esses canais são bloqueados. Isso faz com que a pessoa reconheça com mais facilidade a luminosidade que surge no momento da morte. Facilita também a saída da consciência pela abertura da caixa craniana, enquanto todas as outras aberturas ficam fechadas.

Por fim, o elemento ar será reabsorvido no elemento espaço, isto é, em nossa mente sutil: a consciência individual.

O elemento ar é responsável pelo crescimento e movimento do nosso corpo e suas funções. Temos diferentes tipos de ar, alguns são ascendentes, outros descendentes, além daqueles que permeiam todo o corpo. Quando o ar se dissolve e o elemento espaço se sobrepõe a ele, ficamos totalmente paralisados.

As narinas se alargam e incham. Nossa língua endurece, encolhe e a sua base fica azulada. Como estamos perdendo o sentido do tato interno e do paladar, será positivo receber um contato físico afetuoso e suave até o momento da nossa morte.

> Desde que todos os sintomas sejam bem controlados, a morte pode ser tranquila. Se a respiração se tornou bem calma, ou alternadamente rápida e lenta, você pode ter dificuldade de perceber se verdadeiramente parou. Algumas vezes as últimas respirações assemelham-se a suspiros. Se a pessoa que está morrendo está alerta, você pode ver um leve sorriso ou um olhar de adeus, ou perceber que os olhos perdem o foco e depois se fecham. Se ele ou ela estiver dormitanto ou inconsciente, você pode ter dificuldade em perceber o que aconteceu.[6]

Temos a visão de uma lamparina de manteiga com uma única e pequenina luz brilhante envolta por uma completa escuridão, como uma chama sem oxigênio.

A quarta dissolução é normalmente considerada o óbito de uma pessoa: a respiração e o pulso pararam, porém, internamente ainda estamos presentes.

Cabe ressaltar que há quem queira alguém ao seu lado durante o falecimento e há quem prefira ficar sozinho. Muitos familiares fazem de tudo para estar ao lado da pessoa no momento da sua morte, mas muitos falecem quando eles estão no banheiro, por exemplo. Isso pode deixá-los perplexos e desapontados, mas era preciso que eles se fossem para ela também ir.

O lugar pelo qual a mente deixa o corpo também influencia positiva ou negativamente o próximo renascimento. Para estimular a saída do *continuum* mental pela parte superior do corpo, costuma-se passar no

---

[6] Callanan, Maggie; Kelley, Patricia. *Gestos finais*: como compreender as mensagens, as necessidades e a condição especial das pessoas que estão morrendo. Nobel, São Paulo, SP, 1994, p. 54.

topo da cabeça um pouco de água sagrada ou creme com as pílulas abençoadas por um lama. Assim como dar três puxadas nos cabelos e toques no topo da cabeça. Aconselha-se, por isso, evitar tocar as partes baixas do corpo quando ela está falecendo.

Assim que o coração deixa de funcionar, podemos dedicar toda sua energia positiva acumulada durante sua vida. Dedicamos a todos os seres e desejamos que a pessoa tenha uma boa continuidade.

Visualizamos raios de luz colorida que saem do seu coração e vão em todas as direções, para pessoas e situações que necessitem dessa mesma energia que o falecido soube gerar durante sua vida. Visualizamos essas pessoas e lugares sendo preenchidos por essa luz direcionada.

Depois, visualizamos o falecido envolto em um casulo de luz dourada, sorrindo feliz, percorrendo um canal de luz que o levará para uma intensa luz dourada.

O sinal da saída efetiva da mente sutil do corpo acontece quando um pouco de sangue ou de pus sai do nariz e às vezes dos órgãos sexuais – sendo esses líquidos as porções não refinadas das gotas que se dissolveram no coração. No Ocidente, não temos como observar esse fato porque logo após a morte costuma-se preencher os orifícios da pessoa com algodão, o que é chamado de tamponagem ou tamponamento. A finalidade desse procedimento é evitar que gases, secreções e sangue sejam liberados durante o funeral.

A experiência direta nos ensina que há um certo brilho, uma sensação sutil de presença que em um certo momento se vai. Quando isso ocorre, temos a sensação interna de que a pessoa deixou seu corpo.

O elemento espaço e a dissolução da mente sutil

Nesse ponto do processo da morte, a mente sutil irá se dissolver no contínuo mental, ou seja, na mente muito sutil. Teremos, então, a experiência de três luzes interiores brilhantes seguidas da Clara Luz.

Cabe ressaltar que a Clara Luz não se refere a uma luz grande que aparece no céu, nem ao que certas pessoas que tiveram experiência de quase morte descrevem: uma luz brilhante que as atrai para mais e mais perto. Clara Luz não tem nada a ver com luz em si; indica clareza no sentido de ausência de engano ou ilusão, de dualidade sujeito-objeto e de conceitos. Refere-se a uma consciência aberta e é também chamada de "Clara Luz Fundamental" porque constitui a natureza básica de todos os seres.

Para compreendermos as próximas quatro etapas de dissolução, precisamos conhecer melhor a anatomia do corpo sutil: os canais, ventos e gotas.

Os *canais* são onde a energia sutil corre no corpo. Os *ventos* sutis, conhecidos por *prana*, são correntes de energia diretamente conectadas com os impulsos do sistema nervoso, a pressão arterial e todos os movimentos internos do corpo. E as *gotas* são as essências masculina e feminina que se desenvolvem a partir do espermatozoide e do óvulo dos nossos pais.

O canal central – conhecido por *sushuma* – é por onde flui a energia essencial de vida, o *tsa*. Ele começa na testa e vai até o topo da cabeça e desce até a base da espinha dorsal – por isso ele pode ser comparado à medula espinhal.

Paralelo ao canal central, que tem como energia de base a neutralidade, estão dois canais nos quais correm os ventos sutis (*lung*, em tibetano, *prana*, em sânscrito) relacionados aos estados mentais sutis de atração (canal direito feminino) e de aversão (canal esquerdo masculino). Eles estão conectados no canal central, quatro dedos abaixo do umbigo e terminam em nossas narinas.

Assim, como os lados de dominância do cérebro se invertem no corpo (o lado direito do cérebro domina o lado esquerdo do corpo), a dominância da energia também é invertida. A energia feminina encontra-se no lado esquerdo, mas flui pelo canal sutil do lado direito.

Como nossos hábitos mentais estão fortemente baseados na atração (apego) e na aversão (raiva), esses dois canais estão muito ativados e se enrolam em volta do canal central, estrangulando-o, formando os *chakras*. Do canal central saem 72 mil canais sutis que partem dos quatro canais sutis que saem do coração.

Os *chakras* são os pontos de ramificação do canal central. Isto é, são um ponto de junção de muitos canais de energia sutil, por onde fluem as gotas masculinas e femininas.

As gotas masculinas concentram-se, principalmente, no chacra da coroa, cérebro e fluido vertebral, enquanto as essências sexuais femininas localizam-se, principalmente, no umbigo e no sistema circulatório sanguíneo.

No momento em que paramos de respirar, esses canais irão murchar, liberando os nós que impediam o canal central de liberar sua energia mais pura de neutralidade.

> A corrente de energia dos canais esquerdo e direito causa nossa percepção dualista da realidade. Por isso, quando eles falham, temos a

chance especial de entrar em contato com a energia não dual em nosso canal central.[7]

Esse processo se dará em três fases como veremos logo a seguir.

V. Dissolução da energia do canal esquerdo

A visão branca vazia

Os ventos sutis de energia do canal esquerdo sustentam a essência masculina (gota branca) no *chakra* da coroa. Quando eles deixam de funcionar, essa gota sutil irá descer até pousar na parte superior do *chakra* do coração, onde encontra-se a gota indestrutível desta vida: composta pela união da essência feminina (óvulo) com a essência masculina (esperma) gerada no momento de nossa concepção.

A gota indestrutível desta vida é vista como uma joia, guardada num cofre, pois está trancada dentro do *chakra* do coração e envolta por um nó duplo. Ela contém a essência desta vida do indivíduo: o contínuo mental com as impressões e compreensões desta vida.

Quando a gota branca pousar sobre a gota indestrutível desta vida, todas as marcas sutis relativas ao apego irão se dissolver e nossa mente será preenchida pela visão branca vazia.

---

[7] Rinpoche, Lama Gangchen. *Autocura tântrica III*: guia para o supermercado dos bons pensamentos. Gaia, São Paulo, SP, 2003, p. 375.

VI. Dissolução da energia do canal direito

A visão vermelha vazia

Agora, os ventos sutis de energia do canal direito que sustentam a essência feminina irão se dissolver. E a gota vermelha que encontrava-se no *chakra* do umbigo irá subir até pousar na parte inferior da gota indestrutível desta vida, encaixando-se com a energia masculina no *chakra* do coração.

Nesse processo, todas as marcas sutis relativas à aversão e à raiva irão se dissolver e nossa mente será preenchida pela "visão vermelha vazia" – como um pôr do sol, com os vermelhos cada vez mais profundos até que desapareçam.

VII. Dissolução da energia do canal esquerdo

A visão preta vazia

No chacra do coração, as gotas masculina e feminina se encontram unidas ao redor da gota indestrutível desta vida.

Após a contração de uma gota sobre a outra, uma vez que elas vêm de direções opostas, elas giram. Quando isso ocorre, todas as experiências relativas à ignorância irão se dissolver. Vivenciamos a grande escuridão – a visão preta vazia.

VIII. Dissolução da energia do *chakra* do coração

A visão da Clara Luz

O *chakra* do coração é considerado a sede da nossa mente ou consciência e contém tanto o espaço quanto o universo. "Durante a vida, este espaço imenso está bloqueado. Por isso, estamos fixados em pequenas coisas, como nossas emoções e problemas da vida cotidiana", nos dizia Lama Gangchen Rinpoche.

Quando a energia da gota indestrutível desta vida, no *chakra* do coração, se abre, da escuridão total surgirá a gota eternamente indestrutível (ou contínuo mental) sustentada pelo vento e mente muito sutis. Quer dizer, essa é a gota que perdura para sempre, além desta vida, além da morte, além do renascimento. Além também da própria iluminação, pois até mesmo os Buddhas possuem essa gota eternamente indestrutível. Ela é a nossa natureza essencial totalmente pura.

Essa é a última experiência da mente antes de deixar o corpo: uma intensa luz branca, denominada Clara Luz – nossa mente iluminada. Esse é o ponto em que o corpo e a mente muito sutis se manifestam.

Para entender melhor esse momento, Lama Michel Rinpoche nos inspira a imaginar que estamos em um lugar onde há muito barulho. De um lado, há uma furadeira, e do outro, alguém tocando uma bateria. Diante dessa situação, não podemos escutar o som da respiração da pessoa que está perto de nós. Gradualmente, os sons ainda mais sutis se tornam mais perceptíveis até que haja um absoluto silêncio e a respiração alheia pode ser ouvida. Algo semelhante ocorre quando todos os estímulos da mente grosseira e sutil cessam.

Diz-se que a experiência é inicialmente de uma espécie de escuridão absoluta, um vazio total, como se não houvesse mais sensações, mais consciência, mais percepção de nada. Nesse ponto, a mente muito sutil se torna evidente: aos poucos se consegue ter autopercepção neste estado muito sutil, que é chamado de "luz clara". Para explicar o momento da morte é usada a metáfora do pôr do sol: numa noite totalmente escura e sem lua, há a luz do pôr do sol (ou seja, o processo de morte, onde todo o corpo se dissolve) e em um certo ponto há escuridão absoluta, da qual então gradualmente surge o amanhecer, à medida que os primeiros raios do sol começam a se manifestar, até que o sol esteja cheio e tudo esteja claro. Quando esta luz se manifesta, que é o momento em que a mente muito sutil se torna evidente (porque não se manifesta para alguém, mas para si mesma), esse é o momento que se chama o momento da "luz clara". Este é o ponto final da morte, o momento em que, imediatamente após aquele instante, o corpo e a mente muito sutis se desprendem do corpo e se morre de fato.[8]

Aqueles que durante a vida tiverem se familiarizado com a experiência da morte em sonhos ou em meditações, quando a hora chegar de fato, poderão reconhecer com clareza todas as oito etapas.

Lama Michel Rinpoche nos inspira a nos familiarizarmos com o processo da morte e com as sensações que surgem quando estamos para dormir e ao acordar. Podemos reconhecer a dissolução dos elementos e deixar a mente relaxar no processo natural de entrega.

O praticante do budismo tibetano que meditou em vida sobre o processo da morte em oito dissoluções não sentirá inquietação quando a Clara Luz da morte surgir. Se ele treinou a reconhecê-la durante a meditação do sono será como a Clara Luz "filho" que irá reconhecer

---

[8] Rinpoche, Lama Michel. "Fare pace con la morte". Transcrição dos ensinamentos dados por Lama Michel em Vercelli em 1º de outubro de 2021. Lama Gangchen Peace Publications ©Kunpen Lama Gangchen, 2022, Albagnano, Itália, p. 18. Tradução livre.

a Clara Luz "mãe" no momento da morte. Por isso, essa meditação chama-se "Misturando as Claras Luzes mãe e filho". Dessa forma, ele poderá atingir a iluminação no momento de sua morte. Isto é, interromper o ciclo involuntário de morte e renascimento, podendo escolher renascer em uma terra pura para completar o seu processo de iluminação ou retornar a este mundo com a intenção de ajudar todos os seres a atingirem a iluminação.

No entanto, essa luz será profundamente inquietante para quem não estiver preparado para identificá-la como a sua verdadeira natureza, a Clara Luz.

Lati Rinpoche diz: "No final de um período mais ou menos longo, em que a mente de Clara Luz fica sem qualquer movimento, surge nela um leve movimento, um mero tremular. Este dá início à saída da Clara Luz."[9]

No momento em que a Clara Luz da morte termina, as mentes sutis e os quatro elementos (terra, água, fogo e ar) começam a surgir de novo na ordem inversa. Ressurge uma visão preta até o ressurgimento do elemento terra. Agora iremos renascer no bardo – um estado intermediário de ignorância inconsciente, entre a morte e o seu próximo renascimento involuntário. Até que iremos passar novamente pelo processo de dissolução de morte do bardo e renasceremos numa próxima vida.

A direção que a mente muito sutil irá tomar depende do último estado da mente grosseira e sutil no momento em que começam as dissoluções. Associo essa ideia a algo similar a ligar uma TV: a primeira imagem que surge na tela nos indica o canal em que ela estava quando foi desligada pela última vez.

---

[9] Rinpoche, Lati; Hopkins; Jeffrey. *Morte, estado intermediário e renascimento no budismo tibetano*. Gaia, São Paulo, SP, 2006, p. 57.

Se é a última mente grosseira do momento da morte que ativa o *karma* que nos projeta para a próxima vida, temos que em vida buscar direcionar a nossa mente positivamente, principalmente diante do medo, da raiva e da confusão mental. O problema não é sentir um estado mental negativo, mas ficar fixado nele. Portanto, ao acompanhar uma pessoa que está falecendo, a principal meta deve ser ajudá-la a ter uma mente positiva no momento de sua morte.

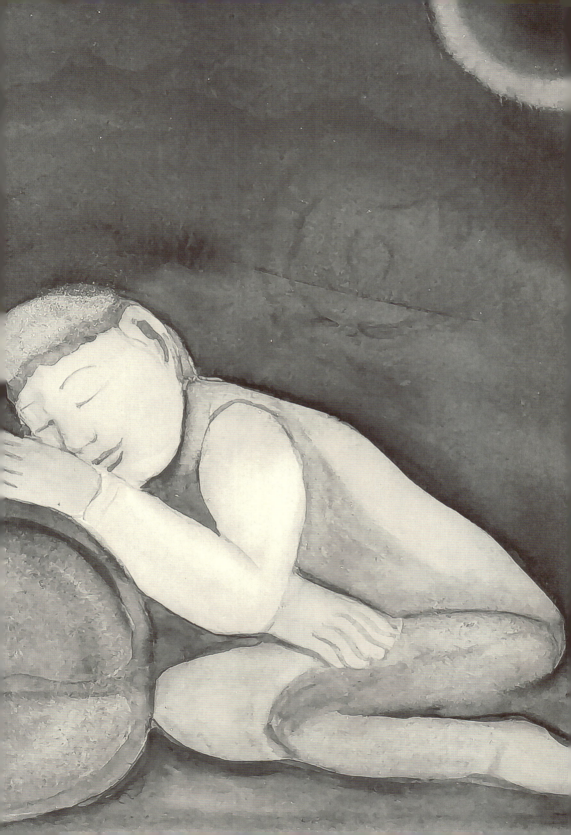

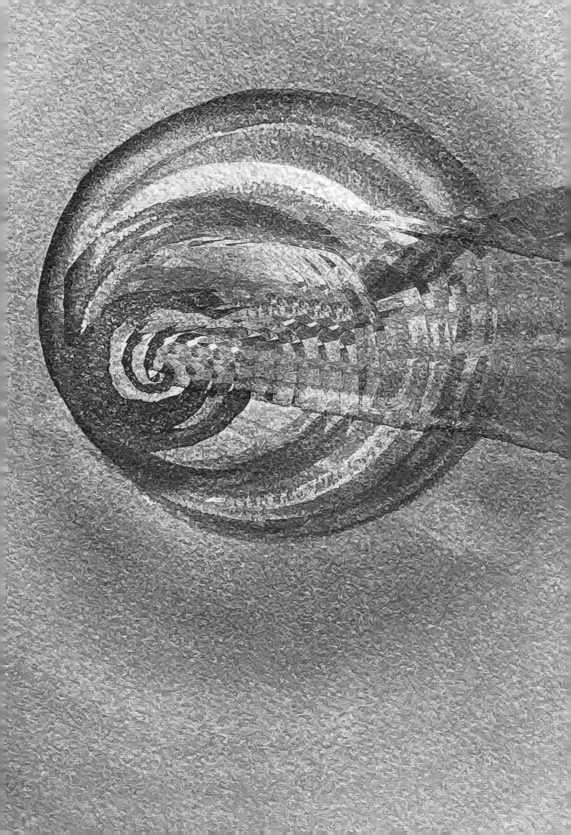

Capítulo 62

Consciência além da vida: as experiências de quase morte

As experiências de quase morte, também conhecidas como EQMs, são fenômenos geralmente descritos por pessoas que recuperaram as funções vitais depois de terem sofrido um real risco de morte – como uma parada cardiovascular ou um coma após cirurgias ou acidentes graves.

O cardiologista e pesquisador holandês doutor Pim van Lommel especializou-se no campo de estudos de quase morte durante os 26 anos que trabalhou como cardiologista no Hospital Rijnstate, em Arnhem, na Holanda. Em seu livro *Coscienza oltre la vita*[1] (Consciência além da vida), ele explica doze itens sobre a experiência de quase morte, tais como:

I. Inefabilidade da experiência, pois é algo inexprimível que vai além das nossas capacidades comuns de compreensão, onde não há distinção entre o bem e o mal e o tempo e o lugar.

II. Uma sensação de paz e tranquilidade onde a dor física desaparece.

III. A consciência de estar morto, uma vez que escutam as pessoas declararem a sua morte.

IV. Experiência de estar fora do corpo. Segundo o doutor Pim van Lommel, dentre as percepções extracorpóreas, 92% foram absolutamente precisas, 6% continham algum erro e apenas 1% estavam completamente erradas. Os pacientes lhe relatam que

---

[1] Van Lommel, Pim. *Coscienza oltre la vita*. Edizioni Amrita, Torino, Itália, 2016, p.27. Tradução livre.

fazem tentativas desesperadas para nos informar que ainda estão vivos e que deveriam continuar a reanimação.

V. Experiência de estar num espaço escuro como um túnel interminável. No entanto, apenas 15% das pessoas que experimentam esse espaço escuro o percebem como assustador.

VI. A percepção de um ambiente de outro mundo, como paisagens deslumbrantes, flores extraordinárias e uma música maravilhosa.

VII. Experiência de encontrar e se comunicar com pessoas falecidas, amigos ou desconhecidos.

VIII. A percepção de uma luz brilhante ou um ser de luz pelas quais se sentem atraídas por seu grande amor.

IX. A visão geral da vida onde revivem não apenas todas as suas ações ou palavras, mas também todos os pensamentos de sua vida passada e percebem que tudo é uma energia que afeta tanto a si mesmas quanto aos outros.

X. Previsão ou visão de futuro. As pessoas têm a sensação de que podem ver parte da sua vida que ainda está por vir.

XI. A percepção de uma fronteira, como um denso nevoeiro, um muro, um vale, um rio, uma ponte ou um portão. Eles estão cientes de que, uma vez que cruzem a fronteira, não poderão mais retornar aos seus corpos e retomar suas vidas. Nesse ponto, pode haver comunicações com um parente falecido ou com um ser de luz. As pessoas relatam sentir que não são bem-vindas porque sua hora ainda não chegou.

XII. O retorno consciente ao corpo é bastante abrupto. Às vezes, elas sentem uma grande força sugando-as de volta pelo túnel. Alguns descrevem como são empurrados de volta para o corpo através da cabeça depois de ver uma enfermeira ou um médico colocar o dispositivo de ressuscitação em seu corpo. O retorno consciente ao corpo doente, ferido e sofrido é uma experiência extremamente desagradável para a maioria das pessoas, pois sentem que algo tão bonito lhes foi negado.

Alguns pacientes reagem com indignação, decepção ou rebelião assim que se tornam conscientes. Suas tentativas de contar aos médicos, equipe de enfermagem ou familiares sobre sua experiência perturbadora geralmente são malsucedidas, o que só aumenta a decepção. Na verdade, muitos não falam sobre isso há mais de cinquenta anos.

A meu pedido, meu irmão Ricardo compartilhou comigo a sua vivência de uma experiência de quase morte, há 46 anos, quando tinha 24. A memória e as emoções que essa experiência lhe deu ainda estão vivas como no período ocorrido porque elas são uma experiência direta com um momento intensamente transformador, capaz de ser acessado apenas ao se dispor a lembrar dele. Agradeço a ele o seu depoimento, pois como ele mesmo disse, não costuma falar disso abertamente, mas apenas com quem sente que poderia ser de ajuda. Espero que você, leitor, ao ler seu depoimento, possa pegar uma carona nessa viagem além dos limites da nossa consciência cotidiana.

> Essa experiência que eu tive, Bel, aumentou muito a minha consciência em termos de ampliar a questão mais cósmica. É muito maior do que simplesmente você discutir se morre, não morre, se tem uma reencarnação ou não. O que para mim ficou muito marcante foi a conversa que tive com Deus. Para mim, aquilo foi muito real. Você poderia me dizer que poderia ter sido como um sonho, mas não foi, porque, para

mim, foi muito claro a decisão que eu tinha que tomar e a emoção que senti estando lá.

Meu irmão era corredor de carro Fórmula Ford[2]. Ele tinha ido a Cascavel, no Paraná, para receber mais um prêmio que lhe dava a garantia de sua liderança no campeonato brasileiro para se tornar então um piloto de Fórmula 1 no exterior. Esse era seu sonho de vida.

Como ainda haviam outras corridas nos próximos dias, resolveu ir dormir cedo. No entanto, conta que acabou por ceder à insistência de um amigo de sair para comemorar sua vitória. Com ele estava meu outro irmão, Daniel, e mais seu parceiro de corrida, Edilson. Eles seguiram o carro do amigo que conhecia o caminho. Quando pegou a estrada, começou a brincar de acender e apagar o farol. Meu irmão fez a besteira, como ele mesmo disse, de também apagar o seu farol. No escuro, não viram que havia uma curva e ao seguirem reto caíram no barranco abaixo. Meu irmão estava sem cinto e bateu a cabeça no espelho retrovisor, o que lhe provocou um traumatismo craniano.

Meu irmão Daniel o carregou nas costas morro acima e conseguiu parar um carro que os levou para o hospital. Como seu amigo tinha um corte na cabeça que sangrava muito, teve preferência no atendimento quando chegaram no pronto-socorro. Foi a iniciativa do Daniel que salvou sua vida. Ele descobriu que havia um neurocirurgião na cidade e foi buscá-lo em sua casa em plena madrugada. Este operou Ricardo imediatamente.

Foi durante essa cirurgia que meu irmão teve sua experiência de quase morte:

---

[2] Um carro que precisa ter obrigatoriamente um motor turbo de seis cilindros auxiliado por um motor elétrico.

Esse negócio do túnel, você vai sendo puxado. Não consegue controlar a situação. Puxava, puxava muito e era escuro. Parecia estar dentro de um intestino. Como estava cada vez mais rápido e eu gostava de velocidade, comecei a curtir. Daí, de repente começou a aparecer uma luz e eu comecei a flutuar, o que me deu uma sensação incrível de bem-estar. Não dá nem para explicar. Não era o local onde eu estava que importava, mas a sua energia de estar sem limites e com muito prazer diante de uma luz. Foi quando vi que ela vinha de um cara que estava sentado, ele era meio gordo e me dava uma sensação de grande bem-estar. Aproximou-se de mim e me perguntou: "E aí, tudo bem?" Eu respondi: "Ah, tudo bem, estou bem". Eu estava me sentindo mesmo bem ao seu lado. Então, ele me perguntou: "Mas você quer voltar?" Aí que me caiu a ficha. Disse que sim. Ele disse que não seria fácil e me perguntou por que eu queria voltar. Eu me lembro bem que lhe disse: "Nossa, eu não vivi ainda o que eu tenho para viver. Eu estudei, ainda vou trabalhar, casar e ter filhos. Não realizei ainda a minha missão." Aí ele falou: "Você tem certeza? Vai ser muito difícil." Foi aí que eu fiquei seguro de que eu queria voltar. Por isso eu te disse que não era sonho, era, de fato, uma decisão real que me traria uma consequência e que dependia só de mim. O que eu falasse eu ia fazer. Como eu sempre gostei de superar desafios e aprender algo com eles, eu senti que ficar lá, apesar de toda a beleza, algo iria me faltar e eu poderia me arrepender. Ficou claro que eu queria voltar e passar por tudo que estava por vir. Aí, ele me disse: "Então vai". Senti que voltava e via os médicos me operando.

Ricardo foi induzido ao coma para ser transferido de avião para um hospital em São Paulo. Quando, então, saiu do coma e passou por um longo e doloroso processo de recuperação, ele perdeu sua vista direita. Meus pais estavam comigo na Europa e quem cuidou dele foi minha irmã Eliana. De fato, sua vida sempre é cheia de pequenos e grandes desafios, mas a sua fé em Deus cresceu de tal forma que ele sente sua proximidade no cotidiano, lhe orientando para o que quer que faça.

Em 2021, meu amigo Jorge, com 64 anos, casado com Vera, pais de Shauan e Yuri, passou por uma experiência de quase morte durante os 21 dias que ficou entubado. A causa foi um estado grave causado pela Covid-19.

Vera e Shauan estavam internados, em estado crítico, por Covid-19. Quando Jorge soube que Vera seria entubada, ele não pôde se despedir dela, pois quando ela foi hospitalizada, levaram-na imediatamente.

> Foi como num campo de concentração, tua mulher vai para um lado e você pega um trem para o outro. Pronto. Naquela época, ninguém te dava informação e você ficava boiando. Quando tocou o telefone e me disseram que a Vera seria entubada, foi uma paulada. Me quebrou as pernas. O Shauan já estava entubado, agora a Vera... Fui para o gompa e lá eu tive uma conversa, coloquei a minha vida à disposição de todos os seres. Eu sentia que já havia cumprido um pouco o meu plano aqui na terra...

À noite, seu filho Yuri notou que Jorge não estava bem e, ao medir sua saturação, viu que estava abaixo de 90. Resolveram ir para o hospital onde ele foi imediatamente encaminhado para a UTI para ser entubado.

Jorge conta que primeiro sentiu a morte física e depois a morte da sua alma.

> Quando começou a minha morte e eu saí do corpo, parece que eu fui levado para outra dimensão onde eu estava lutando com espadas. Eu fazia parte da ordem de São Jorge com todos os protetores. Eu fui morto nessa batalha. Aí o que foi ferido foi meu corpo físico. Essa foi a minha morte física. Eu fiquei pairando num outro plano. Via de cima o meu corpo morto e todas as pessoas rezando por mim. As pessoas

estavam me ajudando e os protetores tentaram resgatar o meu corpo, mas veio um machado e "pá"! Quebrou a minha coluna, me dizendo "Você está morto agora". Essa foi a minha morte espiritual. Eu escutava as rezas que vinham de Albagnano, especialmente da voz da Maria. Ouvia rezas católicas também. Depois eu soube que o Don Anselmo, na Dinamarca, também fazia rezas para mim num monastério de monjas. Aí eu senti um bálsamo e veio uma escuridão que me fez sentir que eu estava morto física e espiritualmente. Quando veio um gancho. "Fuf"! Era a mão do Rinpoche me trazendo de volta. Nesse momento eu saí do coma.

Com emoção, escuto Jorge partilhar sua experiência com a mesma lucidez do meu irmão. Ambos sentem o vivido como se ainda estivesse acontecendo no instante em que relatam.

Jorge nos dá um exemplo vivo das palavras de Lama Gangchen Rinpoche que me disse que estaria conosco mesmo após a sua morte. Agradeço-lhe, de coração, por compartilhar o seu depoimento, pois é uma prova de que estamos todos conectados, mesmo quando parece que já nos desconectamos desse nosso plano de vida terrestre.

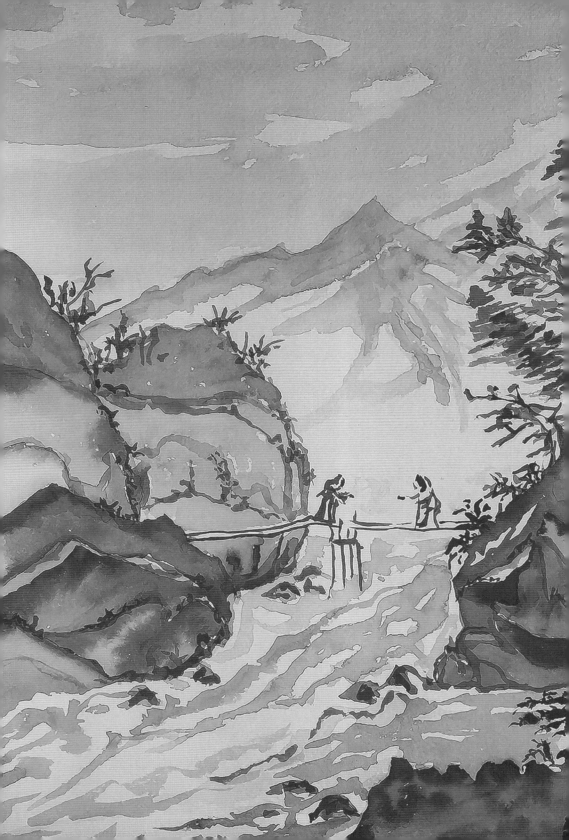

Capítulo 63

O processo do bardo

Lama Gangchen Rinpoche descreve o estado intermediário desta forma:

> Nosso corpo fica como uma casa vazia: um corpo de ventos sutis, sem ossos ou órgãos e com cinco sentidos de consciência sutis. Como um corpo de sonho, ele se move muito rapidamente para todos os lugares, soprado pelo vento de nosso *karma*. Nessa hora, realmente precisamos da ajuda de nosso guru-raiz e de todos os seres sagrados. Não sabemos para qual cidade de renascimento seremos soprados; simplesmente seguimos nosso *karma* de luz ou de sombra, e não nossos próprios desejos. Nosso corpo de bardo é um reflexo do próximo renascimento: humano, divino, como espírito etc.[1]

O ser, durante o bardo, possui todos os cinco sentidos e, além deles, a clarividência, a capacidade de passar por qualquer lugar e a habilidade de chegar imediatamente ao local que desejar.

Muitos textos budistas descrevem o bardo como um período de muito sofrimento. Para um leigo, ler sobre o que ocorre no bardo, sem um conhecimento maior, pode ser assustador. Por anos, tive essa impressão negativa. Até ter escutado os ensinamentos[2] de Lama Michel Rinpoche sobre o bardo, em Albagnano, em 2017.

---

[1] Rinpoche, Lama Gangchen. *Autocura tântrica III*: guia para o supermercado dos bons pensamentos. Gaia, São Paulo, SP, 2003, p. 390.

[2] Os ensinamentos estão disponíveis em: <https://ngalso.org/it/?activity=mortardo-e-rinascita-insegnamenti-di-buddhismo-tibetano-di-lama-michel-rinpoche-2014-2>.

De maneira simples e direta, Lama Michel comparou o que iremos vivenciar no bardo como um sonho que temos conforme o dia que passamos e do estado mental que estávamos antes de dormir. Se durante um pesadelo conseguimos direcionar o que não vai bem para uma solução positiva, isso também ocorrerá no bardo. Desde então, busco, antes de dormir, me lembrar que posso direcionar os meus sonhos a ir em direção às soluções. De maneira semelhante, é possível fazer o mesmo quando temos uma preocupação. Não se trata de negar a realidade e cultivar uma mente positiva baseada na inocência e na fantasia. Mas, sim, reconhecer nossa capacidade de saber gerar recursos e pedir ajuda.

Algumas pessoas têm mais dificuldade para pedir ajuda do que outras. Elas passam tempo demais ruminando o sofrimento. Pedir ajuda é uma atitude interna de abertura. Podemos pedir ajuda rezando, buscando uma fonte de sabedoria, amigos e reais recursos materiais. Uma vez nos sentindo com mais recursos, cada um de nós seguirá em frente.

Antes desses ensinamentos de Lama Michel Rinpoche, imaginava o bardo como uma experiência, necessariamente, sofrida. Não percebia que não somos seres destinados a sofrer. Os hábitos que cultivamos em vida nos ajudam a desvencilhar e lidar com o sofrimento, transformando-o em conteúdos que nos fazem bem.

O tempo de duração no bardo

Uma vida no estado intermediário pode durar de um momento a sete dias. Depende se será encontrado ou não um local de nascimento adequado.

Se esse não for encontrado, o ser passa por uma "pequena morte", vivenciando os oito sinais da morte descritos anteriormente, porém, muito rapidamente. Ele ou ela passa, então, pelos oito sinais do processo inverso e renasce num segundo estado intermediário. Isso pode ocorrer num total de sete renascimentos no estado intermediário, perfazendo um total de quarenta e nove dias, durante os quais um local de renascimento é necessariamente encontrado.

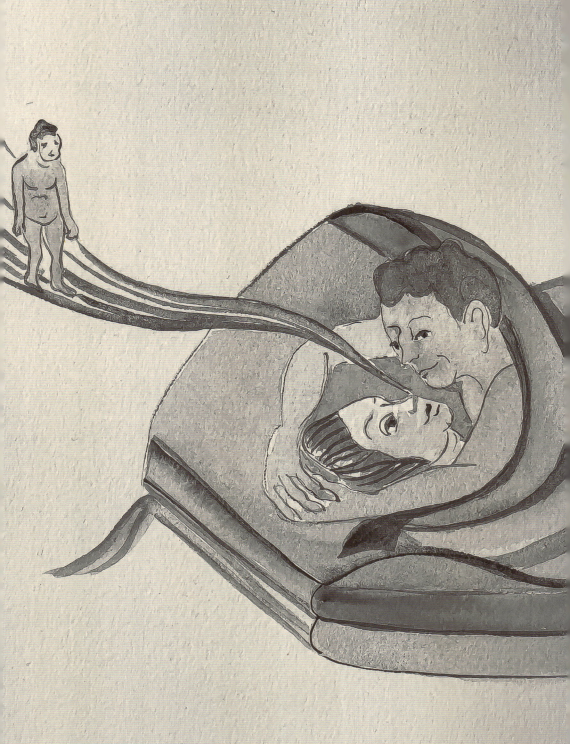

Capítulo 64

Renascimento

No bardo, o ser, gradualmente, passa a ter uma imagem de si mesmo semelhante ao seu próximo renascimento. Isto é, se ele for renascer como humano, já apresentará essa forma ou, se for renascer como animal, terá a forma deste.

Segundo o budismo tibetano, existem seis reinos da existência cíclica. Há três reinos inferiores: os seres dos infernos, os fantasmas famintos e os animais. E há três reinos superiores: os deuses, os semideuses e os seres humanos.

Cada um deles é marcado pela contaminação de uma forte emoção negativa, que produz uma percepção particular da realidade. Entramos em um reino quando estamos presos ao seu sofrimento. Eles não existem como lugares preexistentes, mas, sim, como visões kármicas, hábitos mentais que definem o nosso ser e a nossa visão de mundo.

O reino dos humanos é marcado pela ilusória busca de posse e controle. O reino dos deuses, pela solidão e pelo orgulho. O reino dos semideuses, pela inveja e pelo ciúme. O reino dos animais, pela preguiça e pelo medo. O reino dos infernos, pela raiva. O reino dos fantasmas famintos, pela constante insatisfação.

A professora budista inglesa, Francesca Fremantle, discípula de Chögyam Trungpa, comenta:

> Muitos budistas ocidentais têm dificuldade com o conceito de renascimento nos seis reinos, ou mesmo com o renascimento por si só. Ninguém pode provar o que existe além da morte. Entretanto, podemos investigar

453

nossas mentes aqui e agora e descobrir todos os mundos contidos nelas. Podemos descobrir o que a vida como humano realmente significa neste exato momento, e isso pode nos levar a uma crença razoável, baseada na experiência presente, sobre o que acontece após a morte.[1]

Em meu livro *Mania de sofrer* (Gaia, 2006), exploro a natureza mental desses reinos e como sair deles. Afinal, o importante é termos meios de reconhecer esses diferentes estados mentais que nos mantêm presos ao sofrimento e aprender a transformá-los.

Lama Michel Rinpoche nos explica que, como o ser no bardo não tem uma forma física, ele é capaz de atravessar qualquer lugar sem impedimentos. Em um determinado momento, ele vê os futuros pais em união sexual e gera atração por um e aversão pelo outro. Se gerar atração pelo pai, renascerá como mulher e se gerar atração pela mãe, renascerá como homem. A atração o leva a se direcionar aos pais e, ao entrar neles, ocorre a concepção.

Os antigos textos budistas do *Tantra de Guhyasamaja* explicam que a atração gerada não é pela pessoa física dos pais, mas pelo poder da própria substância do óvulo e do esperma. Por isso, é possível que a concepção não se dê no exato momento do ato sexual, mas até dias depois.

Cabe aqui esclarecer que um óvulo pode ser fecundado durante o seu período de vida de 24 horas. Uma vez que os espermatozoides são capazes de sobreviver de três a sete dias após a ejaculação, teoricamente, o óvulo pode ser fecundado até sete dias após a relação sexual – caso esta ocorra no dia da ovulação, quando ele encontra-se maduro.

Como a atração do ser no bardo ocorre pelo encontro das substâncias, ela também se dá numa fertilização *in vitro* (FIV). Nesta, o óvulo é

---

[1] Fremantle, Francesca. *Vazio luminoso*: para entender o clássico livro tibetano dos mortos. Nova Era, Rio de Janeiro, RJ, 2005, p. 189.

fecundado por um espermatozoide em ambiente laboratorial e quando os embriões são formados, eles são transferidos ao útero da mulher.

Segundo Lama Michel Rinpoche, não há nada de errado em procedê-los, mas não podemos negar que, assim que os óvulos fecundados não usados forem descartados, ocorrerá uma morte. Tal como num aborto, o ser irá morrer sem dor nem traumas se estiver nas primeiras semanas. Como as condições de sua morte estão diretamente ligadas a quem as produziu, neste caso a responsabilidade da sua morte é dos seus pais. Mas as ações anteriores daquele próprio ser também devem ser levadas em consideração. A mente muito sutil desse ser irá retornar ao bardo e, dentro de no máximo 49 dias, encontrará uma nova possibilidade de renascimento.

Lama Michel Rinpoche ressalta que, no momento em que um óvulo é fecundado, ele contém a consciência sutil desse ser, mas ele ainda não tem sensações, sentimentos, pensamentos e nem a capacidade de discernimento. Tem apenas um estado muito sutil, dormente, pois a mente sutil e grosseira ainda não se desenvolveu. Ela irá se desenvolver na medida em que o corpo e a mente sutil evoluírem, pouco a pouco.

De acordo com o venerável Geshe Lobsang Phuntsok[2], doutor em budismo tibetano, a mente do ser não encontra-se no embrião até ele ser transferido para o útero.

---

[2] Geshe Lobsang Phuntsok nasceu na Índia, em 1971. Aos 7 anos de idade foi estudar no Mosteiro Sera Je, perto de Mysore, Karnataka, no sul da Índia, onde estudou filosofia e prática budista, ciência social e política, hindi, sânscrito e línguas tibetanas e cultura tibetana. Morou no Canadá e nos Estados Unidos (EUA), sempre proferindo palestras nas universidades sobre educação não violenta. Fundou o Centro Budista Jhamtse, em Concord, Massachusetts (EUA) e a Jhamtse Gatsal Children's Community, perto de sua aldeia natal, em Arunachal Pradesh, Índia. Atualmente, reside no Centro Albagnano Healing Meditation Centre (Centro de Cura e Meditação de Albagnano), na Itália.

> Como um proprietário de uma casa só passa a habitá-la quando sua casa já está construída, a mente só encarna quando o embrião já está no útero. O ser no bardo busca por uma casa já pronta.

Nesse sentido, se a pessoa não utilizar os embriões excedentes de um processo de fertilização, não estará eliminando uma vida.

Sobre congelar óvulos, Geshe Lobsang Phuntsok diz que não há nenhum problema a nível kármico.

Os atuais processos de fecundação, como a inseminação artificial, a fertilização *in vitro*, a doação de embriões, o congelamento de óvulos e embriões, assim como a doação de sêmen e óvulos, são questões complexas que despertam novos questionamentos inexistentes nos tempos dos ensinamentos de Buddha.

Lama Michel Rinpoche explica que a concepção se dá de modo muito rápido. É como uma janela de oportunidade que se abre e o ser entra nela em um só instante devido à sua conexão kármica.

Lama Gangchen Rinpoche nos dizia que a concepção é como estar indo de carro, muito rápido, numa certa direção e, de repente, um acidente acontece e se perde totalmente a consciência.

No momento em que o ser do bardo entra no novo corpo grosseiro, ele perde a sua consciência e entra no estado da visão preta. Assim como vimos nos oito estágios do processo da morte, agora eles irão ocorrer de forma reversa: Clara Luz, visão preta, vermelha, branca e o ressurgimento dos quatro elementos (ar, fogo, água e terra).

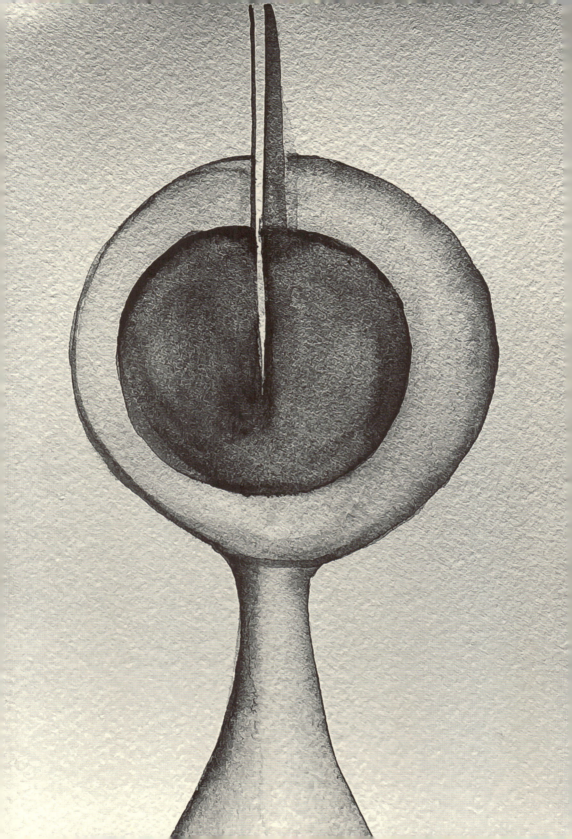

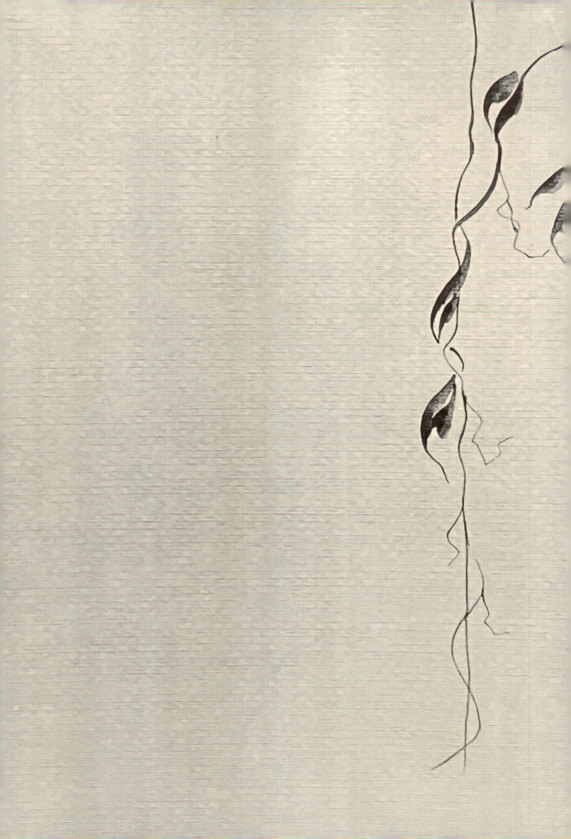

Capítulo 65
Aborto

Falar sobre o aborto é sempre uma questão ampla e delicada. O número de mulheres que já passaram por um aborto é sempre maior do que imaginamos. É um segredo velado pela sua carga moral e emocional, mesmo entre um grupo de pessoas amigas.

Testemunhei várias mulheres que guardaram para si mesmas, por muitos anos, o segredo de terem feito um ou mais abortos. Algumas delas com mais ressentimento do que outras. Mas em todas havia o desconforto de terem passado por essa experiência em solidão, sem saber como dar um significado ao evento.

Não importa qual marca de sofrimento que o aborto intencional gere – seja culpa, vergonha, frustração ou depressão. Ainda assim, se quisermos e encontrarmos condições de ajuda, podemos fazer algo para transformar essa marca num processo de crescimento interior.

O aborto intencional em si mesmo é de grande sofrimento, mas as causas de uma gestação indesejada, principalmente nos casos de estupro, são tão relevantes quanto.

É sabido que os abusos ocorrem em todas as classes sociais. Uma entrevista publicada pelo jornal espanhol *El País*, em agosto de 2020, feita pela jornalista brasileira Joana Oliveira com a médica Helena Paro, revelou que a cada hora, quatro meninas brasileiras de até 13 anos são estupradas, de acordo com o Anuário Brasileiro de Segurança Pública. A maior parte das vítimas têm até 5 anos de idade. 90% desses casos de violência acontecem em casa e 72% das testemunhas não denunciam. Além disso, as vítimas não sabem que têm direito ao aborto seguro, com uma equipe especializada.

Cabe dizer que o estupro, de acordo com a lei brasileira, não se restringe apenas ao ato sexual em si. Passar a mão nos seios e nas pernas de um menor de idade e deixar o órgão genital à mostra também configuram crime de estupro de vulnerável.

As gestantes vítimas de estupro que quiserem interromper a gravidez têm o direito de fazer a cirurgia pelo Sistema Único de Saúde (SUS), independentemente se tenham feito ou não o registro do Boletim de Ocorrência (BO).

Cabe ressaltar que uma mulher estuprada tem mais facilidade em engravidar devido à alta carga hormonal descarregada nos momentos de muita tensão. O organismo, diante do perigo, libera uma grande quantidade de adrenalina (substância liberada em situações de risco para ajudar a pessoa a enfrentar este momento) e também de hormônios.

O aborto foi citado pela primeira vez na legislação brasileira no Código Criminal do Império, de 1830. Na época, era condenada a pessoa que realizava o procedimento, e não a gestante. Em 1890, o Código Penal também passou a criminalizar a mulher que realizasse aborto. Em teoria, existem três exceções previstas na lei brasileira que permitem que uma mulher aborte: quando a gravidez traz risco à vida da gestante, quando a gestação é fruto de um estupro e quando o feto é anencéfalo. O Código Penal, embora recomende o aborto legal entre a 20ª e a 22ª semana de gestação, não fixa um prazo máximo para que a gravidez seja interrompida nesses casos.

O aborto clandestino é a quarta maior causa de morte materna no Brasil.

Na França, o aborto foi legalizado em 1975. No ano seguinte, a Itália regulamentou a interrupção voluntária da gravidez, dando, a qualquer mulher, a possibilidade de abortar nos primeiros 90 dias (12 semanas) de gestação, por motivos de saúde, econômico, social ou familiar. Atualmente, Argentina, Uruguai, México, Colombia, Canadá, Dinamarca, Suécia, Espanha, Cuba, Rússia, Coreia do Norte, Holanda, Portugal e Nova Zelândia também permitem o aborto.

Recentemente, a Suprema Corte dos Estados Unidos decidiu que o aborto deixaria de ser um direito constitucional no país, como ocorria desde 1973. Com essa decisão, os estados americanos passam a ter autonomia para legislar sobre a legalidade do aborto.

Na prática, a pressão social e religiosa impõe restrições tão penalizantes quanto as legais.

Lama Gangchen Rinpoche, em seu livro *Autocura tântrica III*, faz algumas considerações sobre o aborto:

> Todas as religiões contêm inúmeras regras sobre o que devemos e o que não devemos fazer. Atualmente, as pessoas sentem que essas regras são pesadas e restringem seu espaço pessoal. Por isso, precisamos examinar com mais profundidade o que está sendo dito neste livro sobre o aborto: que praticá-lo é um ato que traz sofrimento. Isso não quer dizer que alguma divindade externa ou algum juiz virá nos punir, mas simplesmente que quando praticamos uma ação grave, ela é automaticamente registrada em nosso disco do espaço interno e, algum tempo depois, esse programa será ativado em nosso computador mental.[1]

---

[1] Rinpoche, Lama Gangchen. *Autocura tântrica III*: guia para o supermercado dos bons pensamentos. Gaia, São Paulo, SP, 2003, p. 423.

Apesar de podermos carregar sofrimentos ao longo de toda uma vida, não estamos condenados a cultivar o sofrimento. É possível nos dedicarmos a um contínuo processo de transformação positiva.

Nossa dor pode ser compartilhada com pessoas que vivem algo semelhante ou em um trabalho psicoterapêutico ou por outros métodos de desenvolvimento interior. Para tanto, iremos precisar de energia positiva, força e motivação. Um modo de gerá-las é salvar vidas de animais e humanos ou patrocinar projetos humanitários.

O professor britânico Damien Keown[2], com autoridade em bioética budista, escreve em seu livro *Buddhist ethics: a very short introdution* (*Ética budista: uma introdução muito curta*) que o budismo pode abordar uma série de questões morais contemporâneas, desde o aborto à eutanásia, da sexualidade à clonagem, e até mesmo da guerra à economia. No capítulo sobre o aborto, ele cita uma cerimônia no Japão dedicada aos fetos abortados.

Desde 1948, o Japão legalizou o aborto. Em 1996, essa lei foi revisada como Lei de Proteção ao Corpo Materno, quando o aborto tornou-se legal em caso de estupro ou se a continuação da gravidez pudesse colocar seriamente em risco a saúde materna – por motivos físicos ou econômicos. Damien Keown conta que, atualmente, são realizados cerca de 1 milhão de abortos por ano no Japão. Comparando com os Estados Unidos da América (EUA), onde acontece 1,3 milhão de abortos por ano e é um país com mais de duas vezes a população do Japão, é possível ver a grande diferença no número de abortos praticados.[3]

---

[2] Damien Keown é estudioso de budismo no Departamento de Estudos Históricos e Culturais da Goldsmiths College, Universidade de Londres, e membro da Royal Asiatic Society.

[3] Keown, Damien. *Buddhist ethics*: a very short introduction. Oxford University, New York, USA, 2005, p. 94.

A grande maioria dos japoneses pratica o xintoísmo e o budismo simultaneamente. Os xintoístas rezam para os ancestrais e os espíritos em altares domésticos e em santuários públicos. Por isso, a partir da década de 1970, os fetos abortados passaram a ser honrrados por meio de uma cerimônia conhecida por Mizuko, que literalmente significa "criança da água" – um termo japonês para um bebê abortado por decisão própria, por abortos espontâneos ou natimortos. Esses ritos são dedicados ao luto dos pais para atenuar sua culpa por terem feito o aborto ou, até mesmo, o medo de um fantasma vingativo querer revindicar algo.

Essa cerimônia é realizada em templos localizados em vários parques memoriais ou em cemitérios onde estão centenas de estátuas de Jizo – o guardião das crianças. Cada uma delas representa uma gravidez interrompida ou um aborto espontâneo. Elas estão enfeitadas com babadores, cataventos e brinquedos, com lenços vermelhos, gorros ou roupas infantis, em sinal de agradecimento pela proteção cedida a todas as crianças.

Desse modo, os fetos não nascidos são homenageados e entregues aos cuidados de uma divindade. Eles não estão escondidos ou esquecidos. Acrescenta Damien Keown:

> A cerimônia de *mizuko kuyo* pode assumir muitas formas, mas normalmente envolve os pais e, às vezes, outros membros da família, erguendo uma imagem de Jizo e prestando seu respeito a ela, curvando-se, acendendo uma vela, tocando gongos, cantando versos ou um hino, e talvez recitar um sutra budista curto, como o "Sutra do Coração". Também é costume fornecer uma placa memorial e um nome budista póstumo, que permite que a criança falecida seja reconhecida dentro

da estrutura familiar. O rito pode ser repetido em intervalos, como no aniversário do aborto.[4]

Passei por um parto induzido de uma menina durante o quinto mês de gravidez – entre meu filho Lama Michel Rinpoche e minha filha Fernanda Lenz. Estava com a placenta prévia e, apesar de todos os cuidados, não foi possível manter a gestação. Não pude vê-la, mas pude ouvi-la. Naquela época, nem pensei que poderia pedir para vê-la. Os médicos me disseram que ela faleceu logo após nascer. Por quase trinta anos, compartilhei a dor dessa perda, com mais profundidade, nos meus longos processos terapêuticos. Até o dia em que tive a iniciativa de pedir a Lama Gangchen Rinpoche que desse um nome a ela: Pema Tsomo, o lótus do lago. Depois desse dia, senti que ela havia ganhado um lugar em nossa vida familiar, principalmente com a minha filha Fernanda, e conversamos sobre a Pema com naturalidade. Meu atual marido, Peter Webb, teve a ideia de plantarmos uns lótus no lago do nosso sítio, apesar dele já ter tentado anteriormente cultivar lótus sem sucesso. Mas, desta vez, deu certo! Quando comentei com Lama Gangchen Rinpoche que finalmente havia agora no lago um lótus dedicado a Pema, ele me disse: "Ela reconheceu a sua natureza".

Poder ter um lugar para expressar o que sentimos é curativo até mesmo em níveis mais sutis. Se houvessem mais lugares com estátuas de Jizo pelo mundo e se pudéssemos falar com mais naturalidade sobre os abortos ocorridos, com certeza, sofreríamos menos de um luto proibido.

---

[4] Keown, Damien. *Buddhist ethics*: a very short introduction. Oxford University, New York, USA, 2005, p. 94.

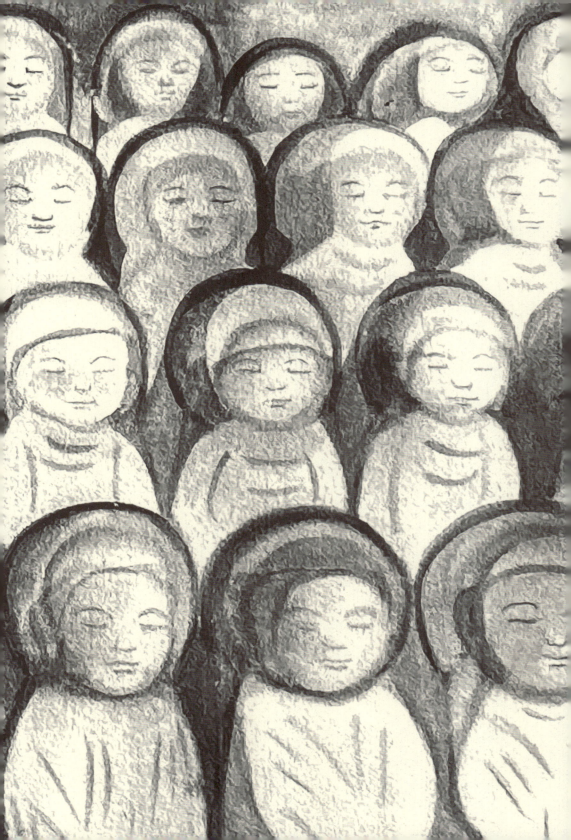

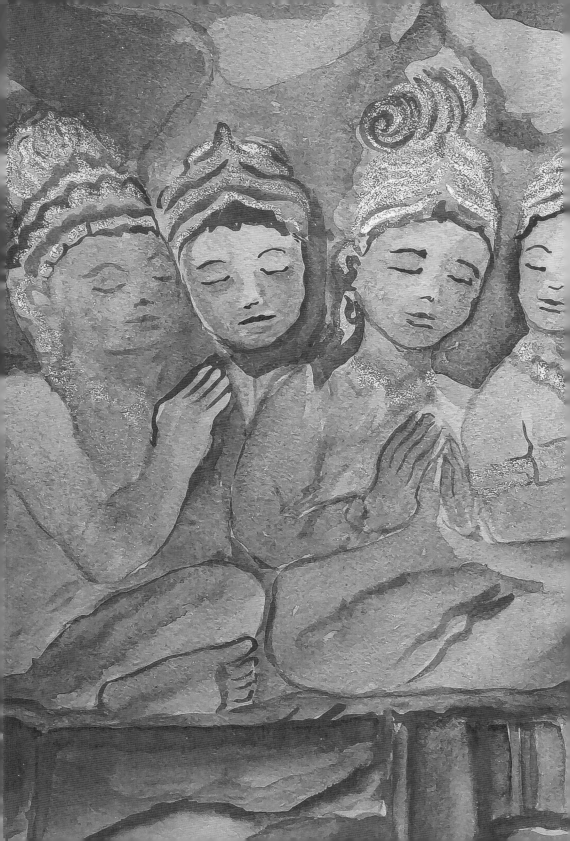

Despedir-se bem

Parte IV

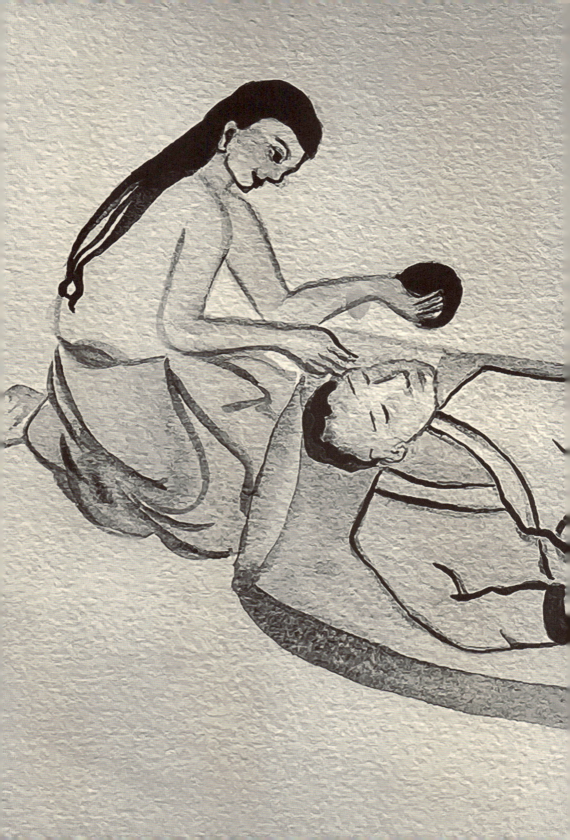

Capítulo 66

Como ajudar aqueles que estão morrendo

O Tao do Morrer

Para aquele que oferece cuidados,
a dor representa uma oportunidade,
a oportunidade de testemunhar o alívio da dor.
Para aquele que oferece cuidados,
a ansiedade representa uma oportunidade,
a oportunidade de testemunhar o despertar da calma.
Para aquele que oferece cuidados,
a raiva representa uma oportunidade,
a oportunidade de testemunhar a conquista da paz.
Para aquele que oferece cuidados,
a morte representa uma oportunidade,
a oportunidade de testemunhar a descoberta da vida.
Aquele que oferece cuidados nada pede.
Ainda assim, recebe muitas oportunidades.[1]

Doug Smith

Quando me perguntam como ajudar alguém que está morrendo, a primeira coisa que me vem em mente é dizer que não sei até estar ao lado dessa pessoa. Afinal, é ela quem vai me dizer se precisa de ajuda,

---

[1] Smith, Doug. *The Tao of Dying*: a guide to caring. Caring Publishing, Washington, USA, 1998, p. 159. Tradução livre.

se quer ser ajudada e como podemos ajudá-la. *Não saber* me encoraja a ir de encontro com quem vou estar porque aciona a minha capacidade de sentir com um coração aberto. Essa é uma condição fundamental para estar em sintonia com o outro.

Não saber faz parte dos três fundamentos que baseiam o trabalho da mestra zen budista americana, Joan Halifax, junto a pacientes terminais, há quatro décadas.

> O primeiro fundamento, "não saber", nos convida a abrir mão de ideias fixas sobre os outros e nós mesmos, e abrir a mente espontânea do principiante. O segundo fundamento, "dar testemunho", nos chama para estar presentes com o sofrimento e a alegria no mundo, como ele é, sem julgamento ou qualquer apego a resultados. O terceiro fundamento, "ação compassiva", nos chama a voltar ou retornar ao mundo com o compromisso de libertar os outros e nós mesmos do sofrimento.[2]

Joan Halifax exemplifica esses três fundamentos com uma simples experiência de manter-se aberto para o que ocorre frente a nós, sem julgar como certo ou errado:

> Recentemente, estava acompanhando um amigo que estava morrendo quando, de repente, sua esposa subiu na cama e, bem vigorosamente, afofou o travesseiro em que a cabeça dele estava descansando. Ela, então, deu tapinhas no braço dele, repetidas vezes, dizendo que ele estava bem. Naquele momento, até onde eu podia ver, ninguém estava bem. Tive que me soltar no Não Saber, sustentando um espaço de amor pelos dois. Ela estava apavorada. Ele estava em agonia mental e física. Depois de um tempo, os dois se acalmaram, mas não foi fácil resistir ao meu impulso de empurrá-la para longe dele. Fazer uma pausa

---

[2] Halifax, Joan. *À beira do abismo*: encontrando liberdade onde o medo e a coragem se cruzam. Lúcida Letra, São Paulo, SP, 2021, eBook Kindle, posição 849.

e aterrar ajudou a me abster de tentar salvar e aconselhar, ficando apenas presente.[3]

Não saber significa abandonar o controle de que somos aqueles que sabemos o que é o melhor para todos e aprender a fluir com aquilo que surge. Como uma dança, cada um dá o seu passo, mas o movimento é de todos.

Quando estamos ao lado de uma pessoa falecendo, ela torna-se o nosso mestre. Afinal, está nos ensinando algo que queremos muito saber: quais são as necessidades interiores que precisamos atender em vida para lidar melhor com a morte. Não estamos familiarizados com a ideia de contar apenas com a nossa capacidade interna, mas ao estar ao lado de quem não poder sair da cama, com um corpo e uma mente frágeis, a única saída é encontrar a paz interior.

Mesmo munidos das melhores intenções, não podemos ajudar aquele que não quer ser ajudado. Conforme a natureza do vínculo que temos com quem está morrendo, aceitar que não há nada a fazer, mas muito a ser, é um grande desafio. Se eles nos derem um sinal de que querem a nossa companhia, podemos permanecer ao seu lado com uma atitude sincera de abertura e disponibilidade.

Algumas pessoas são tais como a descrição de Thinley Norbu sobre as aranhas:

> As aranhas têm uma tradição independente, então vivem solitárias. Com base em seus elementos desenvolveram uma energia e tradição particulares que as protegem e, ao mesmo tempo, lhes fornecem alimentação. A aranha não tem uma tradição de serviçais, ela se sustenta

---

[3] Halifax, Joan. *À beira do abismo*: encontrando liberdade onde o medo e a coragem se cruzam. Lúcida Letra, São Paulo, SP, 2021, eBook Kindle, posição 849.

por si mesma com a energia de seus meios hábeis, prendendo insetos de outra tradição que caem em sua teia. Se a aranha mantém sua tradição, ela está sempre confortável mesmo quando muda de localização; ainda que o local seja diferente, a teia é a mesma. Se, entretanto, ela tentar mudar de tradição e viver num formigueiro, isso não vai funcionar, porque as formigas são detentoras de uma tradição de grupo diferente, que é nociva para as aranhas.[4]

Compreender a privacidade das "pessoas aranhas" é essencial para entender quando elas já estão bem e não precisam mais de nossa ajuda.

Aprendi que o segredo está em saber a hora certa de entrar e sair. Não podemos perder a noção do tempo de quem está mais frágil. Isso pode ocorrer quando nos sentimos à vontade e não nos damos conta de que outras pessoas também podem estar querendo estar ao seu lado. Nesse caso, precisamos dar uma pausa entre as visitas.

A mente daquele que está vivenciando o processo da morte é muito sensível aos estímulos, tanto positivos quanto negativos. Precisamos cuidar do ambiente no qual o paciente se encontra para estimular os estímulos positivos e atenuar os negativos.

O mais importante é não irritar a pessoa que está morrendo. Por isso, a regra de ouro é: "não tente organizá-la", apenas crie as condições para que ela se organize. Quando agimos assim, entramos em uma ressonância de mão dupla.

Na medida em que o paciente encontra um ambiente no qual ele pode expressar seus gestos até que eles se completem, todo o seu ser se organiza e, portanto, se acalma. Compartilho dois exemplos dessa premissa.

---

[4] Norbu, Thinley. *Dança mágica*: a exibição da natureza intrínseca das cinco dakinis de sabedoria. Lúcida Letra, Teresópolis, RJ, 2020, eBook Kindle, posição 1461. Tradução livre.

Lembro-me de uma paciente que estava hospitalizada já há algumas semanas e no dia em que estava para falecer ficou muito agitada. Quando entrei no quarto, sua filha lhe explicou que não era possível ela ir para casa. Combinamos, então, que iríamos ajudá-la a levantar e a sair do quarto. Com muito esforço, abraçada à sua filha, enquanto eu segurava o suporte do soro, ela foi caminhando. Quando chegou em frente à porta, parou por um bom tempo em silêncio, até que disse que tinha entendido e abraçou sua filha. Ambas emocionadas choraram profundamente. Quando a colocamos novamente na cama, ela estava calma. Fizemos várias rezas até que, aparentemente, ela adormeceu. Sua filha me contou que ela faleceu no mesmo dia à noite.

Um outro paciente, que se beneficiou de poder fazer os seus gestos livremente, estava esfregando o rosto e a cabeça continuamente. Os familiares tentavam segurar suas mãos como uma forma de acalmá-lo. Mas ele voltava a esfregar o rosto. Propus que deixássemos que ele fizesse com as mãos o que tivesse vontade, mesmo que isso proporcionasse desconforto para quem o observava. Depois de algum tempo, seus gestos cessaram com a mão direita acolhendo sua bochecha na forma de concha. Sua expressão facial tornou-se suave. Finalmente, ele se acalmou. É como se tivesse encontrado um lugar de repouso para sua alma. Faleceu durante a madrugada da noite seguinte.

Existem momentos na vida em que a única esperança de sair de uma situação caótica consiste em podermos realizar uma transformação interior. O depoimento abaixo é algo muito familiar para quem acompanha o processo de uma pessoa morrendo de câncer:

> Caros, de ontem pra cá a doutora e todos nós consideramos que mamãe não esboçou reação que justifique mantê-la acordada. Ela quase não

está mais consciente, e mesmo com o Tramal teve dores na parte da manhã. Depois ministramos um pouco de morfina, e mesmo sem dor ela claramente não está confortável e tranquila. Tomou 4 colheres de sopa e quase engasgou – isso obrigaria a gente a colocar uma sonda nasal para levar alimento direto ao estômago. Isso só causaria mais desconforto, em troca de poucos dias de vida a mais. Fizemos agora uma reunião com os familiares que estavam no hospital, e decidimos autorizar a administração de sedativo. Na prática ela vai ficar inconsciente da mesma forma que ficamos quando vamos para uma operação cirúrgica. Assim ela vai ter uma passagem sem dor, dentro de 24 a 48 horas. Para tomar essa decisão a gente lembrou que ela sempre falava do conselho da sua vó, de rezar para que Deus desse uma boa morte, sem sofrimento. Se quiserem podem fazer uma visita de despedida, ou podem se despedir do jeito que pedem os seus corações. Um abraço a todos.

Estive com essa senhora e sua filha. Enquanto ela dormia já sedada, sua filha relaxou enquanto me contou um pouco da vida de sua mãe e do seu relacionamento com ela. Depois, fiz as rezas budistas e ficamos em silêncio. Ambas sentimos que algo mudou. Mais tarde, ela me escreveu: "Mamãe está sendo transferida agora para o quarto 416, do mesmo bloco E. Acordou um pouco e conseguiu sussurrar que estava ótima."

Manter a sonda nasal com a alimentação artificial é uma questão delicada que deve ser analisada caso a caso conforme o seu contexto global. Mas gostaria de deixar aqui um comentário que Lama Gangchen Rinpoche fez durante o famoso caso de eutanásia de Terri Schiavo, em 2005, nos Estados Unidos. Terri ficou em estado vegetativo durante quinze anos devido a uma parada cardíaca e uma significativa lesão cerebral. Após longa disputa familiar, judicial e política, ela teve retirada a sonda que a alimentava e hidratava, vindo a falecer após 13 dias de inanição e desidratação. Quando perguntei ao Rinpoche qual era a sua opinião sobre o caso, ele simplesmente respondeu:

> No tempo de Buddha não haviam estes problemas. O homem querendo encontrar soluções para tudo, criou problemas que agora ele mesmo não sabe como resolver.

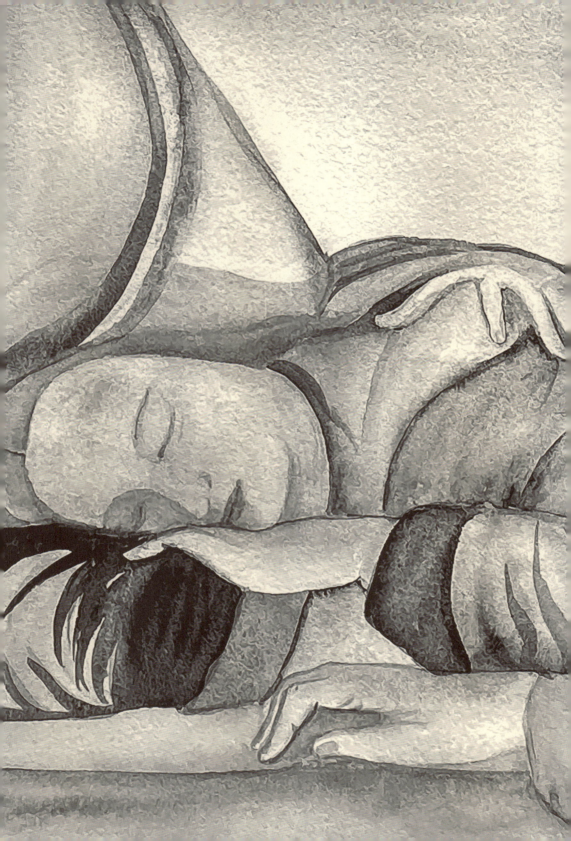

Capítulo 67
Cuidados paliativos

Os cuidados paliativos foram definidos pela Organização Mundial de Saúde (OMS) em 1990 e recomendados para todos os países como parte da assistência integral ao ser humano. Médicos, enfermeiros, fisioterapeutas, fonoaudiólogos, nutricionistas, psicólogos, assistentes sociais e espirituais estão disponíveis para acompanhar os familiares, amigos e o paciente que está falecendo. Essa ajuda ampla e integral fornece um grande amadurecimento afetivo-emocional para lidar com um processo que pode ser mais longo ou mais curto do que o esperado.

Quando encaramos a realidade de que por meio da medicina não há mais o que fazer, o paciente passa a ser um doente terminal. Receber esse prognóstico nos faz sentir que a morte já chegou. Mas não é assim. Ainda há vida no processo de morrer.

Se estivermos demasiadamente identificados com a ideia de que morrer é uma derrota, esse processo será triste e pesado. Mas, se lidarmos com ele como a oportunidade única de aproveitar cada momento, ele será triste, mas transformador. Sente-se muito amor quando estamos ao lado de uma pessoa que está morrendo. Um amor humano, espontâneo e, por isso, verdadeiro.

A decisão de realizar ou não uma operação de risco que possa salvar a pessoa, ou pelo menos prolongar um pouco mais o seu tempo de vida, é extremamente difícil, seja para o paciente como para a família. Todos se sentem sobrecarregados com a responsabilidade de tomar uma decisão vital. Enquanto os médicos nos oferecem as informações possíveis para tomar uma decisão racional, os familiares se dividem em atender às suas necessidades afetivas e princípios espirituais. Cada um pensa, sente e decide à sua maneira. De qualquer forma, cabe ao paciente, estando lúcido, a dura decisão final. Mesmo assim, ainda podemos acolher suas dúvidas e medos.

É um pouco como o ditado: se eu corro o bicho pega, se eu fico o bicho come.

Quando há a possibilidade de se ter alguns dias para decidir qual caminho tomar, podemos notar que de manhã pensamos de um jeito, à tarde de outro e à noite decidimos pensar melhor no dia seguinte. Na medida em que o tempo passa, saímos do estado de choque da realidade eminente e começamos a nos flexibilizar para outras alternativas. Aos poucos, a mente vai cedendo à realidade dos fatos. Isso é possível porque na medida em que compreendemos o que está ocorrendo, despertamos novos recursos internos para lidar com os fatos.

Em geral, quando os tratamentos curativos não são mais eficazes, pensa-se em chamar uma equipe de cuidados paliativos. No entanto, os cuidados paliativos devem ser iniciados o mais precocemente possível, juntamente com outras medidas de prolongamento da vida, como a quimioterapia, a radioterapia, as diálises ou os demais tratamentos necessários para melhor atender caso a caso. Em outras palavras, os cuidados paliativos são para pacientes com doenças graves que ameaçam a vida.

Creio que o maior preconceito sobre os cuidados paliativos é de que aceleraria o processo de morrer. Os cuidados paliativos valorizam a vida, não aceleram nem adiam a morte. Eles nos dão condições para viver o que ainda pode ser vivido, em palavras ou muito além delas. Até mesmo a sedação paliativa não visa acelerar a morte, mas promover conforto e aliviar o sofrimento.

Segundo a médica oncologista com atuação em cuidados paliativos Ana Lucia Coradazzi, em seu livro *Cuidados paliativos: diretrizes para melhores práticas*:

> A sedação paliativa é a utilização monitorada de medicamentos com o intuito de aliviar sintomas graves refratários – sejam eles de ordem física, espiritual e/ou psicossocial – em pacientes com diagnóstico de doença terminal, por meio da indução de graus variáveis de inconsciência. [...] Dados suficientes na literatura comprovam que a sedação paliativa adequadamente indicada e administrada não reduz o tempo de vida dos pacientes.[1]

O médico e escritor britânico Robert Twycross[2], em seu artigo "Reflections on palliative sedation"[3], ressalta que:

> Estudos de pesquisa geralmente se concentram em "sedação contínua até a morte" ou "sedação profunda contínua". Nem sempre é claro se foram excluídos os casos de sedação secundária (ou seja, causada pelo manejo de sintomas específicos). A sedação profunda contínua é controversa porque acaba com a "vida biográfica" (a capacidade de interagir significativamente com outras pessoas) e encurta a "vida biológica" de uma pessoa. Eticamente, a sedação profunda contínua é uma medida excepcional de último recurso. Estudos sugerem que a

---

[1] Coradazzi, Ana Lucia; Santana, Marcella Tardeli; Caponero, Ricardo. *Cuidados paliativos*: diretrizes para melhores práticas. MG Editores, São Paulo, SP, 2019, p. 203.

[2] Pioneiro do movimento de cuidados paliativos durante a década de 1970, quando ajudou os cuidados paliativos a serem reconhecidos como um campo aceito da medicina moderna. Emeritus Clinical Reader in Palliative Medicine, Oxford University, Oxford, UK, <rob.twycross@spc.ox.ac.uk>.

[3] Palliative care: Research and Treatment. <1–16DhttOpsI::://d1o0i.o.r1gl/170.711/77/1178224218823511.h1t1tp7s:8//d2o2i.o4r2g/108.1817273/1517181224218823511> ©The Author(s), 2019. Article reuse guidelines: <sagepub.com/journals-permissions>.

sedação profunda contínua tornou-se "normalizada" em alguns países e alguns serviços de cuidados paliativos. Um bom cuidado paliativo reduz muito a necessidade de sedação profunda contínua.

Ou seja, o paliativista lança mão de alguns medicamentos com ação sedativa para controle de sintomas e nem sempre o seu uso implica em rebaixamento da consciência.

Outro fator muito significativo é lembrar que, se o paciente tiver uma melhora com o tratamento paliativo, ele sempre poderá retomar o tratamento curativo. Por isso, é importante saber que cuidados paliativos não significam que a pessoa vai inevitavelmente morrer porque lhe foi excluído um tratamento.

A maioria dos seguros de saúde oferecem *home care*, bem como programas de cuidados paliativos independentes e serviços a domicílio. Os hospitais e as casas de repouso geralmente têm um programa de cuidados paliativos. No entanto, nem sempre eles são requisitados. Converse com seu médico sobre os cuidados paliativos.

Fazem parte dos princípios dos cuidados paliativos:

I. Respeitar a dignidade e autonomia dos pacientes.

II. Honrar o direito do paciente de escolher entre os tratamentos, incluindo aqueles que podem ou não prolongar a sua vida.

III. Comunicar-se de maneira clara e cuidadosa com os pacientes, suas famílias e seus cuidadores.

IV. Identificar os principais objetivos dos cuidados de saúde a partir do ponto de vista do paciente.

V. Prover o controle impecável da dor e de outros sintomas de sofrimento físico.

VI. Reconhecer, avaliar, discutir e oferecer acesso a serviços de atendimento psicológico, social e questões espirituais.

VII. Proporcionar o acesso ao apoio terapêutico, abrangendo o espectro de vida por meio de tratamentos de final de vida que proporcionem melhora na qualidade de vida percebida pelo paciente, por sua família e seus cuidadores.

VIII. Organizar os cuidados de modo a promover a continuidade dos cuidados oferecidos ao paciente e sua família, sejam esses cuidados realizados no hospital, no consultório, em casa ou em outra instituição de saúde.

IX. Manter uma atitude de suporte educacional a todos os envolvidos nos cuidados diretos com o paciente.

A médica paliativista Maria Goretti Sales Maciel trabalha com cuidados paliativos desde o ano 2000. Nos conhecemos poucos anos depois, quando teve início a formação de profissionais para trabalhar nessa área. Atualmente, ela é diretora de Serviço de Cuidados Paliativos do Instituto de Assistência Médica ao Servidor Público Estadual de São Paulo (IAMSPE).

Ao entrevistá-la, fiquei contente em saber que o Hospital do Servidor Público tem uma equipe multidisciplinar muito bem integrada com vários médicos paliativistas. No entanto, segundo ela, ainda há resistência frente aos cuidados paliativos tanto por parte do paciente quanto da família e dos médicos. Ela afirma:

> Por isso, não adianta chegar na última hora para a família e falar que o paciente está morrendo e somente então oferecer os cuidados paliativos e esperar que aceitem bem. Quanto mais cedo o paciente for informado sobre suas perspectivas e cuidados, mais autonomia ele terá e mais o

profissional estará seguro. Isso é humanização para o paciente, para a família e para os trabalhadores da saúde.

O importante é esclarecer os benefícios do atendimento de cuidados paliativos e que o desejo do paciente seja registrado no prontuário. Maria Goretti conclui:

> Está no código de ética médica que em situações irreversíveis e terminais o médico tem que oferecer o melhor cuidado paliativo possível. Eles devem informar ao paciente e à família quando não há indicação de outras condutas mais radicais ou invasivas para o prolongamento da vida. Mas claro que é muito importante que a família, bem como o paciente, estejam preparados para esse processo. Caso não concordem, eles têm o direito de solicitar uma segunda opinião médica e mudar a conduta médica. A família não pode ficar desamparada, devem também receber cuidados adequados nessa situação, como apoio psicológico para facilitar a tomada de decisão.

Porque tememos falar sobre a morte, evitamos falar sobre os cuidados paliativos. Mas todos, pacientes, família e amigos, que receberem esse atendimento serão altamente beneficiados por ele. Vale destacar que vários estudos internacionais têm demonstrado que quando os cuidados paliativos são integrados precocemente, como um atendimento paralelo aos dos cuidados curativos, os pacientes com doenças graves e crônicas progressivas usufruem melhor de todo o seu processo de vida.

No ano 2000, enquanto escrevia o livro *Morrer não se improvisa* (Gaia), dedicava todos os meus esforços para a criação de um *hospice* no Sítio Vida de Clara Luz, em Itapevi-SP. A motivação era forte, mas a realidade era limitada, seja por questões legais quanto logísticas. Passados 21 anos, a ideia de acolher pessoas que sofrem de doenças oncológicas ou degenerativas crônicas na fase terminal ressurgiu no

Centro de Meditação de Cura de Albagnano como um desejo expresso por Lama Gangchen Rinpoche antes de falecer. As doutoras Amalia di Moia (Itália) e Elkana Waarsenburg (Holanda) fazem parte desse projeto. Ao escutar a doutora Elkana explicar como se dão os cuidados paliativos na Holanda, me surpreendi com o quanto essa área está tão bem-elaborada e estruturada, tanto para os pacientes quanto para todo o setor médico. Por isso, lhe pedi que escrevesse (a seguir) sua experiência como médica paliativista.

Viver a vida enquanto enfrenta a morte – quando e como se preparar para isso, Por Elkana C. Waarsenburg[4]

Devido à melhoria das tecnologias e tratamentos científicos, melhores condições de vida e melhor higiene, a vida humana aumentou na maioria dos países, especialmente no Ocidente. Entretanto, desde 1980, a quantidade média de anos que alguém vive sem doenças crônicas diminuiu de 10 a 15 anos. A maioria dessas doenças crônicas, tais como diabetes, insuficiência cardíaca, doenças pulmonares, distúrbios neurológicos, demência, câncer, estão relacionadas com o estilo de vida ocidental moderno. Agora vivemos mais tempo, mas principalmente com doenças crônicas.

---

[4] Elkana C. Waarsenburg é holandesa e trabalha como médica de família e como acupunturista. Especialista em cuidados paliativos (fim de vida), seus principais interesses são medicina integrativa, medicina de estilo de vida, espiritualidade e budismo. Iniciou e dirigiu um programa de estilo de vida e oncologia nos cuidados primários em Assen, na Holanda. Promove treinamentos em educação médica sobre estilo de vida, espiritualidade e cuidados de fim de vida na Holanda e na Itália.

No entanto, toda vida chegará ao fim. Muitas vezes, é o fim de um período de sintomas crescentes, dor, perda do funcionamento diário e de uma qualidade de vida mais baixa.

Em algum momento desse processo, pode-se pensar: "Devo continuar com o tratamento?", "Como lidar com um aumento do sofrimento?", "O que é realmente importante para mim na vida?", "Como quero morrer?", "O que tenho que organizar para morrer pacificamente?". É como antecipar-se a essas questões antes que elas surjam. Isto é chamado de "planejamento antecipado de cuidados".

Cada país, cultura e tradição de cura pode ter visões diferentes sobre os cuidados paliativos e pode dar importância a aspectos diferentes enquanto enfrenta doenças que ameaçam a vida ou o processo de morte. A Holanda é um dos países líderes em cuidados paliativos no mundo. O governo holandês fez da melhoria dos cuidados paliativos um ponto focal de sua política e lançou o Programa Nacional de Cuidados Paliativos (NPPZ), em 2014. No parágrafo seguinte, como médica de família e especialista em cuidados paliativos na Holanda, discutirei brevemente o conceito de "planejamento avançado de cuidados".

Evitando falar sobre a morte

No passado, estávamos acostumados a conviver com a morte. Muitas culturas tradicionais ainda o são. Mas com o tempo (especialmente no Ocidente), a morte se tornou algo que evitamos falar na nossa vida diária. E embora quase todos os dias sejamos confrontados com a morte em nossa vida e ou através da mídia, na maioria das vezes bloqueamos nossas emoções sobre a morte. Atualmente, 30% da população da Holanda nunca fala sobre a morte, mesmo quando enfrenta a morte.

Em outros países, essa porcentagem é ainda maior. Isto é geralmente devido ao medo.

Mas é importante começar a pensar em nossa própria morte. Isso torna mais claro o que é mais importante na vida. Com base nisso, será mais fácil tomar decisões de forma mais consciente. Isto pode ajudar a diminuir muito o sofrimento. Quando as coisas estão mais claras, as situações podem se tornar menos estressantes. Isso também pode proporcionar um refúgio e facilitar a aceitação do fim da vida. Além disso, nos ajuda a nos concentrar no que é mais importante em nossa vida. Pode nos levar à satisfação e à gratidão. Com base na minha experiência e de muitos cuidadores do final da vida, é possível, mesmo enfrentando grandes dificuldades, criar uma forte ligação consigo mesmo e com os outros, ganhar força, aumento do amor, ter aberturas inesperadas e novos *insights*.

Além dos sintomas

Até trinta anos atrás, a saúde ocidental estava focada principalmente na cura, na prevenção da morte e em como reduzir os sintomas físicos durante o processo de morte. Desde então, existem novos conhecimentos sobre como dar melhores cuidados médicos (paliativos) que incluem o bem-estar mental e a espiritualidade.

A definição de cuidados paliativos, segundo a Organização Mundial da Saúde (OMS), de 2002 é uma "Abordagem que melhora a qualidade de vida dos pacientes, e de suas famílias, que enfrentam os problemas associados a doenças que ameaçam a vida, através da prevenção e do alívio do sofrimento por meio da identificação precoce e avaliação impecável e tratamento da dor e de outros problemas, físicos, psicossociais e espirituais."

Dois aspectos dessa definição, "identificação precoce e avaliação impecável", desempenham hoje um papel essencial nos cuidados paliativos e fazem parte do planejamento antecipado dos cuidados. Em resumo: precisamos fazer uma avaliação completa da situação atual, olhar para frente e antecipar o que pode acontecer (dor, angústia, morte súbita). Isso inclui valores pessoais, objetivos de vida e preferências em relação aos cuidados médicos futuros. Tudo deve ser incluído em um plano de saúde chamado de planejamento de cuidados avançados (ACP).

Você pode pensar que o médico precisa cuidar desse processo, mas, na verdade, a maioria dos bons cuidados paliativos depende de nós mesmos. Claro, o médico tem um papel importante no diagnóstico, tratamento, explicação, oferecendo apoio. Mas também temos nossas próprias responsabilidades e possibilidades, especialmente relacionadas a olhar para o futuro e não evitar falar e pensar sobre nossa morte.

Identificação precoce

Os cuidados paliativos podem durar dias, semanas ou meses. Como vemos na definição de cuidados paliativos, ela não fala apenas das últimas semanas ou meses de vida. Os cuidados paliativos têm a ver com doenças que não podem ser curadas e resultam lenta ou rapidamente na morte. O modelo de Lynn e Anderson (Figura 1) mostra que a fase paliativa pode começar bem cedo no curso de uma doença que ameaça a vida e pode ser difícil de prever. Ainda pode ser tratada com intenção de cura, quando a morte se manifesta repentinamente. Por outro lado, pode-se viver por um longo período com o apoio dos cuidados paliativos.

O foco está mudando da redução dos sintomas para a qualidade de vida e as escolhas do paciente. Isto inclui a ideia de que, algumas vezes, pode ser apropriado não visar à cura ou o prolongamento da vida, mas, sim, evitar procedimentos médicos desnecessários: "Só porque podemos, não significa que devemos" (Royal Dutch Medical Association, 2013).

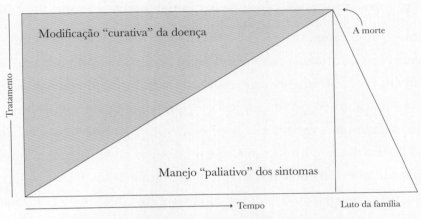

Figura 1 – Modelo de cuidado de Lynn & Adamson (2003)

Mesmo em uma fase de uma doença que não tem mais possibilidades de cura, muito ainda pode ser feito, por exemplo, resolvendo a dor e aliviando o sofrimento do corpo e da mente.

A percepção repentina de que a vida vai acabar, muitas vezes, leva ao "choque" e ao congelamento dos nossos sentimentos. Bloqueamos automaticamente todos os pensamentos sobre a morte. Se isso acontecer, então não estaremos preparados para o que está por vir. Entretanto, se pudermos deixar o medo passar e enfrentar pouco a pouco a realidade como ela é, se pudermos falar sobre ela e refletir sobre as partes da vida que são as mais importantes para nós, então o processo de tratamento paliativo será mais leve, mais fácil e poderá ser transformador – e uma oportunidade de crescimento pessoal.

A *pergunta surpresa*

A pergunta surpresa é: "Eu ficaria surpreso se este paciente morresse nos próximos 12 meses?" Essa pergunta é utilizada por profissionais de saúde para identificar pacientes com alto risco de morte que poderiam se beneficiar dos serviços de cuidados paliativos. Se a resposta for sim, então isso significa que é hora de se preparar para a morte.

Para os profissionais de saúde, essa simples pergunta pode trazer rapidamente mais informações sobre a situação de alguém. Para os pacientes, também é importante eles mesmos se fazerem essa pergunta durante uma doença grave. Se sua resposta for sim, então pergunte a seu próprio médico para verificar se você está certo sobre isso. Se o médico concordar, então é importante dar o próximo passo para começar a conversar abertamente com a família, amigos e profissionais de saúde sobre isso. Uma ferramenta que é muito útil em tal situação é chamada planejamento de cuidados avançados.

Planejamento Antecipado de Cuidados (ACP)

O planejamento de cuidados avançados é definido como:

> Um processo que apoia adultos em qualquer idade ou estágio da saúde no entendimento e compartilhamento de seus valores pessoais, objetivos de vida e preferências em relação ao cuidado médico futuro. O objetivo do planejamento de cuidados avançados é ajudar a garantir que as pessoas recebam cuidados médicos que sejam consistentes com seus valores, objetivos e preferências durante doenças graves e crônicas.

Definição de Consenso Internacional de Planejamento Avançado de Cuidados ACP[5]

ACP é sobre os desejos e necessidades dos pacientes em nível físico, psicológico, social e espiritual. As conversas do ACP são sobre desejos, objetivos e preferências de cuidados a fim de se informar e fazer escolhas realistas sobre tratamento e planejamento de cuidados, que se alinham com o que é importante para o paciente. Pode dar uma sensação de controle, segurança e até de paz quando desejos, necessidades e expectativas são conhecidos e são atendidos. Essas conversas são um processo significativo que contribui para a qualidade de vida e uma boa morte.

Para os prestadores de serviços de saúde, o ACP fornece clareza sobre os acordos (previamente) feitos e antecipa os cuidados futuros. O intercâmbio de informações entre os prestadores de cuidados sobre necessidades e desejos (de tratamento) evita cuidados desnecessários. Situações de emergência podem então ser melhor tratadas de acordo com os acordos criados e registrados com o paciente.

O médico desempenha um papel importante para iniciar e orientar o planejamento antecipado dos cuidados. Ele ou ela precisa estar envolvido em algumas, mas não em todas as etapas do planejamento de cuidados avançados para compreender a situação e os desejos do paciente e estabelecer um processo de tomada de decisão compartilhado e confiável.

Nós mesmos, juntamente com a família ou o melhor amigo, podemos fazer a maior parte do trabalho sem o médico se nos for fornecida uma explicação, uma folha de trabalho e materiais de apoio.

---

[5] Sudore *et al.*, 2017.

Perguntas e pensamentos às vezes precisam de tempo para serem aprofundados e refletidos, especialmente quando se tratam de objetivos de vida ou valores pessoais. Uma conservação ACP geralmente trata de fazer escolhas sobre quais cuidados são apropriados agora e no futuro. Isto leva tempo e precisa ser feito de forma contenciosa e contínua, pois as escolhas que foram feitas também podem mudar.

O ACP é, portanto, um processo dinâmico de várias conversas, nas quais partes de diferentes temas são discutidos, além de ser onde há um contato permanente sobre mudanças, necessidades, desejos, expectativas e objetivos. Na figura 2, há cinco perguntas, ou passos, que podem ser feitas para se obter mais informações sobre isso.

Planejamento Avançado de Cuidados (ACP)

Pensar ⟶ Conversar ⟶ Registrar ⟶ Discutir ⟶ Compartilhar

I. Pense sobre o futuro – o que é importante para você, o que você quer que aconteça ou não se você se sentir mal.

II. Converse com a família e os amigos e peça a alguém para ser seu (sua) procurador(a) (Lasting Power of Attorney – LPOA) se você não puder mais falar por si.

III. Anote seus pensamentos sobre o ACP, incluindo seu procurador, e armazene isso com segurança.

IV. Discuta seus planos com seu médico, suas enfermeiras ou seus cuidadores e isso pode incluir uma discussão adicional sobre ressuscitação – Ordens de não ressuscitação (DNR) ou Termo de recusa livre e esclarecido.

V. Compartilhe essas informações com outras pessoas que precisam saber sobre você, através de seus registros de saúde ou outros meios, e revise-os regularmente.

Figura 2

Finalmente, como explicado neste parágrafo, os bons cuidados paliativos não são apenas uma responsabilidade do médico, mas principalmente de nós mesmos. Ao começar a pensar e falar mais abertamente sobre o fim da vida e sobre nossa própria morte, não só ajudaremos a nós mesmos e aos entes queridos, mas também poderemos contribuir para uma maior conscientização e um melhor sistema médico de saúde paliativa. Em última análise, um bom cuidado paliativo é um processo recíproco de ambos os lados: médico e paciente.

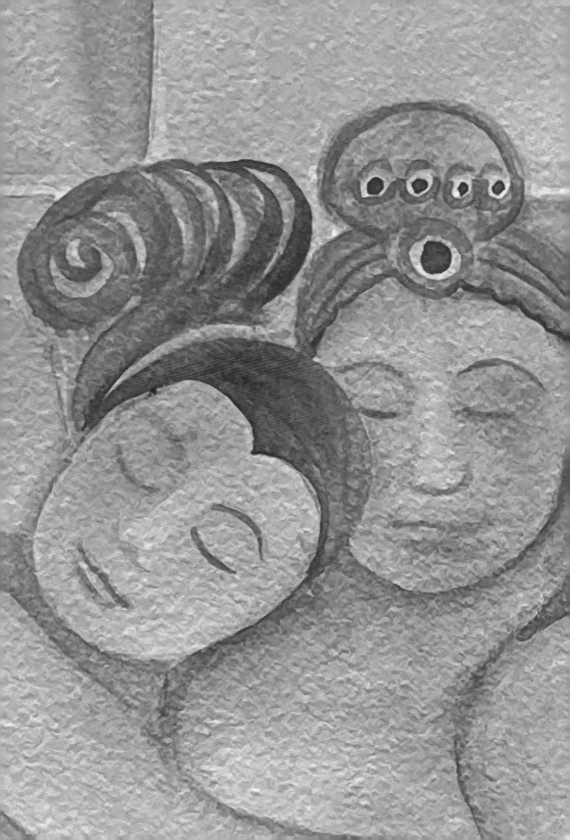

Capítulo 68

Agradecer é uma forma de dizer adeus

Dizer adeus pode ser extremamente difícil. Por isso, aprendi que agradecer é uma forma mais suave de despedir-se. Quando somos convidados para jantar na casa de alguém, ao nos despedirmos, agradecemos mais uma vez pelo convite e pelos bons momentos que passamos juntos. Quando nosso agradecimento é sincero, algo ocorre de coração para coração que diz mais que palavras.

A gratidão é um antídoto poderoso contra a dor do apego.

Doenças crônicas, assim como a velhice avançada, é como uma mente que está presa num corpo disfuncional. Por várias semanas, visitei uma senhora já bem idosa, cuja queixa principal era de que gostaria de morrer. Como um mantra, lamentava repetidamente: "Eu só quero morrer". Eu fazia companhia ao seu lamento por meio de um toque e do meu silêncio empático. Desobrigar-se de corrigir o outro é o segredo para suportar a frustração de estar ao lado de uma pessoa que está presa em seu processo. Acolher o outro incondicionalmente significa dispor-se a estar ao seu lado com cuidados contínuos, muitas vezes, previsíveis e monótonos. Acredito também que ter um tempo definido para esse encontro é de grande ajuda para dar um contorno ao lamento sem fim. Ela sabia que eu viria uma vez por semana, por uma hora. A ansiedade cai quando está localizada no tempo e no espaço. Sem essa base de confiança não ocorreria o que vem a seguir.

Para minha surpresa, após algumas semanas ela me revelou que o seu marido, que morava no quarto ao lado, é que a impedia de morrer. "Como assim?!" Após expressar a minha surpresa sobre a existência do seu marido no quarto ao lado, ela me disse que não queria falar com ele porque ele era surdo e não aceitava que ela quisesse morrer. Sugeri que ela escrevesse uma carta. Naquele mesmo momento, escreveu uma carta que levei para ele, que por sua vez deu um grande sorriso e se prontificou a respondê-la. Perguntei se ela aceitava que ele lesse a carta pessoalmente para ela. Afinal, as cartas eram escritas em húngaro. Com um sorriso de um jovem menino apaixonado, ele foi até o seu quarto com a ajuda da enfermeira. Ela deitada na cama, com uma mão no coração, fechou os olhos e sorriu ao escutar seu marido ler o que havia escrito. Ao final, ele dá um beijo no ombro dela e diz que a ama em húngaro. Uma verdadeira cena de amor. Compreendi apenas que eles haviam se acertado. Ela me disse que agora poderia morrer porque ele disse que ficaria bem. De fato, após poucos meses, ela faleceu.

Lama Michel Rinpoche nos disse certa vez em seus ensinamentos: "O importante não é que uma coisa dure para sempre, mas que ela seja uma causa positiva para aquilo que vai vir depois". De maneira semelhante, compreendi que o melhor que podemos fazer é deixar as pessoas e o ambiente por onde passamos melhor de como os encontramos.

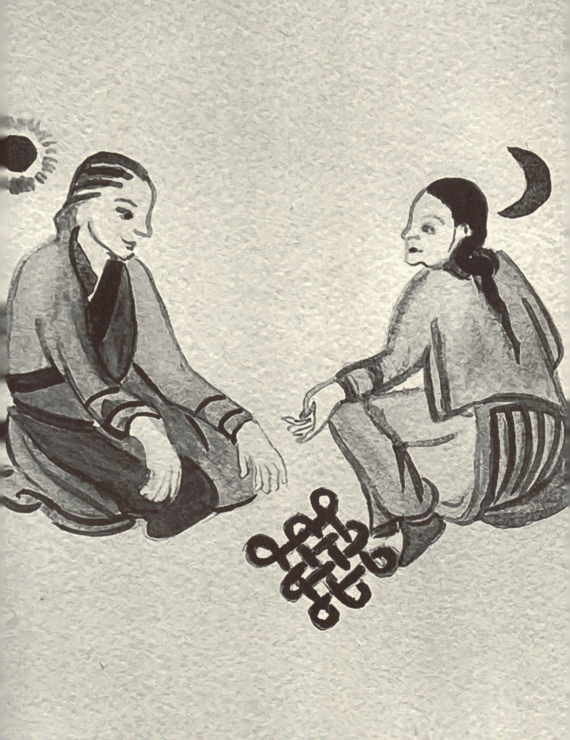

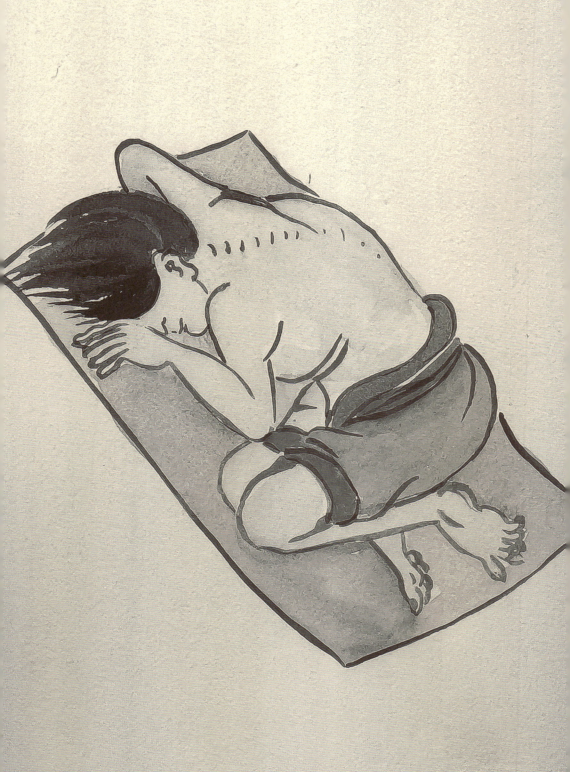

Capítulo 69

A dor emocional

A dor que não é sofrida
transforma-se numa barreira
entre nós e a vida.
Quando não sofremos a dor,
uma parte nossa fica presa ao passado...[1]
Rachel Naomi Remen

Em geral, quando falamos sobre alguém que está doente, relatamos o seu estado físico. Fico impressionada sobre o quanto uma pessoa leiga passa a saber sobre medicina quando adoece ou está acompanhando um doente querido. Esse é um modo tanto de controlar a angústia do desconhecido, via o conhecimento, como de evitar expressar a dor emocional que todos sofrem.

Quando escuto relatos longos e detalhados sobre o estado físico de uma pessoa doente, procuro dar mais atenção ao tom de voz, postura e respiração dela do que às questões médicas em si.

O que está passando no interior dessa pessoa – seus devaneios, preo-cupações e medos – não é comentado. Aliás, é por isso mesmo que sou chamada: "alguém para ela se abrir".

---

[1] Remen, Naomi Rachel. *As bênçãos do meu avô*: histórias de relacionamento, força e beleza. Sextante, Rio de Janeiro, RJ, 2001, p. 42.

Toda dor física carrega uma emoção consciente ou inconsciente. O corpo expressa uma dor emocional contida, dificilmente mensurada. Podemos começar nos perguntando: "Para o que esta dor me chama a atenção?"

A dor é um sistema de alarme indicando que o organismo está exposto a condições extenuantes além da sua condição de suportabilidade. Por isso, é bom pararmos para sentir nossas dores.

A dor do vazio: a ausência de si mesmo. A dor da saudade: a dor da separação. A dor do medo: a dor do desconhecido.

Lidar com a dor apenas objetivamente é como negar o significado afetivo que a sustenta. Sem entrar em ressonância com o sentido da dor, estamos impedindo que ela compartilhe o significado que está tendo com a experiência. Agindo dessa forma, somos definidos apenas a partir de como o nosso corpo está ou não funcionando. Não damos tempo nem espaço para a significação.

É como se disséssemos que basta ter comido bem, dormido bem e ter evacuado bem. Somos mais que nossa funcionalidade! Somos seres vivos criativos.

Vamos voltar um pouco à história ocidental. Na sociedade cristã medieval, o sofrimento dignificava o homem. Mostrava que ele havia sido escolhido por Deus para provar sua fé e amor. Havia um sentido sagrado para a dor física e emocional. Não se pode dizer que o sofrimento não gerava dor, mas as pessoas não se sentiam inadequadas por estar sofrendo. Ao contrário, era a sua capacidade de suportar a dor que lhes daria um lugar no reino dos céus.

A partir do século XVI, surge com o Protestantismo uma relação direta com Deus, livre da hierarquia da igreja. Esse é o início da história da individualidade, onde cada pessoa passa a se responsabilizar pela sua dor e seu destino, embora pertença a uma religião.

Com o surgimento do capitalismo, a responsabilidade individual foi sobrecarregada pelos princípios morais de que para ser uma pessoa de sucesso (feliz), ela deve se submeter a uma vida de muito esforço, muito trabalho, sendo capaz de se sacrificar em nome de uma compensação futura. Quanto mais o burguês do final do século XIX e início do século XX se achava digno, honesto, sério, cheio de pudor e moralista, mais ele recalcava suas fantasias sexuais, frustrações e ira.

Até que, após a Segunda Guerra Mundial e a revolução do movimento *hippie* dos anos 1960, a necessidade de sofrer é substituída pelo imperativo do prazer. Agora, é "Bacana quem não se reprime e sabe gozar". A disciplina protestante de viver com economia e austeridade passou a ser reconhecida como uma ação medrosa de alguém que sofre de um senso interno incapaz de viver com prosperidade. Então, aquele que sabe gastar muito e dar prazer para si mesmo é visto como uma pessoa confiante e de boa autoestima.

Aprendemos a minimizar a dor em nome de atingir metas, muitas vezes, sobre-humanas. Hoje, não importa o que estejamos sentindo, seja a tristeza devido a um luto recente, a uma separação afetiva ou ao susto de um assalto. Temos que ir trabalhar e manter a concentração em nossas atividades cotidianas.

A infelicidade é vista como algo errado. Por quê? Porque ela atrapalha o *modus operandi* do capitalismo vigente: produzir, vender e consumir. Na atualidade, o consumo nos define e dá o sentido da nossa vida.

A questão é que, se no século passado sofremos por não expressar nossa dor mais íntima, hoje sofremos por expressá-la de forma inadequada.

Em vez de senti-la para transformá-la em aprendizado e sentido, buscamos expeli-la o mais rápido possível para evitar qualquer contato com ela.

Sem a capacidade de gerar conteúdos internos, caímos na necessidade de satisfazer o mais rápido possível nossos impulsos. Não estamos focados em conhecer a dor, dar um significado a ela, mas, sim, extravasá-la ou reprimi-la. Não suportamos mais sentir qualquer desconforto. Perdemos a habilidade de lidar com a nossa dor emocional. Nos tornamos reativos demais para escutá-la. Parece mais fácil sair para dançar, beber, se drogar do que extrair da dor emocional um significado que lhe dê um sentido para suportá-la.

Ao acolher nossas emoções, seremos capazes de direcioná-las para onde acharmos melhor em vez de sermos sobrepujados por ela. Muitas vezes, tememos entrar em contato com certas lembranças que nos fazem sofrer. Temos medo de sermos destruídos por elas, mas é sentindo a dor que ela se dissolve. Uma vez que nos aproximamos afetivamente da nossa dor, estranhamente, deixamos que ela parta. Podemos penetrar na dor e sair dela melhor do que estávamos!

Mas isso não quer dizer que devamos senti-la toda de uma só vez. Costumo comparar o ato de expressar a dor emocional como o de um balão cheio de ar. Se enchermos esse balão com nossa respiração e o soltarmos sem fechá-lo, ele vai sair voando descontroladamente. Mas se mantivermos a boca do balão entre os dedos e controlarmos a saída do ar, ele vai fazer o som "fuuuiii", como de um lamento, e não irá sair de nossas mãos. Às vezes, nossa dor é como esse som que sai aos poucos, de acordo com a nossa capacidade de senti-la.

A incapacidade de lidar com sua própria angústia impede que uma pessoa possa ter abertura e disponibilidade para o sofrimento alheio. Quanto maior for a sua capacidade de se autossustentar em sua dor emocional, maior será sua capacidade de estar ao lado de quem está sofrendo. Por isso, procure um amigo, um terapeuta ou um mestre espiritual que tenha aprendido a não temer a sua própria dor.

A dor emocional revela em nós algo que não gostamos de admitir. Mas enquanto fizermos de tudo para evitar senti-la, uma parte nossa ficará suspensa, esperando por uma resolução. Sem sentir nossas dores, nos anestesiamos para a vida.

Intuitivamente, sabemos que devemos visitar a dor emocional e atravessá-la, mas resistimos pelo medo de sermos por ela dominados. Como se uma vez entrando em contato com ela, não fôssemos mais capazes de sair dela. Mas a dor que não vai embora é aquela que não foi sentida, vista e reconhecida.

Algumas pessoas precisam contar sua história muitas e muitas vezes. A cada vez que elas têm a oportunidade de compartilhar em voz alta o que viveram diante de suas perdas, as lembranças do vivido deixam de pertencer apenas ao seu mundo interno. Outras pessoas, entretanto, preferem se calar, como se dessa forma pudessem anular o vivido. No entanto, a dor que persiste clama por atenção e empatia.

Cabe ressaltar que penetrar na dor não significa mergulhar de cabeça num precipício. Isso pode ser feito gradativamente, sentindo a dor somente para superar nossos preconceitos e resistências em relação a ela.

Se encarar a dor apenas servir para aumentar a autocobrança sobre o que poderíamos ou deveríamos ter feito, levando a atitudes autodestrutivas, de fato, isso irá nos causar muito mal. Quanto mais exigimos de nós, menos conseguimos entender o nosso sofrimento no momento presente. Enquanto julgarmos nossa dor como certa ou errada, não conseguiremos olhá-la de frente com compaixão.

Durante um processo psicoterapêutico aprendi que podia contar comigo como uma condição real e constante e não como última possibilidade – ou seja, como se nada nem ninguém estivesse mais disponível. Acolher a dor incondicionalmente é pôr em prática esse aprendizado.

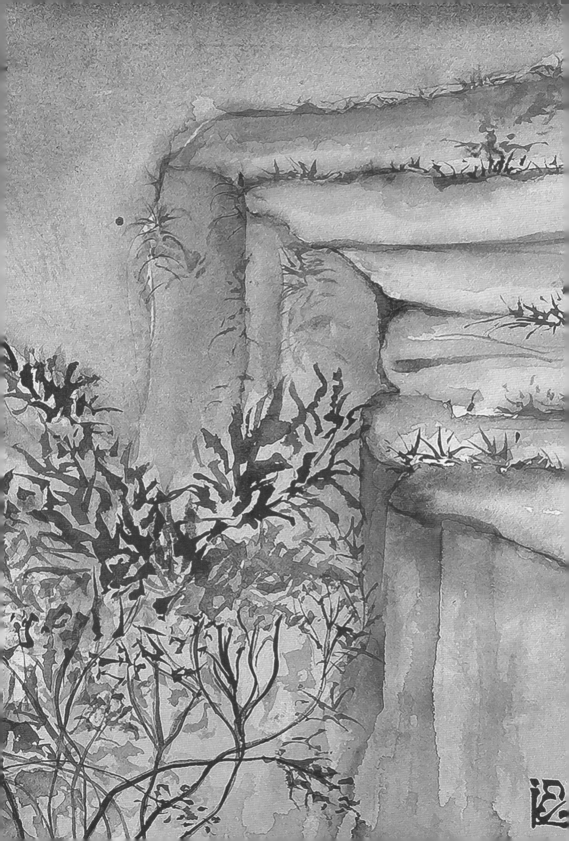

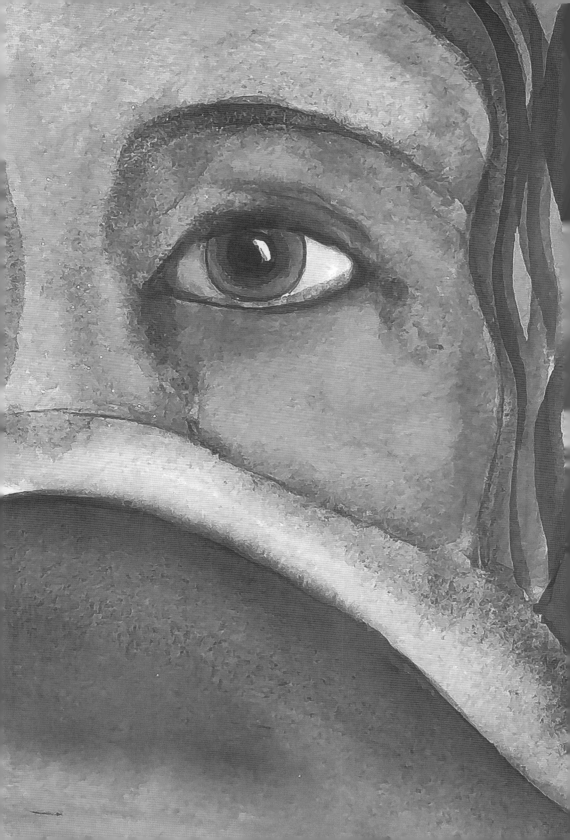

Capítulo 70

A tristeza

"O que esta tristeza está querendo me dizer?"

A função última da tristeza é nos adaptar a uma nova realidade. Temos a opção de nos ocupar evitando a tristeza ou de senti-la para checar o que ela "pede" para fazermos.

Podemos ficar com a tristeza para dar à ela sua voz. Quando começamos a verbalizá-la, expressá-la, ela começa a diminuir.

A tristeza é um estado de gestação para gerar algo novo. Um vazio fértil. Quando escutada, revela algo que tem o poder de semear novas escolhas para o nosso futuro. Mas é preciso de tempo para amadurecer o seu entendimento.

Por que resistimos a sentir a tristeza?

No senso comum, a tristeza é interpretada como sinônimo de fracasso, incompetência e desadaptação. Essa avaliação preconceituosa sobre a tristeza tem suas raízes na história do homem ocidental.

No século IV, quando o cristianismo foi tornado religião lícita, foram criados Os Oito Pecados Capitais para facilitar o cumprimento dos Dez Mandamentos – ordens que impediam as pessoas de se afastarem de Deus. Os maiores vícios do corpo e da alma seriam: gula, luxúria, avareza, ira, tristeza, aborrecimento, vanglória e soberba. Quem os praticasse iria diretamente para o inferno.

Por volta do ano 405 d.C., o poeta romano cristão Aurélio Prudêncio concluiu que tanto a tristeza (do latim, *tristitia* significa "amargura", "lástima", "infortúnio") quanto o aborrecimento (do latim *abhorrescere*, quer dizer, "enfado", "cansaço", "indisposição") faziam parte de um mesmo mal. E substituiu esses termos pela palavra *acedia* (em latim, "negligência", "inércia", "frouxidão"), que refere-se a apatia.

A tristeza e a acídia eram vistas como pecado capital porque poderiam levar algumas pessoas ao suicídio ou à descrença em Deus. Durante o Período Medieval, a acídia esteve associada diretamente aos monges, que podiam ser condenados por sua "melancolia" no viver, o que ocasionava um distanciamento de Deus.

Com o desenvolvimento econômico e, principalmente, com a chegada do capitalismo, a preguiça e o descontentamento foram adotados como justificativa para o não cumprimento das tarefas diárias. Então, o pecado da acídia, agora chamado de preguiça, saiu dos monastérios e atingiu toda a sociedade.

A preguiça, aos poucos, foi se tornando um vício permitido, validado pelo mercado. Ter direito a não fazer absolutamente nada, a permanecer no ócio (mesmo que seja criativo), torna-se uma virtude da elite e uma utopia da grande massa que trabalha continuamente para um dia chegar à tão almejada ociosidade.

Essa nova virtude oferece tempo, tempo que vai na contramão de uma sociedade que não pode parar. Nesse sentido, podemos introduzir, aqui, uma pergunta fundamental: "Por que trabalhamos?" A resposta pode ser simples e direta: trabalhamos para comprar a nossa preguiça.

A raiva, sendo uma expressão de força e coragem, tem seu espaço na comunicação social. Mas a tristeza é menos aceita porque indica falta de força. Ela continua proibida ou, pelo menos, ainda não é vista com bons olhos.

A tristeza é erroneamente confundida com depressão. A tristeza pode nos curar. A depressão não, pois a mente está pesada, negativa, sem capacidade de raciocinar bem e fazer escolhas.

A tristeza vem e vai. Internamente, sabe-se que um dia ela vai passar. Há esperança. As reflexões que surgem a partir da tristeza são sábias porque nos ensinam o que precisamos compreender para viver melhor. Quando existe um aprendizado que dê um novo sentido à dor, podemos negociar.

Já a mente depressiva é densa, tem um movimento interno de paralisação, como se não houvesse mais possibilidade de mudança. Isso ocorre porque a área do nosso cérebro responsável pela nossa capacidade de escolhas e estratégias diante das dificuldades (córtex pré-frontal) está ativada demais. Assim como comenta o psiquiatra doutor Sergio Klepacz em nosso livro *O sutil desequlíbrio do estresse*:

> Na depressão, o córtex pré-frontal está mais ativado porque ele está buscando a saída mas não a encontra. Então ele permanece ativado. É como forçar um carro para subir uma ladeira mesmo sabendo que está sem gasolina.[1]

Por isso, tratar da depressão é imprescindível. O uso de psicofármacos ainda é visto como uma fraqueza pessoal e as pessoas com depressão acabam sofrendo bem mais que o necessário em suas vidas.

---

[1] Cesar, Bel; Klepacz, Sergio; Lama Michel Rinpoche. *O sutil desequilíbrio do estresse*. Gaia, São Paulo, SP, 2011, p. 158.

Os antidepressivos ajudam o cérebro a produzir novos neurônios e não são suscetíveis a causar vício – enquanto os ansiolíticos inibem o cérebro e viciam.

O doutor Sergio Klepacz diz observar que seus pacientes melhoram também com a suplementação com triptofano e com o 5-hidroxitriptofano[2], que são os produtos precursores da serotonina.

> O triptofano é o precursor da serotonina. A pessoa diante de uma situação de perda, por exemplo, vai precisar recrutar mais serotonina para manter-se equilibrada emocionalmente. É como um carro que vai precisar acelerar quando enfrenta uma ladeira. O triptofano é um dos aditivos da nossa gasolina.[3]

Ele é um aminoácido essencial, isto é, aquele que o organismo não é capaz de sintetizar, mas é necessário para o seu funcionamento.

A depressão envolve mudanças de apetite, dores no corpo, alteração do sono, ansiedade, dificuldade de concentração, perda do prazer em fazer coisas que gostava. Sensação de vazio. Ela desencadeia pensamentos autodestrutivos como "Eu sou inútil", "Eu não consigo fazer nada direito", "Ninguém gosta de mim". Ou sobre o futuro: "As coisas nunca vão mudar". Esses são pensamentos que surgem naturalmente na mente de uma pessoa depressiva.

Lama Yeshe, em *Introdução ao Tantra*, esclarece:

---

[2] A enzima triptofano hidroxilase (TPH) converte o aminoácido L-triptofano no aminoácido 5-hidroxitriptofano. A enzima hidroxitriptofano descarboxilase (AADC) converte, por sua vez, o 5-HTP em serotonina. O 5-HTP é, assim, um produto intermediário ou o precursor direto da serotonina.

[3] Cesar, Bel; Klepacz, Sergio; Lama Michel Rinpoche. *O sutil desequilíbrio do estresse*. Gaia, São Paulo, SP, 2011, p. 148.

Do mesmo modo que a insatisfação em si nunca pode se tornar satisfatória, a tristeza não se transforma naturalmente em felicidade. Segundo o Tantra, não podemos esperar atingir nossa meta de felicidade universal e completa ficando sistematicamente mais tristes. Isso contraria a maneira pela qual as coisas funcionam. Só com o cultivo, hoje, de pequenas experiências de calma e satisfação, é que seremos capazes de atingir nossa meta última de paz e tranquilidade no futuro.[4]

A satisfação, segundo Lama Yeshe, vem da simplicidade.

A questão é: por que você está insatisfeito? Você sempre encontra alguma razão externa para culpar – "Não há o suficiente disto... ou daquilo..." Quando me refiro ao desapego, não quero dizer que você precise renunciar a tudo. Ser desprendido significa ser um pouco mais relaxado, não querer controlar tudo. Significa se soltar um pouco, em vez de estar sempre nervoso. Descontraia-se.[5]

Na tristeza há um estado de introspecção. Se não aprendemos a nos autonutrir de alegria, podemos cair num estado de tristeza crônica que pode nos levar a um estado de baixa autoestima e sentimento de inutilidade. O problema está em se perder na dor, afundar demais. Por isso, se nos encontramos afundados na tristeza, é importante voltarmos à tona tendo colhido algo do que ela quis nos dizer. E continuar nos preenchendo e dando abertura às emoções de alta vibração.

---

[4] Yeshe, Lama. *Introdução ao tantra*. Gaia, São Paulo, SP, 2007, p. 28.

[5] Yeshe, Lama. *Life, death, and after death*. Word Wise, 2011, eBook Kindle, posição 387. Tradução livre.

O que preciso agora?

Certa vez, estava com Lama Gangchen Rinpoche no meu consultório quando ele pegou um cristal transparente que estava na mesa, colocou sobre o desenho do tapete e me disse:

> Sua mente é como esse cristal, ele reflete onde você o colocar. Se você o colocar aqui, verá esse desenho. Mas se você mudar de posição, verá outro. Por isso é importante a gente saber onde estamos colocando a nossa mente.

Conhecer a natureza da tristeza nos ajuda a estar conscientes da situação presente e a buscar o que nos falta para seguirmos adiante.

Se estivermos vivendo um estado de apatia – de não se importar com nada, estado de inércia –, com vontade de nos isolarmos, de ficarmos sozinhos, provavelmente, nos sentiremos ausentes mesmo estando presentes. Um estado de dissociação que ignora e nega a realidade. Nesse caso, é melhor passarmos um tempo sem compromissos e exigências externas. Andarmos sem saber para onde estamos indo. Simplesmente ser. Olhar para longe, num espaço aberto. Até conseguirmos trazer a percepção para o presente e entrar em ressonância com um estado de abertura pacífica.

Desobrigar-se de estar feliz nos ajuda a recuperar a sensação de que tudo está bem.

Se estivermos vivendo um estado de tristeza causado por perdas e desilusões, provavelmente estaremos indignados, perdendo a concentração e o discernimento. Nesse caso, devemos não generalizar a tristeza – "Nada mais vale a pena". Começar por reconhecer os pequenos prazeres. Deixar-se ser tocado pela beleza. A beleza da arte, da música e da natureza têm um poder altamente curativo quando somos muito feridos. Elas ajudam a recuperar um estado de sintonia e envolvimento com a realidade que se tornou áspera demais.

Se estivermos vivendo um estado de tristeza causado pela raiva e o ressentimento, provavelmente estaremos indignados. Convencidos de estarmos certos sobre como as coisas deveriam ser, impomos nossas opiniões sobre os outros e, dessa forma, nos tornamos cada vez mais frustrados. Nesse caso, precisamos recuperar a mente *zoom*. Certa vez, quando presenteei Lama Gangchen Rinpoche com um caleidoscópio, ele me disse: "É muito importante cultivarmos a mente *zoom* – aproximar e distanciar a visão de um mesmo ponto, ver sob diferentes formas e posições". Para recuperarmos uma mente clara e precisa, como a de um cientista interior, como chamava Rinpoche, primeiro precisamos baixar a indignação e recuperar a estabilidade. Água turva precisa parar de se mexer para tornar-se límpida. Para tanto, não adianta continuarmos lutando contra o ocorrido, perguntando continuamente como isso pôde ocorrer.

"Se ocorreu é porque pôde", nos fala Lama Michel Rinpoche em seus ensinamentos. "Se você é atropelado por um carro, não deve perder tempo querendo entender como ocorreu, mas logo cuidar dos danos causados no seu corpo."

Uma vez menos irritados, podemos voltar a refletir sobre o assunto e focar em seus pontos principais. Pessoas observadoras e visionárias têm objetivos claros e, por isso, não se deixam levar pelas interferências negativas. Elas são impenetráveis pela negatividade e, consequentemente, são perseverantes.

Lembro-me de uma vez quando estávamos começando uma reunião com Lama Gangchen Rinpoche sentados em círculo sobre um lindo tapete. A pessoa que estava lhe trazendo chá com leite tropeçou, derrubando tudo no tal tapete. A exclamação foi quase que geral: "Ohhhh". Rinpoche nos olhou com tranquilidade e nos disse seriamente: "Não é preciso reagir, está tudo bem". Essa frase ressoa em minha mente sempre que algo aparentemente simples dá errado. Aos poucos, aprendemos a não reagir exageradamente diante dos fatos. Isso nos ajuda a ter mais calma.

Podemos negociar com a raiva e a tristeza com a seguinte pergunta: "Quem eu seria e o que faria se não estivesse com raiva ou triste?"

Nosso desafio é conter a tendência de reagir exageradamente. Atenuar o hábito de deixar-se envolver com emoções turbulentas. Temos que conceder tempo para sentir a gentileza interna e ser quem somos verdadeiramente.

Se estivermos vivendo um estado de tristeza causado pela dor da falta e da carência afetiva, provavelmente, nos desconectamos do senso básico de autovalorização e generosidade. Enquanto estivermos conectados com a falta, teremos dificuldade de reconhecer o que já possuímos. Assim como diz a astróloga Marcia Mattos em suas aulas de astrologia: "É preciso ter um pouco de algo para ter mais daquilo".

Em seu livro *O livro das atitudes astrologicamente corretas*, Marcia Mattos nos incentiva a fazer um levantamento de tudo o que possuímos.

> Sejamos realistas, mas generosos também: inteligência, amigos, bens, trabalho, dinheiro, beleza, sociabilidade. [...] É daqui que nasce o sentimento de um "Eu" mais ou menos rico, provido, próspero [...] Não adianta só tê-los, tem-se que tomar posse deles e considerá-los um bem. Às vezes temos os meios, mas não sabemos que os temos, ou não usamos, não os praticamos. Não os valorizamos. É a mesma

coisa que não tê-los. A melhor maneira de abordar um recurso da personalidade é ter uma percepção positiva dele. Imaginar que aquilo que se tem é bom. É valioso. Se eu tenho é bom. Se é meu tem valor. É uma boa equação.[6]

Segundo o psicanalista Ivan Capelatto[7], a autoestima é um sentimento gerado em nós quando sentimos que alguém foi capaz de suportar algo difícil ao nosso lado. É como dizer: "Se alguém acha que vale a pena dedicar o seu tempo a estar ao meu lado, é porque eu tenho valor".

Para Capelatto, a autoestima é a possibilidade ética de nós gostarmos de nós mesmos. Quando cultivamos valores morais e espirituais e vivemos de modo coerente com o que nos propomos, geramos autoestima. "Uma pessoa sem autoestima é aquela que procura na estética o jeito de gostar de si."[8] Vivemos numa sociedade que apela pela estética e não cobra por ética, ou seja, que ignora o vasto e rico universo do querer bem a si mesmo e ao outro. Sabemos que a estética não garante o afeto. Mas, mesmo assim, ela impera nas relações gerando medo e competição.

---

[6] Mattos, Marcia. *O livro das atitudes astrologicamente corretas*. Campus, Rio de Janeiro, RJ, 2001, p. 30.

[7] Ivan Capelatto é psicólogo clínico e psicoterapeuta de crianças, adolescentes e famílias. Fundador do Grupo de Estudos e Pesquisas em Autismo e outras Psicoses Infantis (Gepapi), é também professor do curso de pós-graduação da faculdade de medicina da Pontifícia Universidade Católica (PUC) e autor da obra *Diálogos sobre afetividade: o nosso lugar de cuidar*.

[8] Palestra "A angústia humana e sua dinâmica na formação da relação com a vida e com o outro", realizada em 31/03/2016 na Câmara Municipal de Campinas.

Sentir-se desejado produz autoestima.

Sentir-se cuidado produz autocrítica.

Ter autoestima e autocrítica produz autonomia.

Ter autonomia significa saber os próprios limites.

Saber os próprios limites significa poder se cuidar.[9]

Ivan Capelatto

---

[9] Palestra "A angústia humana e sua dinâmica na formação da relação com a vida e com o outro", realizada em 31/03/2016 na Câmara Municipal de Campinas.

Todos os lamas ressaltam em seus ensinamentos a importância de aprendermos a amar a nós mesmos como base para amar os outros, o meio ambiente e todos os seres. Gelek Rinpoche falou sobre o amor e a compaixão:

> Vocês têm que reconhecer que há dentro de vocês uma natureza humana bela, boa. Quando nós nos tornamos seres iluminados é a bela natureza dos seres humanos existente em cada um de nós que torna-se iluminada. Nada está vindo de fora para atingi-lo, isto não ocorre, é de dentro de cada indivíduo. Este indivíduo torna-se capaz de brilhar e funcionar bem. A iluminação realmente acontece desta forma. Vocês não precisam olhar para a pessoa à direita ou à esquerda, está dentro de vocês. E isto é o problema, pois vocês se recusam a ter o conhecimento sobre vocês mesmos. Vocês não apenas recusam o conhecimento como também o negam. Não apenas o negam como dizem para si mesmos: "Eu sou uma má pessoa". Como vocês podem fazer isso com vocês mesmos? Não é muito duro? É. Alguns de nós somos muito duros com nós mesmos, nos subestimamos muito. Agora é hora de olhar para outra direção e reconhecer a beleza da natureza humana e as boas qualidades dentro de nós mesmos. Reconhecer nossa compaixão e começar a cuidar de nós mesmos. Uma vez que desenvolvemos amor próprio, então começaremos a desenvolver amor para com os outros.

Na medida em que ganhamos autoestima, surge o impulso de compartilhar nossos recursos internos e externos. Sem o medo da falta, nasce a generosidade baseada numa mente que reconhece não existir diferença entre nós: todos queremos ser felizes e evitar o sofrimento. Essa é a mente equânime, capaz de não ter aversão por uns e apego por outros. Por isso, quando compartilhamos nossa tristeza com outras pessoas que passam pela mesma situação, não nos sentimos diminuídos pela dor.

Sair da tristeza exige um certo esforço

Se estamos vivendo um estado de tristeza causado pela dúvida e pelo medo de agir, provavelmente nos encontraremos presos numa zona de conforto que nos impede de seguir adiante.

Acreditamos, ingenuamente, que não precisamos nos esforçar para nada. Pensamos assim: "Se tudo está bom, por que devo fazer algo diferente?" Essa pergunta esconde a verdade de que tudo está em contínua transformação e de que, na realidade, temos medo do desconhecido. Temos medo de lidar com nossos eventuais erros porque não reconhecemos que estamos em contínua transformação! Nossas falhas não precisam ser vistas como atos sem reparação.

Pema Chödrön, em seu livro *Fracasse, fracasse de novo, fracasse melhor*, compartilha um precioso conselho do seu mestre Trungpa Rinpoche sobre quando estamos diante de uma situação de total fracasso:

> "Bem, é muito parecido com o caminhar dentro do mar; vem uma grande onda e a derruba, e você se vê deitada lá no fundo, com areia no nariz e na boca. Você está lá deitada e *tem uma escolha*. Você pode ficar lá ou pode se levantar e começar a caminhar adiante para sair do mar." Então você trata de se levantar, porque a opção "ficar lá deitada" significa morrer. Metaforicamente, ficar deitado é o que muitos de nós escolhemos fazer nesses momentos. Mas podemos escolher levantar e começar a caminhar. E depois de um tempo vem outra onda grande e nos derruba. A gente se vê no fundo do mar com areia no nariz e na boca, e de novo tem a opção de ficar ali ou se levantar e começar a caminhar em frente. "As ondas continuam a vir", disse Trungpa Rinpoche. "E você continua cultivando sua coragem, bravura e senso de humor para lidar com a situação das ondas, *e continua se levantando*

e indo em frente". Esse foi o conselho para mim. Trungpa então disse: "Depois de um tempo, começará a parecer que as ondas ficam cada vez menores. E não vão mais derrubar você." Esse é um bom conselho para a vida.[10]

Quem tem medo de correr riscos deixa de sonhar e de definir objetivos mais amplos. A vida vai aos poucos se estreitando. Surge uma espécie de tristeza baseada no desencantamento, tudo fica sem graça e monótono.

Diz Pema Chödrön:

> Proteger-se da dor – nossa ou alheia – nunca funcionou. Todos querem se livrar do sofrimento, mas a maioria das pessoas age de modo a somente piorar as coisas. Proteger-se da vulnerabilidade de todos os seres vivos – incluindo a nossa própria – nos aliena da experiência completa da vida. Nosso mundo encolhe. Quando nossos principais objetivos são adquirir conforto e evitar desconforto, começamos a nos sentir desligados dos demais e até ameaçados por eles. Assim nos encerramos num emaranhado de medo. E, quando muitas pessoas e países adotam esse tipo de abordagem, o resultado é uma situação global conturbada, cheia de dor e conflito. Ao fazermos tanto esforço para proteger o coração da dor, nos machucamos cada vez mais. Mesmo ao percebermos que isso não ajuda, é um hábito difícil de romper. Trata-se de uma tendência humana natural. No entanto, quando geramos *bodhichitta*[11], contrariamos essa tendência. Em vez de nos esquivarmos, despertamos a coragem de olhar francamente para nós mesmos e para o mundo.[12]

---

[10] Chödrön, Pema. *Fracasse, fracasse de novo, fracasse melhor.* Gaia, São Paulo, SP, 2021, p. 97.

[11] A mente que se empenha em alcançar a liberação, empatia, compaixão e sabedoria para o benefício de todos os seres sencientes.

[12] Chödrön, Pema. *Acolher o indesejável*: uma vida plena num mundo abatido. Martins Fontes, São Paulo, SP, 2020, eBook Kindle, posição 111.

Ela comenta que Trungpa Rinpoche disse, certa vez, que não temos paciência para aguentar sentimentos desconfortáveis nem por três minutos. Quando ouvi aquilo, pensei: "Três minutos! É suficiente para conquistar algum tipo de grande prêmio!" Hoje em dia, aguentar um desconforto por três segundos já é muito esforço para a maioria das pessoas. Mas, seja qual for a quantidade de tempo, a ideia é ir aumentando aos poucos, no seu próprio ritmo. Continue tentando ficar lá mais um pouco.[13]

Se Trungpa Rinpoche faleceu em 1987, ele deve ter dito isso há mais de 35 anos. De fato, três minutos hoje é muito tempo. Imagine fazer uma compra pela internet e o pagamento durar três minutos. Provavelmente, desistiríamos da compra ou pensaríamos que algo estava errado.

Alerta Lama Michel Rinpoche:

> O problema é que, em geral, viver se resume a sobreviver. Em outras palavras, só desejamos evitar o sofrimento e obter prazer. Além disso, temos a loucura de pensar que o mundo pode ser do jeito que pretendemos que seja. Sentimos raiva quando não aceitamos a realidade concreta, porque ela não sustenta a nossa projeção. Enquanto estivermos numa zona de conforto não faremos nada para mudar de verdade. Existem momentos em que é importante sairmos dessa zona de conforto, senão o resultado será ruim demais.

O primeiro passo para sairmos da zona de conforto é avaliarmos a nossa vida. Estamos de fato satisfeitos? Há espaço para melhorias? O que gostaríamos de fazer, o que não fazemos?

---

[13] Chödrön, Pema. *Acolher o indesejável*: uma vida plena num mundo abatido. Martins Fontes, São Paulo, SP, 2020, eBook Kindle, posição 440.

Lama Gangchen Rinpoche nos dizia: "Não existem erros, mas, sim, experiências". Na medida em que começamos a lidar melhor com as frustrações resultantes dos nossos erros, e a não desistir de seguir em frente, desenvolvemos inúmeras capacidades mentais, como a não dúvida, a assertividade, a eficácia e a rapidez para agir em nosso benefício e de todos.

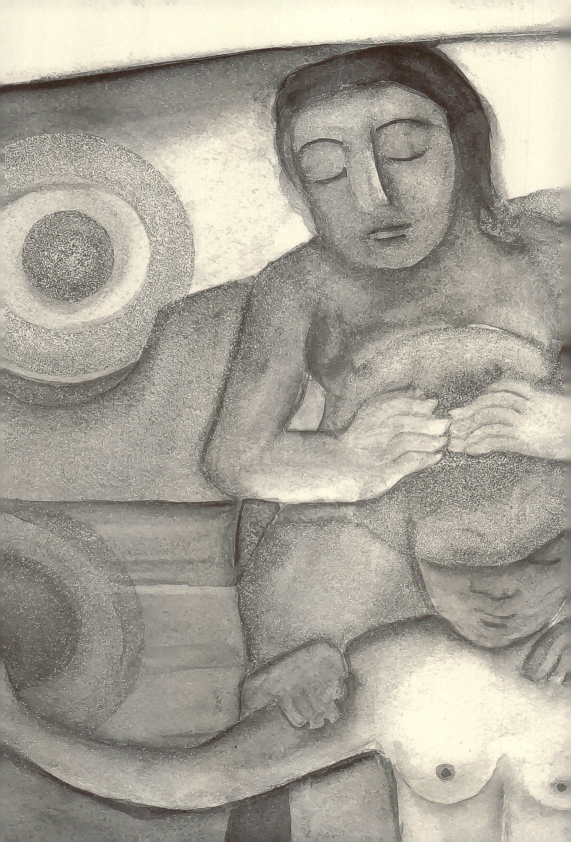

Capítulo 71

Tocar é uma forma de dar e receber amor

Quando alguém não está bem, sentimos vontade de tocá-lo. Um toque solidário, cheio de presença, informa haver uma responsabilidade partilhada frente à situação daquele momento. O que ajuda uma pessoa a se sentir melhor é sentir-se sentida pelo outro.

Na medida em que geramos no outro uma sensação natural de confiança, nós mesmos restauramos a nossa própria capacidade de pensar e encontrar uma resolução para os problemas. Médicos, terapeutas, pais e amigos que puderem segurar dessa maneira a mão de quem precisa de ajuda também irão pensar melhor sobre o que está ocorrendo. Ambos os lados ganham com essa experiência.

Um abraço sincero e prolongado produz a ocitocina, um hormônio que gera empatia, diminui a agressividade e aumenta o elo de compromisso entre as pessoas. Com mais ocitocina no corpo, temos menos receio dos outros. Aliás, a ocitocina em *spray* vem sendo estudada para melhorar algumas condições que envolvem transtornos de humor e dificuldades de socialização.

Isso explica parte da ansiedade e irritação gerada nos tempos de isolamento durante a pandemia de Covid-19. Sem podermos nos abraçar e com receio de nos aproximar do outro, diante da ameaça da contaminação, nossos níveis de ocitocina podem estar caindo, nos tornando mais inseguros para retomar o contato social quando a pandemia passar.

Quando ocorre um trauma, o fluxo de informações advindas do sentido háptico é interrompido. Os cinco sentidos (audição, tato, olfato, visão e paladar) deixam de fluir, assim como a orientação de espaço e tempo.

Conheci o sentido háptico em 2016, com a terapeuta corporal e professora do método Somatic Experiencing® Sonia Gomes, quando ela ministrou o curso *O sistema háptico − Regulador nos traumas complexos*.[1]

Sonia Gomes nos contou que foi o psicólogo americano James Jerome Gibson[2] quem trouxe o conceito do sentido háptico para a psicoterapia. Segundo Gibson, não somente os órgãos motores se movem, mas também os órgãos sensoriais, e ambos dependem do sistema muscular. Isto é, o sistema háptico coordena, dá e recebe informações de forma interativa com o ambiente interno e externo. Nesse sentido, os órgãos sensoriais[3] não são apenas receptores passivos, eles também fornecem, continuamente, informações que nos permitem manter a estabilidade no lugar onde nos encontramos.

"Háptico", de etimologia grega, significa "ser capaz de entrar em contato com". Quando tocamos ou olhamos algo acionando o sentido háptico, temos a experiência de um encontro, pois não apenas percebemos que o objeto tem uma determinada forma, mas sentimos que ele está lá. Isto é, o sistema háptico vai além do tato passivo, porque ele

---

[1] Realizado na Bahia sob a organização da Associação Brasileira do Trauma.

[2] James Jerome Gibson (1904-1979), um dos mais importantes estudiosos do século XX no campo da percepção visual, propôs, em 1966, uma nova divisão dos sistemas sensoriais, agrupando alguns sentidos e inserindo outros importantes para a nossa percepção espacial do todo. São eles: o sistema paladar-olfato, o sistema básico de orientação, o sistema háptico, o sistema auditivo e o sistema visual.

[3] Além dos órgãos sensoriais exteroceptivos (olhos, ouvidos, pele e nariz), há os proprioceptores (nos músculos, articulações, ouvido interno e músculos suboccipitais) e os interceptores (nas terminações nervosas e nos órgãos viscerais) com três tipos de sensações motoras ou cinestésicas. Além das sensações de origem interna, tais como sentimentos e emoções.

tem capacidade de uma dupla função: a sensação de tocar e sentir-se tocado, de ouvir e deixar-se ser absorvido pelo som, ver e deixar-se ser informado pelos estímulos externos.

Os traumas emocionais inibem nossa capacidade de dar e receber ao mesmo tempo. É como se os nossos canais sensoriais estivessem com tantos ruídos que temos dificuldade de ouvir, ver e tocar de forma clara.

Nossas emoções contaminam nossas experiências sensoriais com lembranças de desconforto e não captamos bem os estímulos. Temos uma visão distorcida da realidade.

O trauma, portanto, é um bloqueio que impede a energia interna de se mover e de descarregar. Ele resulta numa experiência de falta de movimento e espaço. Essa energia bloqueada pode ter ocorrido em qualquer estágio do desenvolvimento humano, mas ainda assim pode ser desbloqueada e descarregada. Essa é a boa notícia. Outra boa notícia é que, ao ativar o sentido háptico, isso ocorrerá naturalmente.

Podemos exercitar o sentido háptico treinando a visão focal e periférica. Por exemplo, prestando atenção aos detalhes de um rosto e depois olhá-lo como um todo. Sentir o cheiro de algo colocando-o perto das narinas e depois percebendo o cheiro do ambiente como um todo. Ouvir os sons que vêm de longe e depois concentrar-se nos sons mais próximos.

Outro modo é sentir os pés tocando o chão e depois concentrar-se na sensação que o chão recebe os nossos pés.

Quando reativamos nosso sistema háptico, recuperamos a capacidade de nos relacionarmos e de nos comunicarmos. O que nos cura é o acesso à nossa capacidade de nos autorregularmos, ou seja, a capacidade do nosso corpo atuar com coerência e fluidez com o ambiente.

Uma pessoa traumatizada está com o seu fluxo natural de comunicação congelado ou dissociado. Quer dizer, está percebendo o mundo de forma alterada e bloqueada.

Para acessar o sentido háptico, temos que desacelerar nossa percepção e gerar uma sensação de suporte e sustentação. Quanto mais a pessoa sente-se conectada com sua base de autossustentação – com a sensação de estar bem enraizada –, mais ela conseguirá suportar e atravessar as emoções mais fortes. Por isso, sentir-se aterrado é essencial.

Quando somos tocados por alguém capaz de gerar confiança e presença, o movimento natural do corpo é acionado, promovendo descargas da energia contida. Por exemplo, quando coloco minha mão sob a região do rim de uma pessoa deitada com a barriga para cima, inicialmente não sinto nenhuma reação. Depois, gradualmente, começo a sentir leves vibrações sutis, mas perceptíveis, como se nesse momento o rim estivesse se movendo. Cem por cento das vezes, quando isso ocorre, ela diz se sentir mais relaxada, como se tivesse recuperado uma sensação de espaço interno, que lhe proporciona não apenas relaxamento, mas a capacidade de refletir com clareza sobre o que está lhe ocorrendo.

Algumas pessoas relaxam após cinco, dez minutos e outras precisam de muito mais tempo, chegando a meia hora, quarenta minutos. Não importa, o importante é estar disponível para tocá-la, e ela, por sua vez, estar disponível para receber esse toque.

Esse é um toque de presença. Não há a intenção de dar ou receber energia, mas, sim, de confiar que haverá uma troca mútua espontânea. Quando recebemos um toque de presença, nosso corpo reconhece a mensagem de que é possível estar igualmente presente, e passa a responder ao estímulo onde é tocado, como se aceitasse ter uma conversa onde antes preferia ficar em silêncio.

Em minha experiência clínica, aplicar esse toque de presença tornou-se uma ferramenta fundamental. Mesmo com os atendimentos on-line, reconheço a capacidade de tocarmos o outro com a nossa presença presente. Muitas vezes digo para a pessoa visualizar que a estou tocando e desta forma ela se sente tocada.

Receber um abraço nos momentos em que estamos nos sentindo nos desfazendo em partes nos ajuda a estabilizar e definir nossos contornos. Como uma manta sobre todo o corpo. Esse abraço é um toque de contenção (é conhecido dessa forma na Experiência Somática®). Uma vez que nos sentimos sustentados pelo abraço alheio, um simples toque sobre os nossos ombros irá nos ajudar a estabilizar a sensação de sentir o corpo como um todo.

Tocamos o outro também por meio de nossa voz

Quando estamos comunicando algo de uma forma racional, pontual e direta, costumamos usar um tom de voz linear, sem muitas modulações. Poderíamos dizer que trata-se de uma comunicação de mente para mente, o que pode trazer clareza e ordem. Mas, conforme o seu conteúdo, pode gerar também distanciamento e frieza.

Quando comunicamos algo repletos de emoção e sentimento, a modulação da voz torna-se melódica, o que torna a comunicação de coração para coração e gera aproximação e empatia.

Quando comunicamos algo cheios de raiva e/ou medo, o tom de voz, carregado de intensidade, agressão ou receio, desperta ameaça, disputa e vulnerabilidade.

Escutar o canto de uma pessoa querida ou de quem tem uma bela voz é um modo eficaz de trazer acolhimento e nutrição interna.

Joan Halifax, em seu livro *Abbracciare l'infinito*[4] (*Abraçar o infinito*), sugere emitir suave e calmamente, de cinco a dez minutos, a sílaba "ah" a cada expiração de uma pessoa que está morrendo. Se ela desejar, ela mesma pode fazer o som "ah" a cada expiração.

Lama Gangchen Rinpoche nos dizia que é muito importante usarmos corretamente os sons, pois eles estão por toda parte. Rinpoche nos perguntou, certa vez, após soar a tigela tibetana: "Onde está a nossa mente quando escutamos um som?" Depois inteirou afirmando que quando escutamos um som devemos observar as nossas condições internas de escuta e não deixar que a nossa mente vá nas dez direções. Por fim, concluiu: "Um som pode ser apenas um som ou um inimigo, depende da maneira como o usamos".

Dessa forma, escutar e meditar pode tornar-se uma experiência simples e profunda que nos leva a um estado de abertura e receptividade. O mesmo ocorre quando nos abrimos para contemplar uma paisagem, uma situação ou uma pessoa. Na medida em que a tocamos somos também por elas tocados. Esse é o princípio da natureza háptica: todos os sentidos possuem a dupla funcionalidade de dar e receber ao mesmo tempo.

Em oposição ao contato passivo, quando a informação não é recebida de forma intencional, a percepção háptica é uma exploração ativa.

---

[4] Halifax, Joan. *Abbracciare l'infinito*: far nascere compassione e coraggio di fronte alla morte. Edizioni Pendragon, Bologna, Itália, 2018, p. 228.

Tocar para conhecer. Um cego usa de sua percepção háptica apalpando os objetos com diferentes pressões, contornando-os e percebendo sua temperatura e textura. Ou seja, ele está aberto para receber mais informações que o objeto possa lhe dar, além de sua percepção imediata.

Uma vez conversei com Victor, que tem deficiência visual, sobre a experiência háptica e ele me disse: "A audição me orienta mais que a bengala". A audição possibilita estabelecer as relações espaciais. No documentário britânico "Notes on blindness"[5], o escritor e teólogo John M. Hull relata sua experiência de ter se tornado totalmente cego após décadas de uma visão cada vez mais deteriorada. Diante da varanda de sua casa, voltado para o jardim num dia de chuva, ele diz:

> Fiquei parado por alguns minutos perdido na beleza daquilo. A chuva traz todos os contornos do que está ao seu redor. Se ao menos existisse algo equivalente à chuva caindo dentro de casa... Então, toda a sala tomaria a forma e dimensão. Ao invés de estar isolado, internamente preocupado... Você está relacionado com o mundo.

Trata-se da intrassensorialidade, um sistema de relação e comunicação entre os mundos interno e externo.

Conhecemos e nos conectamos com o mundo por meio do sentido háptico. Ele está sempre funcionando, mesmo sem nos darmos conta. Por exemplo, podemos estar de costas para alguém, mas sentimos que ela está nos observando. Instintivamente, viramos e olhamos para ela. De forma semelhante, uma pessoa com deficiência visual sabe se um ambiente tem muitas pessoas ou não, se à sua frente há uma parede mesmo sem tocá-la. Por isso, para ela, o sistema háptico ou tato ativo é o sentido mais importante.

---

[5] Dirigido por Peter Middleton e James Spinney, de 2016.

Paz com tudo
Tudo com paz
Ouvir com paz
Falar com paz
Olhar com paz
Tocar com paz.[6]

---

[6] Essa é uma das rezas mais importantes que Lama Gangchen Rinpoche nos deixou. Havia momentos em que ele convidava a todos a fazer silêncio e tocava as tigelas tibetanas (*tibetan bowls*) e nos dizia: "ouvir com paz".

Como foi falado anteriormente, a função háptica não se trata somente de uma função do olhar, mas um fenômeno que nos remete diretamente à relação do corpo com o mundo. O sistema háptico se encontra nos receptores da pele e tecidos subjacentes, nos músculos e tendões, possibilitando captar informação articulatória, motora e de equilíbrio.

Marion Milner, em seu livro *On not being able to paint*, publicado pela primeira vez em 1950, nos fala sobre a natureza da criatividade e as forças que impedem sua expressão, como a angústia de não ser capaz de criar. Ela fala sobre a experiência de pintar sem a preocupação de fazer algo predefinido: "Era como se a mente pudesse querer expressar os sentimentos que vêm do sentido do tato e do movimento muscular e não do sentido da visão".[7] É a sensibilidade da pessoa frente ao mundo a partir do seu corpo.

O artista plástico Guido Boletti[8] me deu um depoimento[9] perfeito para exemplificar a experiência háptica:

> Quando pinto, me sinto no presente, no agora, porque trabalhar com a pintura requer isso, porque assim a obra responde para mim. Se não estiver presente de verdade, me entregando, a obra não responde para mim, não funciona. Essa é a troca de amor entre o artista e a arte. É uma troca recíproca. Quanto mais eu me entrego, mais ela me muda. Não sou só eu que estou mudando ela.

---

[7] Milner, Marion. *On not being able to paint*. Routledge, Londres, Inglaterra, 2010, eBook Kindle, posição 11. Tradução livre.

[8] Nascido em Milão (Itália), em 1961, possui obras expostas em museus públicos e privados, como no Teatro alle Vigne, no Museo di arte Sacra Diocesana e na coleção de arte contemporânea da Provincia di Lodi – todos os três em Lodi, na Itália. Além do Museo in Motion (San Pietro in Cerro, Itália) e na Galeria de Minerva do Museu de Juelich (Alemanha).

[9] Durante o 14º Seminário de Feng Shui, em Tiradentes (MG), em outubro de 2016. Organizado por Carlos Solano.

Podemos também contemplar a arte como uma experiência háptica. Em geral, quando olhamos um quadro, inicialmente avaliamos se nos agrada ou não e, de acordo com nossos conhecimentos e experiências anteriores, interpretamos o que vemos. Mas, se deixarmos que o quadro nos informe algo que ainda não conhecemos, iremos nos abrir para entrar em comunicação com ele. Para tanto, teremos que mudar nossa atitude de percepção. Na primeira atitude, somos nós que interpretamos o quadro, agora será o quadro que irá nos informar algo. Se antes sentíamos que a atenção saía de nós para o quadro, agora a atenção sai do quadro para nós. Para que isso ocorra, é preciso de pelo menos um minuto de uma ação contemplativa. Um momento que nos deixamos ser tocados por aquilo que observamos.

Quando contemplamos um quadro dessa maneira, nosso corpo participa dessa contemplação. Por exemplo, podemos sentir como nosso corpo relaxa ou tensiona durante a contemplação. Mas, como aprendemos a observar o mundo apenas com a mente, não nos damos conta das ricas mensagens que o corpo está nos informando. Nos tornamos excessivamente mentais e percebemos as sensações com a mente que analisa mais do que sente. Mas, a partir do coração, podemos escutar além das palavras.

Uma vez estava muito magoada com algo que um amigo
me disse, e Rinpoche falou: "Não escute as palavras, elas são
apenas a mente. Escute além das palavras.
Assim você vai encontrar o coração e,
de coração para coração, algo acontece.
Passo a passo."[10]

Lama Gangchen Rinpoche

---

[10] Cesar, Bel. *Oráculo I – Lung Ten*: 108 predições de Lama Gangchen Rinpoche e outros
mestres do budismo tibetano. Gaia, São Paulo, SP, 2003, p. 72.

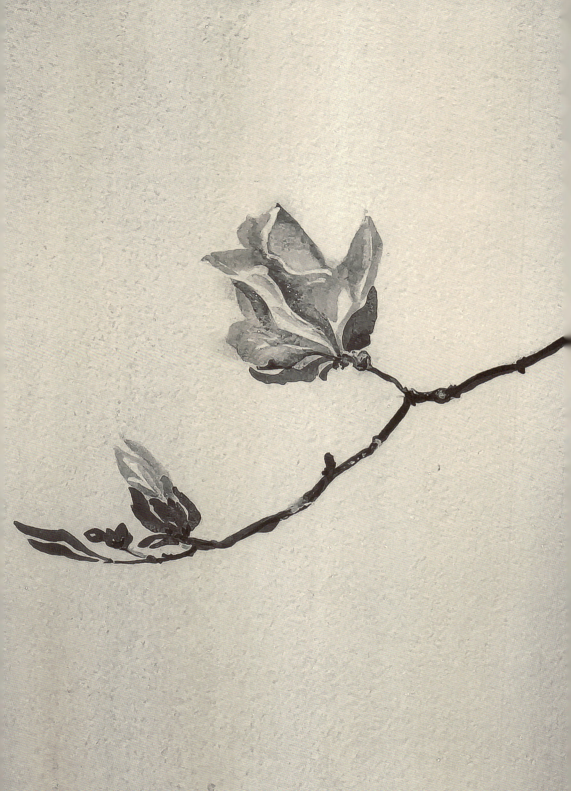

Capítulo 72
O luto antecipatório

Escreva num pedaço de papel o nome da pessoa que está doente ou, por alguma outra razão, está indo embora. Dobre várias vezes esse papel, coloque-o na palma da sua mão e depois feche a sua mão. Estique o braço e com a mão voltada para baixo observe o que vem à sua mente ao saber que está para abrir a mão e deixar a pessoa ir. Depois, coloque o papel novamente na mão, gire a palma da mão para cima sem fechá-la. E observe mais uma vez o que sente e pensa ao se propor a deixá-la ir. Dessa maneira, você pode se desapegar dela sem que ela vá embora.

Quando a mão está voltada para baixo, a perda é radical e abrupta. Mas, mantendo a mão aberta, há espaço para sustentar a sua presença mesmo sem agarrá-la. É disso que se trata o luto antecipatório. Desapego com abertura.

O termo *luto antecipatório* ou *luto antecipado* foi utilizado pela primeira vez em 1944, pelo psiquiatra Erich Lindemann, a partir da observação do que acontecia com esposas de soldados que iam para a guerra. Quando eles voltavam, elas não conseguiam mais incluir o marido de volta em seu cotidiano porque já tinham elaborado a morte deles. Elas tinham aceitado a morte deles mesmo antes que ela de fato ocorresse.

Como vimos em um capítulo anterior, a função primordial da tristeza é sentir para transformar. Um processo de luto bem feito é profilático, isto é, ele previne ou diminui a chance de levarmos a tristeza de uma experiência para outra.

O processo de luto complica-se quando os lutos anteriores foram pouco elaborados. A dor da perda e os sentimentos de culpa e ressentimentos guardados intervêm no luto seguinte.

O problema não é ter falhado em algum ponto, mas, sim, em não querer corrigir o erro. O importante é nos lembrarmos que a responsabilidade frente ao ocorrido é um aprendizado, mas a culpa é descartável, pois não precisamos dela para seguirmos em frente!

Durante o luto antecipatório, nos preparamos para nos separar. Deixar algo ou alguém antes mesmo que a situação se conclua.

Assim como nos disse Gelek Rinpoche:

> O primeiro passo para sair de um problema é criar uma forte determinação de ficar livre dele. Esta determinação deve ser tomada mesmo quando ainda se está preso ao problema.[1]

Podemos namorar a separação, como um ensaio de algo que está por vir.

Em 2014, estávamos começando no Brasil um retiro de meditação com Lama Gangchen Rinpoche quando soubemos que ele teria que fazer um bate-volta para a Espanha de dois dias. Foi uma notícia inesperada para todos. Enquanto Rinpoche estava no seu quarto preparando-se para viajar, fui ao seu lado e lhe disse:

— Rinpoche, eu acompanho há tantos anos pessoas que enfrentam a morte, mas não sei me preparar para a sua. O que posso fazer?

Ele me olhou profundamente e me disse:

---

[1] Cesar, Bel. *Oráculo I – Lung Ten*: 108 predições de Lama Gangchen Rinpoche e outros mestres do budismo tibetano. Gaia, São Paulo, SP, 2003, p. 67.

— More subtle [mais sutil].

Compreendi que não podia me agarrar a ele. Como aquela notícia inesperada, ele poderia partir a qualquer momento. Desde então, procurei me relacionar com ele num nível mais sutil. Sem me preocupar tanto em estar presente em *todas* as situações em que costumávamos estar. Passei a sentir a sua presença mesmo não estando presente fisicamente. Por exemplo, antes de entrar no meu consultório, imaginava que ele entrava antes de mim. Cheguei a comentar com ele que fazia isso e ele me disse:

— It works [isso funciona].

Também passei a sonhar muito com ele. Quando faço seus mantras, sinto sua conexão viva. E busco sempre colocar seus ensinamentos em prática.

Em 2019, lhe fiz uma nova pergunta:

— Rinpoche, se você falecer antes de mim, como vai poder estar comigo quando eu morrer?

Ele tranquilamente me disse:

— Isso não é um problema, eu existindo ou não existindo, minha mente existe. Mesmo que meu corpo não esteja presente, minha mente vai estar. Quando eu estiver lá, vou estar também aqui. Isso é possível. Isso é tão bom.

No ano seguinte, em abril de 2020, Rinpoche faleceu de Covid-19. Acompanhei os seus últimos dias em casa antes de ser internado. Quando a ambulância veio buscá-lo, os enfermeiros e atendentes estavam aparentados com roupas de proteção, como astronautas, e tudo parecia irreal. Eles nos disseram que podíamos ficar com ele mais cinco minutos

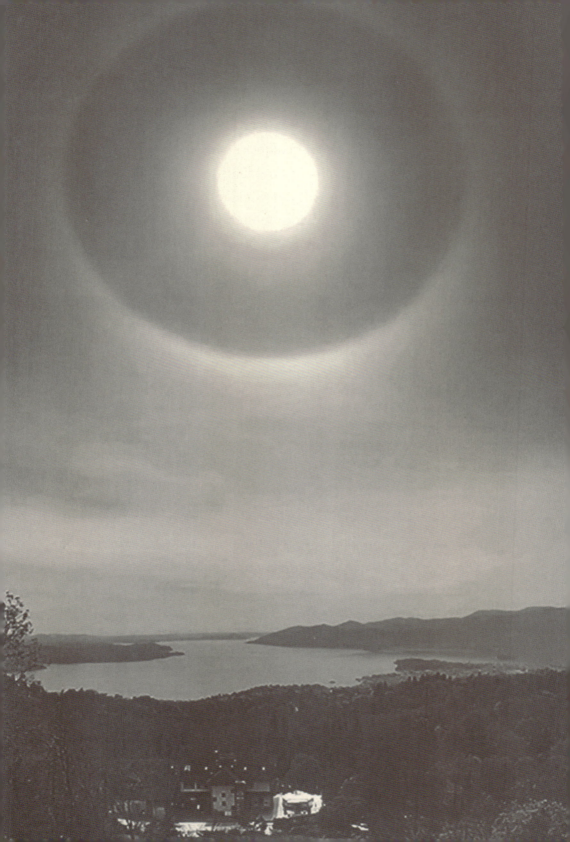

para nos despedirmos. Estávamos num grupo de poucas pessoas, entre eles, meu filho Lama Michel Rinpoche. Fizemos os mantras enquanto buscava memorizar o máximo que podia o seu olhar doce, extremamente suave. Durante esse período, cultivei um estado que denominei de "neutralidade com abertura". Todos sabíamos que era muito difícil ele se recuperar, mas a cada dia mantínhamos um estado alerta.

Rinpoche faleceu duas semanas depois. No céu surgiu uma auréola em torno do sol. Para nós budistas, esse é um sinal muito especial. É como perceber a sua energia pura manifestada na natureza. Desde então, sentir a sua presença de um modo sutil tornou-se a única opção. Mas ter treinado a me conectar com ele de um modo mais sutil me ajudou a sentir a sua presença sem separações. Continuo sonhando com ele, fazendo os seus mantras, praticando e compartilhando seus ensinamentos. Junto com meu marido, Peter Webb, nos transferimos para viver aqui, no seu Centro Albagnano Healing Meditation Centre[2], onde, desde então, Lama Michel Rinpoche tornou-se o principal guia espiritual.

Podemos nos despedir aos poucos, quer dizer, deixando de buscar o referencial da pessoa querida fora e o encontrando dentro. Passar do grosseiro para o sutil. Do contêiner para o conteúdo. Da matéria para o latente, o potencial. Nesse sentido, o luto antecipatório é um modo de nos habituarmos gradualmente com a presença sutil da pessoa. Com o tempo, aprendemos a nos apropriar da dor da perda. Cada um tem seu tempo. Essa é uma regra de ouro. Para tanto, podemos nos perguntar: "O quê, se eu soubesse, me ajudaria agora?" E, depois, deixar a resposta ressoar por um tempo.

---

[2] <https://kunpen.ngalso.org/albagnano-healing-meditation-centre/Bee> (Albagnano, Itália)

Tanto a rotina do hospital como a entrada e saída das visitas interrompem os momentos de silêncio e de privacidade necessários para conversas íntimas e profundas que ajudam o luto antecipado. Certa vez, uma paciente me disse:

> Nunca pensei que sentiria vontade de que minha mãe morresse logo. Não suporto mais vê-la sofrer. Parece que só quando ela morrer é que vou poder sentir de novo um amor sereno por ela. Sinto culpa só de pensar e falar sobre isso.

Falar, ouvir e tocar completam gestos significativos que dão um novo direcionamento diante da perda inexorável. A escuta empática é, por si mesma, curadora, pois vai além das palavras.

Ao nos abrirmos para sentir a dor, ela pode, pouco a pouco, se tornar menos ameaçadora. A cura psicológica se dá pela disponibilidade de explorar a si mesmo. Não se trata de explorar a dor intelectualmente, mas de abrir-se diante dela. Atravessá-la. Não importa o quanto sabemos sobre nós mesmos, mas, sim, como nos comportamos frente àquilo que sabemos.

O mestre budista Thich Nhat Hanh, no seu livro *Sem morrer, sem temer: sabedoria confortante para a vida*, nos deu um lindo conselho:

> Quando você perde um ente querido, você sofre. Mas se souber contemplar profundamente, terá a oportunidade de perceber que a natureza daquela pessoa é realmente uma natureza sem nascimento e sem morte. Existe a manifestação e existe a cessação de uma manifestação, para que outra manifestação aconteça. Você tem que estar muito interessado e muito alerta para reconhecer as novas manifestações de uma pessoa. Mas, empenhando-se na prática, você consegue fazer isso. Então, pegue a mão de alguém que conhece a prática, e caminhem juntos em meditação. Preste atenção a todas as folhas, flores, pássaros

e gotas de orvalho. Se puder parar e olhar em profundidade, você será capaz de reconhecer a pessoa amada se manifestando muitas e muitas vezes nas mais variadas formas. Você irá novamente conter em si a alegria de viver.[3]

Quando perdemos inesperadamente uma pessoa querida por motivos de violência – como assassinatos durante assaltos, guerras ou graves desastres naturais – podemos perder a confiança na vida. Quanto mais inesperada e violenta tiver sido a morte, mais tempo levaremos para curá-la. Vamos precisar testemunhar inúmeras experiências baseadas em atitudes compassivas para nos reconectarmos com uma força contrária àquela vivida. Muitas pessoas após perdas dramáticas dedicam-se a ajudar outras pessoas em situações semelhantes.

Com frequência sentimos a dor daquilo que não foi vivido, ou seja, do quanto ainda gostaríamos de fazer junto àquela pessoa que faleceu. A sensação de algo, de uma promessa de felicidade que nos foi tirada fica como uma ferida aberta, difícil de ser tratada.

Certa vez, Lama Gangchen Rinpoche me disse:

> Mesmo que você tivesse todo o dinheiro do mundo para comprar um supermercado inteiro, não poderia nesta mesma vida usufruir de cada coisa com prazer. Não teria tempo.

Talvez esse tenha sido um dos seus ensinamentos que mais me impactaram. Mesmo que tenhamos as melhores condições para usufruir da companhia daqueles que amamos, temos que aceitar os limites do tempo da vida humana.

---

[3] Hanh, Thich Nhat. *Sem morrer, sem temer*: sabedoria confortante para a vida. Vozes, Petrópolis, RJ, 2020, eBook Kindle, posição 135.

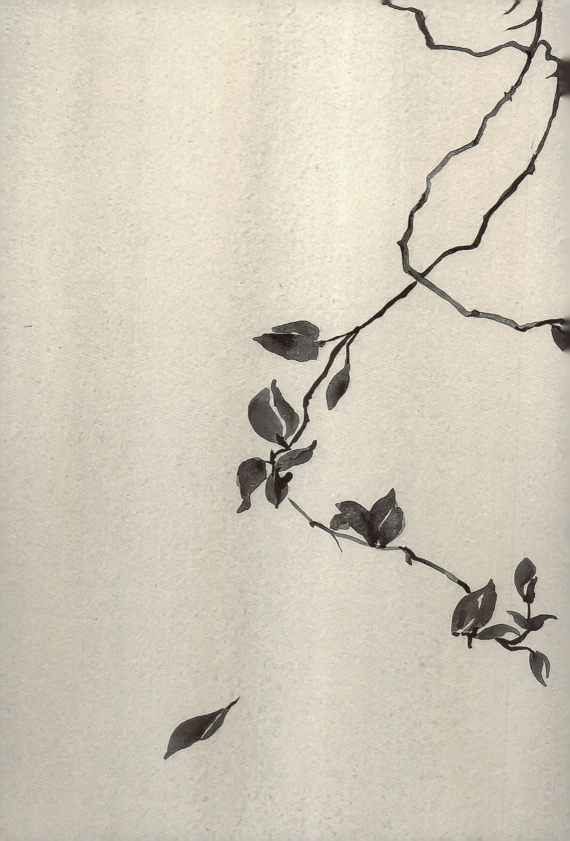

Capítulo 73

O processo do luto

O luto nunca terminará se nunca começar.[1]

Christine Longaker

O luto é um processo desencadeado por uma perda, não necessariamente por uma morte. Ele é complexo. Requer atenção não apenas à dor emocional, como também às necessidades físicas, espirituais e socioculturais. Mas, acima de tudo, é um processo individual: cada um tem o seu modo de lidar com os desafios da vida. Emergimos do luto quando nos sentimos capazes de, mais uma vez, escolher a vida.

Metaforicamente, comparo o processo do luto à frustração de um sonho que não pudemos realizar. Imagine que sempre quis ir ver as pirâmides do Egito. Por anos seguidos, estudou tudo o que podia sobre elas. Finalmente chega o momento de viajar para lá. Mas acontece a pandemia de Covid-19 e todos os países fecham suas fronteiras. Não é uma questão pessoal, é uma realidade para todos. O que fazer diante da dor da frustração de não poder viver algo que tínhamos nos programado? Uma parte da energia acumulada para essa viagem poderá ser direcionada para outros fins. Por exemplo, podemos dedicar a energia acumulada à nossa paixão pelas pirâmides, compartilhando nosso interesse e conhecimento com outras pessoas. Mas a outra parte dessa energia precisará ser simplesmente consumida. Sentida e ressentida.

---

[1] Longaker, Christine. *Esperança diante da morte*: preparando espiritualmente a partida. Rocco, Rio de Janeiro, RJ, 1998, p. 250.

Esse é o ponto que diferencia o tempo do processo de luto de uma pessoa para outra.

Conhecer o que nos dá e o que nos tira a força é primordial. A dor que nos tira a força é aquela baseada no excesso de interpretações, dúvidas e suposições. Se cairmos em pensamentos obsessivos sobre o que poderíamos ter dito ou feito não iremos curar a nossa dor.

A psicoterapeuta americana Alexandra Kennedy[2] nos fala:

> O luto deixa-nos de joelhos. É humilhante perceber que o luto é muito mais poderoso do que nós. Percebemos como somos frágeis, como a vida é preciosa, como as nossas vidas podem mudar num instante. Nunca voltaremos à vida que conhecíamos antes da perda de um ente querido. Nunca mais seremos os mesmos.[3]

A esse ponto gostaria de ressaltar que o luto por perder um animal de estimação pode ser tão ou mais devastador do que o luto provocado pela morte de um amigo ou familiar. Isso acontece porque a qualidade de vínculo baseada em amor incondicional e dedicação diária é tão profunda quanto a que os pais nutrem pelos seus filhos.

"Quanta dor estamos dispostos a sentir?" Essa é uma pergunta que temos que nos fazer quase diariamente quando vivemos um luto. Não há como negar a dor, mas podemos lidar com ela por doses. Podemos nos abrir para grandes dores, começando por aceitar as menores.

---

[2] Autora do livro *Losing a parent* (*Perdendo os pais*) e membro do corpo docente da Extensão Santa Cruz, da Universidade da Califórnia, trabalhou na faculdade do Instituto de Psicologia Transpessoal, onde ofereceu um curso anual de pós-graduação sobre morte e luto.

[3] Kennedy, Alexandra. *Honoring grief*: creating a space to let yourself heal (*Honrar o luto*: criar um espaço para se deixar curar). New Harbinger Publications, Oakland, California, USA, 2014, eBook Kindle, posição 23. Tradução livre.

A função da tristeza é de nos levar ao desprendimento. Stephen Levine nos ajuda a reconhecer que a própria dor pede para ser curada:

> Às vezes, quando somos levados pela corrente para o grande reservatório de sofrimento com o nosso barco furado, temos que ceder a essa dor paralisante para chegar à margem para que essa dor seja um objeto de cura, e não uma resistência enervante. Sentindo que nosso coração literalmente ferido tem a necessidade de se libertar, começamos a intuir o que aconteceria se nos voltássemos para nós mesmos não com o medo e o terror com que normalmente enfrentamos a dor, mas com compaixão.[4]

Cada novo luto traz consigo sofrimentos mais antigos, ao qual evitamos encarar. O luto dá voltas, não ataca de frente. Nunca sabemos quando irá ocorrer um novo gatilho. Assim como elucida Stephen Levine, poeta e professor de técnicas de meditação e cura, que trabalhou extensivamente nos anos 1970 com Elisabeth Kübler-Ross junto a pacientes terminais:

> A recorrência de perdas cria um verdadeiro reservatório de dor. É o lugar onde está depositado tudo o que perdemos na vida, tudo o que morreu apesar do nosso amor, tudo o que sempre esperamos ser, todas as decepções e desesperos enterrados ao longo da vida. Esses lugares escavados em nós pela perda, essas áreas abandonadas, desgastadas e corroídas por um sentimento crescente de desamparo e apatia, começam a se encher de dor. A dor inaudível é um enrijecimento da barriga, uma pedra cravada na garganta pela deglutição contínua de bocados amargos, uma pedra que fecha a entrada do coração para impedir nossa ressurreição. É uma grande ferida infligida à esperança.[5]

---

[4] Levine, Stephen. *Il dolore inascoltato*: elaborazione del lutto e percorsi per la rinascita del cuore. (*A dor não ouvida*: luto e caminhos para o renascimento do coração). Sensibili alle Foglie Cooperativa, Roma, Itália, 2006, p. 30. Tradução livre.

[5] Ibidem.

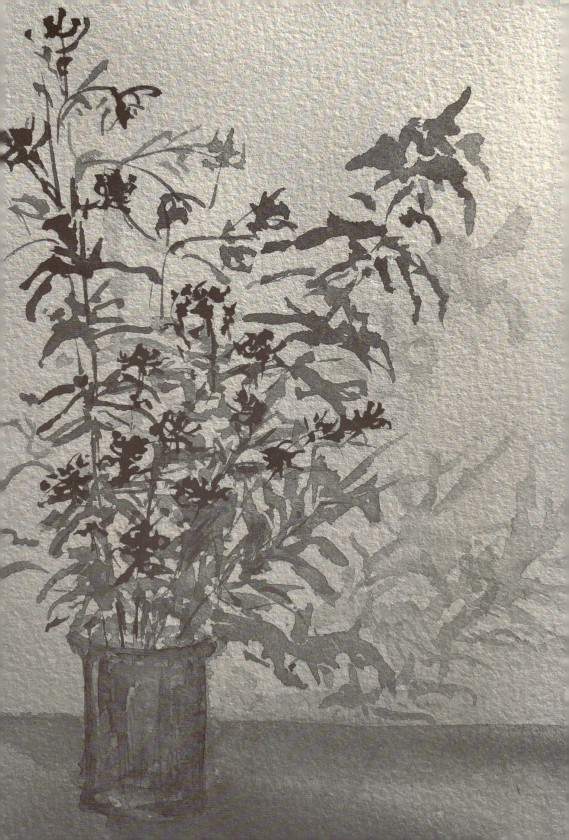

Capítulo 74

Os seis estágios diante
da morte e do luto, segundo
Elisabeth Kübler-Ross

Em 1969, Elisabeth Kübler-Ross[1] identificou os cinco estágios da morte em seu livro inovador, *Sobre a morte e o morrer* (*On death and dying*[2]). Nessa obra, ela identificou cinco fases que antecedem a morte e criou métodos para médicos, enfermeiros e familiares acompanharem e ajudarem um paciente em estado terminal. Ela não pretendia criar um modelo rígido para os estágios do processo do morrer, mas simplesmente dar voz a pacientes que tinham doenças graves, a fim de que pudessem ser reconhecidos diante de suas necessidades emocionais. Os cinco estágios nunca tiveram, portanto, a intenção de servirem de modelos a serem seguidos como os mais corretos. No entanto, erroneamente, muitas vezes são citados como um processo normativo.

A psicóloga brasileira Maria Helena Pereira Franco[3], em seu livro *O luto no século 21: uma compreensão abrangente do fenômeno*, comenta que:

---

[1] Elisabeth Kübler-Ross foi uma psiquiatra que nasceu na Suíça, autora do livro *On death and dying*, no qual apresenta o conhecido Modelo de Kübler-Ross. Após uma série de derrames cerebrais, Elizabeth faleceu aos 78 anos, em Scottsdale, no Arizona, nos Estados Unidos. Ela foi pioneira no tratamento de pacientes em estado terminal nos Estados Unidos e em diversos países do mundo. Ela deu o impulso para a criação dos *hospices*, as casas dedicadas a cuidar de pacientes em estágio terminal.

[2] Kübler-Ross, Elisabeth. *Sobre a morte e o morrer*. Martins Fontes, Rio de Janeiro, RJ, 1985.

[3] Psicóloga, mestre e doutora em psicologia clínica pela Pontifícia Universidade Católica de São Paulo (PUC-SP), com pós-doutorado na London School of Hygiene and Tropical Medicine (Universidade de Londres) e na University College London, na Inglaterra.

O problema dessa referência às fases é que elas constroem uma expectativa a respeito do que seria um processo normal de luto, um comportamento adequado para vivê-lo, o qual as pessoas se veem quase forçadas a cumprir, o que torna a trajetória ainda mais difícil. A experiência clínica mostra que o cenário é diferente. A pessoa em luto que procura a psicoterapia chega ansiosa com sua dor e a necessidade de uma resposta que organize essa experiência caótica e, muitas vezes, vivida com bastante sofrimento. Ouvir do profissional que o caminho está escrito e, portanto, previsto pode aquietar sua angústia inicial, porém a sequência dos dias prova que ele parece ter desvios, atalhos, becos sem saída, vales e montanhas, que precisarão ser percorridos no passo individual e no ritmo que o processo permitir.[4]

De fato, como psicoterapeuta também não me baseio nessas fases, mas conhecê-las é um modo de falar sobre esses sentimentos que frequentemente surgem, mesmo sem seguir as etapas propostas por Elisabeth Kübler-Ross.

Em 2005, um ano após a morte de David Kessler, foi publicado seu livro *On grief and grieving* (*O luto e o pesar*), no qual Elisabeth teria lhe pedido para ajudá-la a adaptar essas fases também para aqueles que estão de luto. Em 2019, David Kessler adicionou uma 6ª fase a esse processo: dar um significado, um sentido à dor. Kessler ressalta que essas fases não são um método para colocar emoções confusas em pacotes arrumados. Elas não prescrevem, elas descrevem. E elas descrevem apenas um processo geral. Cada pessoa sofre de uma maneira única.

Os seis estágios diante da morte e diante do luto são:

I. Negação e isolamento: choque e descrença de que a perda ocorreu.

---

[4] Franco, Maria Helena Pereira. *O luto no século 21*: uma compreensão abrangente do fenômeno. Summus Editorial, São Paulo, SP, 2021.

II. Raiva: alguém que amamos não está mais aqui.

III. Barganha: todos os "e se" e arrependimentos.

IV. Depressão: tristeza pela perda.

V. Aceitação: reconhecer a realidade da perda.

VI. Significado: transformar a dor em aprendizado.

Primeiro estágio: negação e isolamento

A negação e o isolamento são mecanismos de defesa temporários do ego contra a dor psíquica diante da morte. A intensidade e duração desses mecanismos de defesa dependem de como a própria pessoa que sofre e as outras pessoas ao seu redor são capazes de lidar com essa dor. Em geral, a negação e o isolamento não persistem por muito tempo.

Segundo estágio: raiva

Nessa fase, a dor psíquica do enfrentamento da morte se manifesta por atitudes agressivas e de revolta – "Por que comigo?" A revolta pode assumir proporções quase paranoides – "Com tanta gente ruim pra morrer, por que eu? Eu que sempre fiz o bem, sempre trabalhei e fui honesto…" Transformar a dor psíquica em agressão é, mais ou menos, o que acontece com crianças com depressão. É importante, nesse estágio, haver compreensão dos demais sobre a angústia transformada em raiva na pessoa que sente interrompidas suas atividades de vida pela doença ou pela morte.

"Não expressar a raiva não é problema. O que deixa alguém doente é o desejo intenso de expressá-la. É o apego a esse desejo que se deve soltar."[5]

Quando perdemos algo que amamos, ao qual somos apegados, surge a raiva. Quanto mais vulneráveis nos sentimos, mais raiva teremos.

A raiva é uma emoção natural que surge quando somos feridos, atacados ou quando estamos diante de uma situação ameaçadora. Ela aparece com a finalidade de colocarmos limites e de nos desvencilharmos do que nos faz sofrer.

Podemos ter raiva e não querer necessariamente prejudicar a pessoa. Se cuidarmos da dor, seja física ou emocional, a raiva irá se manifestar como irritação. Mas, se não pudermos nos desvencilhar do que nos machuca e nem sentir e expressar o que estamos sentindo, ela irá tornar-se pura agressividade.

A série britânica *After life*[6] (*Após uma vida*), exemplifica bem a raiva que surge durante o processo de luto. Nessa série, Tony, um jornalista que trabalha no jornal local da cidade fictícia de Tambury, vive o luto da perda de sua esposa. Inicialmente pensou em cometer suicídio, mas não tendo se sentido capaz, resolveu que poderia fazer e falar o que quisesse, pois não estava mais interessado na vida. Dessa maneira, passou a se sentir poderoso, até perceber que nem todos merecem o seu sarcasmo e tristeza. Afinal, reconhece que sua natureza é ser generoso e estar de bem com a vida.

---

[5] Cesar, Bel. *Oráculo I – Lung Ten*: 108 predições de Lama Gangchen Rinpoche e outros mestres do budismo tibetano. Gaia, São Paulo, SP, 2003, p. 85.

[6] *After life* criada, produzida, dirigida e estrelada por Ricky Gervais (*The Office* UK), estreou em março de 2019 – original Netflix.

Quanto reconhecemos a energia da raiva, podemos separá-la do seu conteúdo. Por exemplo, posso entender que me encontro numa situação difícil diante do luto sem precisar deixar que isso me desmoralize.

Conhecer a dinâmica da raiva também é interessante. Ela começa quando somos feridos, atacados diante de uma frustração, uma expectativa não satisfeita. A questão da raiva é que ela pode ser intensa demais para propósitos menores. Isso ocorre quando estamos de luto e tudo nos perturba: gente, barulho, trânsito etc.

Quando sua energia diminuir, conseguiremos conhecer seu conteúdo e escolher como queremos agir. Um modo eficaz de lidar com a raiva é ir soltando sua energia aos poucos. Podemos nos propor a somente sentir a sua energia, independentemente do que lhe causou. Você pode se perguntar: "Como sei que estou com raiva? O que está acontecendo no meu corpo? Está mais ativado? Estou respirando curto? Sinto força nos meus braços e pernas? Minhas pupilas estão dilatadas?"

Creio que é melhor nos propormos a descarregar a raiva devagar em vez de controlá-la tentando inibi-la. Nem sempre conseguimos direcionar a nossa raiva por meio da racionalidade. Se o seu impulso está forte demais, não estaremos aptos a nos acalmarmos via pensamentos. Se com nossos pensamentos justificarmos nossa raiva, ela vai aumentar ainda mais. Vamos ter que primeiro descarregar essa energia excessiva do corpo. Com menos intensidade, iremos pensar melhor.

Esvaziar a raiva quer dizer consumi-la de um modo direcionado. Vamos conhecer nos capítulos seguintes vários exercícios de autorregulação, mas se você estiver com muita raiva, expresse-a segurando uma toalha com força e irá notar que depois o seu próprio corpo vai se liberar desse esforço. Aperte a toalha com força e solte em movimentos de câmera lenta. Assim terá a chance de respirar, de gemer, deixar que a mandíbula se solte aos poucos. Depois rastreie o seu corpo e note se encontra algum lugar onde está menos tenso e leve sua atenção para lá. Esses pequenos exercícios nos ajudam a nos autossustentar diante do mal-estar. Sentir raiva é exaustivo.

Lama Gangchen Rinpoche nos falou algo muito interessante: "Não olhe para o lado da sombra, mas para a realidade. Uma mente cientista analisa a realidade e não gera dúvidas." Olhar para a sombra nos leva a ter uma visão imediata, o que produz um efeito limitador sobre nossos recursos. Ao passo que olhar para a realidade significa cultivar um pensamento analítico capaz de reconhecer os vários pontos envolvidos numa determinada situação: suas causas, suas condições e seus efeitos.

A dor de uma perda pode persistir como pano de fundo da nossa vida, mas isso não quer dizer que não teremos mais momentos de alegria e prazer. Eles irão surgir sob outros tons e cores.

Se estivermos diante de uma pessoa com raiva, podemos ainda assim nos proteger. Cada um tem o seu modo de dar a seguinte mensagem: "Já está ruim, quero sair dessa para uma melhor. Se conversarmos agora vai ser pior. Você não está no seu senso, quando estiver bem podemos conversar." E caia fora!

Quando estou com raiva, digo para mim mesma: "Não me dou alta para fazer ou dizer qualquer coisa agora". Nem sempre consigo. Mas é melhor sair andando e cansar o corpo do que seguir a mente quando ela estiver ativa demais. Dar socos em almofadas pode resolver momentaneamente, mas não transforma a raiva em mensagem. Precisamos ouvir o que ela tem para nos dizer.

Aprendemos a suportar, ou não, a raiva quando éramos crianças. Se tivemos adultos que souberam permanecer ao nosso lado durante nossos ataques de raiva, eles nos ensinaram a nos sentir dignos de nossa dor. Mas, em geral, a raiva incomoda tanto quem a sente como quem está por perto. Se quando crianças fomos afastados do contato afetivo nos momentos de raiva, aprendemos que sentir raiva é algo inadequado, feio e, portanto, desmerecedor de afeto. Dessa forma, não aprendemos a acolher e muito menos a expressar a raiva de modo a ouvir o que ela tem para nos dizer.

Precisamos encontrar pessoas que sabem suportar a intensidade da nossa expressão sem nos interromper ou tentar nos acalmar.

Certa vez perguntei a Lama Gangchen Rinpoche:

— Como lidar com uma pessoa agressiva?

Ele me respondeu:

— Quando alguém for agressivo com você, continue normal... Dentro de você tudo deve continuar normal. Uma pessoa com raiva é como uma pessoa bêbada.[7]

A raiva precisa ser expressa e acolhida assim como a tristeza. Na medida em que abrimos espaço para as emoções desagradáveis, elas começam a se modificar. Um modo que encontro muito eficaz é escrever uma carta para a raiva:

"Oi, raiva, hoje você está viva em mim. Gostaria de pedir a tua ajuda para saber o que está acontecendo, pois você insiste em querer me

---

[7] Cesar, Bel. *Oráculo I – Lung Ten*: 108 predições de Lama Gangchen Rinpoche e outros mestres do budismo tibetano. Gaia, São Paulo, SP, 2003, p. 82.

dizer alguma coisa que não estou conseguindo entender... Você me diz que... o que quer que eu faça com isso?"

Escrever as várias situações em que fomos feridos nos ajuda a encarar as emoções com mais distância. O tempo da escrita é mais lento do que o da raiva. Ao escrever, naturalmente diminuímos a intensidade emocional da raiva sem deixar de fazer contato com ela.

O interessante é que ao escrever para a raiva não estamos nos focando na pessoa que nos feriu, mas na dor em si mesma.

Se nos encontrarmos paralisados pela raiva é porque ainda não nos vemos como uma possibilidade de mudança. Ainda queremos que o outro mude para nós nos sentirmos bem, que ele seja um espelho de nossas ideias. Nesse momento vale a pena lembrar a frase de Marcia Mattos: "Quando os outros nos tratam mal, ainda assim podemos nos tratar bem".

Saber se perguntar: "O que poderia me trazer alívio agora?" A resposta, inicialmente, está sempre no corpo. Algumas vezes, tomar um banho nos ajuda a ter um certo alívio. Nada como um belo copo de água gelada para apagar o calor da raiva.

Quando a raiva gruda em forma de pensamentos obsessivos, fazer algo que não nos exige esforço mental ajuda a mente a fluir e mudar o foco da concentração – cozinhar, varrer a casa, fazer tricô, cuidar do jardim.

Lama Michel Rinpoche nos explica:

> Diante de uma situação de grande sofrimento, há duas possibilidades: resistir ou enfrentar. Fugir pouco adianta, porque mais cedo ou mais tarde nos reencontraremos com a mesma situação de uma outra forma. A saída é enfrentá-la, conseguir estar diante dela com uma nova atitude interior. Em outras palavras, não vivê-la mais como conflito. Não é

fácil, porém é mais difícil permanecer no conflito. A energia oposta à raiva é a aceitação. O que quer dizer aceitar? Aceitar é buscar uma solução em vez de ficar preso ao problema, reconhecer nossos recursos e limites para exercer a liberdade que temos diante de uma situação ruim. Por exemplo, estamos no meio da rua e um carro nos atropela. Em vez de reclamar, perguntar como isso pôde acontecer, é melhor aceitarmos ajuda!

No processo do luto, o tempo da aceitação é relativo. Podemos achar que aceitamos uma perda e ainda sermos atravessados por momentos de raiva e questionamento. Faz parte do processo avançar e retroceder. É um modo de fazer ajustes mais finos. A cura começa quando surge em nós uma voz interna que diz algo que nos leva a encarar o fato sob um novo olhar.

Isto me fez lembrar quando Lama Gangchen Rinpoche nos transmitiu ensinamentos sobre a divindade irada Vajrayogini – uma representação da mente iluminada na meditação do "Tantra Ioga Superior", com a qual podemos desenvolver a energia da nossa mente sutil, para integrá-la e harmonizá-la com nossa mente grosseira.

Vajrayogini segura na sua mão esquerda uma calota craniana e na mão direita uma faca curva. A faca curva serve como o método de arma que corta a negatividade, e a taça de crânio é o vaso de sabedoria que mantém a mente clara.

Rinpoche ergueu o braço esquerdo para o alto segurando uma tigela e nos disse:

> Devemos fazer como Vajrayogini, deixar a nossa mente limpa, num espaço fora de nossos problemas mentais, pois quando reconhecemos o espaço aberto de nossa mente como algo precioso, queremos preservá-lo acima de tudo.

Dessa maneira, começamos a compreender que é possível nos separarmos da raiva.

Lama Gangchen Rinpoche nos alertava que seguir "sons sem sentido" é muito perigoso, porque nos faz desperdiçar nossa preciosa energia vital. Se quisermos sentir a leveza de uma mente saudável, teremos que nos livrar do peso extra das preocupações, dúvidas e angústias. Para tanto, precisamos nos deixar tocar pela força da energia positiva sutil, pois ela age como um bálsamo curativo sobre nossa mente cansada.

Terceiro estágio: barganha

Aprendemos a barganhar quando éramos crianças: se eu me comportar bem vou poder ter ou fazer alguma coisa que quero muito. Barganhamos com nossos pais, professores, amigos, nos negócios, com Deus e com nós mesmos. Cabe ressaltar que a maioria dessas barganhas é feita em segredo.

Diante da morte, barganhamos com o futuro: "Se eu sobreviver por mais tempo vou fazer as pazes com quem não estou bem, doar meus bens e tornar-me uma pessoa melhor".

Durante o luto, barganhamos com o passado: o que poderia ter feito de diferente para evitar essa perda.

Barganhar são promessas feitas para o destino, carregadas de esperanças. Elas podem até gerar um certo alívio momentâneo, mas, se não são coerentes com a realidade, causam mais frustração e desespero. Enquanto estivermos convencidos de que somente se *isso* ou *aquilo* ocorresse nos sentiríamos melhor, estaremos presos numa esperança ilógica de que a realidade eminente poderia ser anulada.

Quarto estágio: depressão

A depressão aparece quando o paciente toma consciência de sua debilidade física, quando já não consegue negar suas condições de doente, quando as perspectivas da morte são claramente sentidas. Evidentemente, esse estágio trata-se de uma atitude evolutiva, já que não adiantou negar, agredir e se revoltar nem barganhar.

Surge, então, um sentimento de grande perda. É o sofrimento e a dor psíquica de quem percebe a realidade nua e crua, como ela é realmente. É a consciência plena de que nascemos e morremos sozinhos. Aqui a depressão assume um quadro clínico mais típico e característico – desânimo, desinteresse, apatia, tristeza e choro.

Quinto estágio: aceitação

Nesse estágio, já não experimentamos o desespero nem negamos a realidade. Esse é um momento de repouso e serenidade antes de morrer. Assim como certa vez nos disse Lama Michel Rinpoche: "Às vezes temos que lembrar que o mais importante é aquilo que já sabemos".[8]

É claro que interessa à psiquiatria e à medicina melhorar a qualidade da morte (como sempre tentou fazer em relação à qualidade da vida), que o paciente alcance esse estágio de aceitação em paz, com dignidade e bem-estar emocional. Assim ocorrendo, o processo até a morte pode ser experimentado em clima de tranquilidade por parte do paciente e, pelo lado dos que ficam, de conforto, compreensão e colaboração para com o paciente.

---

[8] Anotações de 29 de maio de 2013.

Sexto estágio: significado

> Neste sexto estágio, reconhecemos que, embora para a maioria de nós o sofrimento diminua de intensidade com o tempo, ele nunca terminará. Mas se nos permitirmos avançar totalmente para este crucial e profundo sexto estágio – significado –, isso nos permitirá transformar a dor em outra coisa, algo rico e gratificante. Através do significado, podemos encontrar mais do que dor.[9]

Gilberto Safra esclarece que o ser humano é ontologicamente pergunta, um ser metafísico que sempre busca um sentido das coisas. Quer dizer, o homem busca o que está para além da física. Está sempre em busca de um sentido de algo que parece inacessível, que não pode ser compreendido.[10]

Se durante o processo do luto nos encontramos desorientados e perdidos, diante de uma experiência que nada mais faz sentido, será o significado que daremos ao nosso sentir que nos irá ajudar a recuperar um novo senso de direção. Não basta um significado mental, racional, é preciso que ele seja suficientemente verdadeiro, autêntico, sincronizado com nossos anseios a ponto de nos dar um sentido: uma direção.

O modo como cada pessoa encontra um sentido para o seu luto é sempre único. Não existem receitas prontas para tanto. Quando começamos a fazer novos planos é um sinal de que estamos saindo do luto.

Lembro-me de quando conheci Lama Gangchen Rinpoche e vim passar uns dias com ele na Itália. Rinpoche já havia me incumbido da missão de abrir o seu primeiro centro budista no Ocidente, em São Paulo.

---

[9] Kessler, David. *Finding meaning*: the sixth stage of grief. Scribner, New York, USA, 2019, p. 2. Tradução livre.

[10] Safra, Gilberto. *Uma clínica para além do psíquico*: da realidade ao real. Instituto Sobornost. Curso completo administrado em 2007.

Tinha a sensação de ter uma vida inteira pela frente para conquistar. Estava feliz e entusiasmada. Uma tarde, Rinpoche me viu deitada na cama lendo um gibi. Era o modo mais simples para começar a aprender italiano. Rinpoche sentou ao meu lado e me disse:

> Tem coisas que, quando você faz, terminam em si mesmas, mas há coisas que são como plantar sementes de um futuro. Procure todos os dias plantar pelo menos uma semente-futuro.

Compreendi a mensagem e organizei uma viagem para visitar um centro budista na Suíça.

Algumas pessoas, quando decidem levar adiante os projetos da pessoa falecida encontram um sentido para estar de volta ao mundo. Se durante o luto nos sentimos desconectados do mundo, agora resolvemos participar dele novamente. Voltamos a nos sentir confortáveis no tempo presente na medida em que temos uma memória do passado e uma perspectiva do futuro. É sabendo quem fomos um dia e quem esperamos ser no futuro que desabrocha uma experiência subjetiva confortável de ser quem somos.

Outras pessoas encontram um sentido em sua dor compartilhando-a com outras pessoas que estão passando por uma experiência similar. Quando encontramos alguém capaz de estar em sintonia com o que se passa em nosso interior tão ferido e sensível, nos sentimos um pouco menos solitários. É como uma mão do futuro que nos puxa para seguirmos em frente novamente.

Importante é lembrar que cada um tem que encontrar um sentido por si mesmo, pois tentar se encaixar em projetos apenas para se dar uma força será apenas um primeiro empurrão, mas não será a sua cura.

Lama Gangchen Rinpoche sempre nos lembrava da importância de não lutarmos contra o sofrimento, mas, sim, de nos aproximarmos dele, com curiosidade e empatia. Não estamos condenados a sofrer para sempre. Mas para deixar de sofrer não podemos fugir do sofrimento, temos que encarar suas causas e condições assim como acreditar em nosso potencial de transformação contínua. Ao lidar com o sofrimento de uma forma positiva, podemos fazer algumas mudanças positivas.

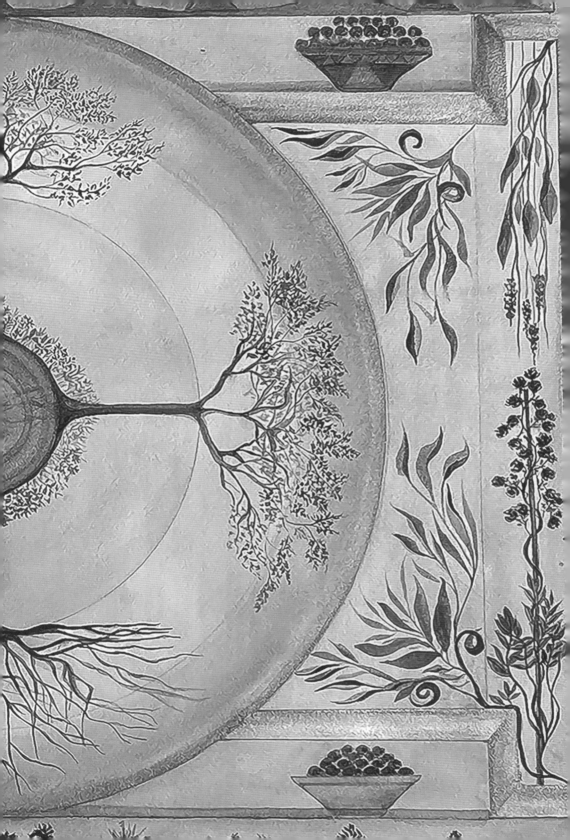

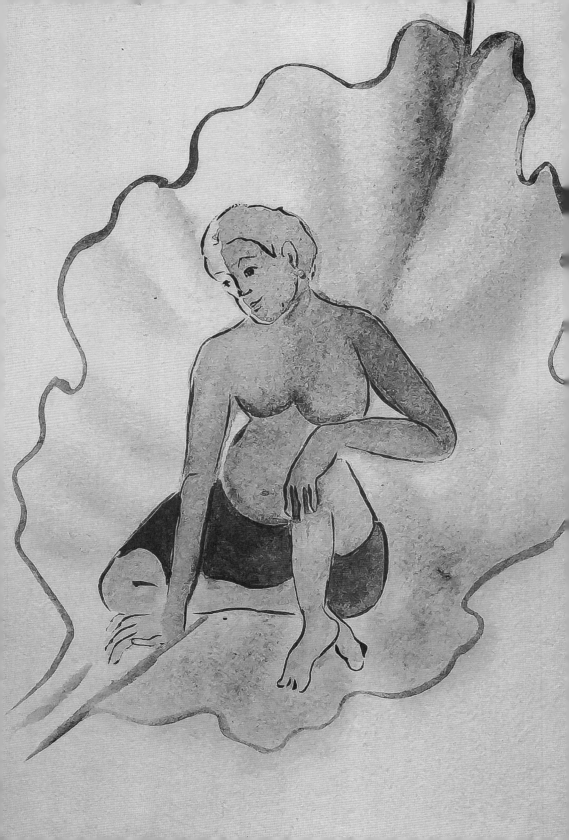

Capítulo 75

As quatros fases do luto, propostas por John Bowlby[1]

Quem teve tempo e dedicação emocional para o luto antecipatório lida muito melhor com o luto pós-morte. Mas, se o falecimento da pessoa amada se deu de modo abrupto, a dor pode ser intensa demais. Todo processo de luto é individual e, portanto, imprevisível em relação ao seu tempo e processo. Mas, ainda assim, é interessante conhecer as quatro fases do luto propostas pelo psicólogo, psiquiatra e psicanalista britânico John Bowlby (1907-1990). São elas as seguintes.

Primeira fase: desorientação, torpor, negação e isolamento

Momento de grande confusão. Ficamos tão perdidos com a dor que nem sabemos o que sentir ou fazer. É comum nos fecharmos para a dor como uma forma de proteção. Entramos num estado negacionista nos ocupando de coisas práticas ou com o trabalho. Muitas pessoas ficam presas nessa fase, dedicando-se às suas atividades como se nada de diferente tivesse ocorrido. Outras pessoas se isolam de tudo que seja relativo à pessoa que morreu: lugares, amigos, fotografias etc.

---

[1] John Bowlby (1907-1990) foi notável por seu interesse no desenvolvimento infantil e por seu trabalho pioneiro na teoria do apego, na qual explica como ocorre – e quais as implicações para a vida adulta – os fortes vínculos afetivos entre o bebê humano e o seu provedor.

Segunda fase: anseio e busca da figura perdida

Abrimo-nos para saber mais sobre a vida de quem faleceu, seja conversando com pessoas que também o conheciam, seja visitando lugares que se tornaram referência para ambos.

Terceira fase: dor profunda e desespero

Nos sentimos extremamente cansados e desanimados. Esse é o momento em que a dor torna-se só nossa, por isso, em geral, é o momento em que buscamos por uma ajuda terapêutica. Alguém com quem possamos sentir o não sentido, reconhecer o não percebido e, acima de tudo, encontrar um lugar seguro para expressar nossa dor sem julgamentos.

Quarta fase: reorganização e reelaboração

Quando a vida já está reorganizada, há espaço interno e externo para novos projetos.

As dores não sentidas, não reconhecidas e não resolvidas irão, de alguma forma, se expressar. Seja por meio da ansiedade, de ataques de pânico, da depressão ou de doenças psicossomáticas. Por isso, não podemos abrir mão da sua expressão. Cada um a seu modo, naturalmente.

O site "Vamos falar sobre o luto?"[2] foi criado em 2014 por sete amigas da área de comunicação que vivenciaram o luto e um dia se perguntaram: "Será que podemos fazer alguma coisa pelos amigos e desconhecidos que ainda passarão por isso?" Desde então, o site é ativo, é um espaço para compartilhar a sua história. Vale a pena visitá-lo.

---

[2] <vamosfalarsobreoluto.com.br>

A psicoterapeuta americana Alexandra Kennedy nos inspira a montar um local dedicado à pessoa que faleceu onde podemos nos isolar das atividades diárias e nos dedicar inteiramente ao nosso luto.

> Por que é que o santuário é tão eficaz? O que é que o torna tão transformador? Crie um espaço seguro, isolado e contido. Este recipiente retém e constrói a energia necessária para a transformação e cura na psique. O seu tempo é limitado. Muitas pessoas estão dispostas a abraçar estados desconfortáveis (como o luto) quando existe um limite de tempo claro. Isto permite-nos ir suficientemente fundo para curar. [...] Quando sair do santuário, deixe de se concentrar no luto. Faça uma transição clara. Muitas pessoas agarram-se ao seu pesar. É importante lamentar-se plenamente no santuário, mas deixá-lo ir quando chegar a altura de se envolver na sua vida cotidiana. Para ajudar com a transição, faça algo que lhe seja nutritivo – tome uma xícara de chá, chame um amigo, vá dar um passeio.[3]

Algumas pessoas escolhem fazer uma peregrinação a um lugar sagrado como forma de dedicarem-se inteiramente ao luto. Visitam santuários, igrejas e templos, fazem longas caminhadas, como o Caminho de Santiago de Compostela com mais de 800 quilômetros de extensão.

Uma peregrinação envolve um esforço direcionado a um propósito de cura e bênçãos. No budismo, bênçãos quer dizer "abrir-nos para uma transformação da mente". Nos abrimos para transformar nossas mentes e receber a energia sutil e pura dos lugares imantados por sua história, significado e por todos aqueles que o visitam.

Lama Michel Rinpoche nos explica que existem diferentes formas de bênçãos:

---

[3] Kennedy, Alexandra. *Honoring grief*: creating a space to let yourself heal (*Honrar o luto*: criar um espaço para se deixar curar). New Harbinger Publications, Oakland, California, USA, 2014, eBook Kindle, posição 30. Tradução livre.

Um ser pode abençoar o outro ser ou abençoar um local, assim como um local pode abençoar um ser. Talvez a maioria de vocês conheça o trabalho do cientista japonês, Massaro Emoto[4]. Ele ilustrou de forma moderna o que é uma benção em sua experiência com cristais de água congelada. Ao fotografar os cristais antes e depois da água ter sido exposta às vibrações de pensamentos, sentimentos, palavras e músicas, ele registrou em imagens a reação da água a esses estímulos. O resultado foi incrível! As amostras, que inicialmente eram amorosas e acinzentadas, ao receberem a vibração de palavras como "amor", "gratidão" e "obrigada" se transformaram em estruturas hexagonais brilhantes, semelhantes aos diamantes. No entanto, as que foram expostas a pensamentos negativos, como "te odeio", formaram padrões assimétricos e disformes, de cores sem vida. Na realidade, o que essa experiência mostra? Ela revela que a matéria recebe as intenções de uma pessoa. Se a pessoa tem amor, a matéria reage ao amor. Se a pessoa tem raiva, a matéria reage à raiva. Ou seja, nos mostra como pensamentos e sentimentos afetam a realidade física. As bênçãos ocorrem de modo semelhante. Por meio da energia presente nos pensamentos, palavras e locais, é possível um ser abençoar outro ser, um ser abençoar um local, assim como um local abençoar um ser. Em geral, todo local fica impregnado pela energia daqueles que o frequentam. Normalmente, podemos constatar isso quando vamos à casa de uma pessoa e percebemos o quanto ela reflete o jeito de quem mora ali. Na verdade, podemos sentir isso até mesmo em alguns objetos pessoais.[5]

---

[4] Masaru Emoto (1943-2014) estudou a estrutura molecular da água. Inicialmente pensou que a água ressoava com a energia com que era investida e que a água poluída poderia ser recuperada através de orações e visualizações positivas. Em 1986 fundou a IHM Corporation, em Tóquio, e em 1992 formou-se em medicina alternativa na Open International University. Prosseguiu com os estudos dos conceitos de *microclusters* de água e análise de ressonância magnética.

[5] Rinpoche, Lama Michel. *Coragem para seguir em frente*. Gaia, São Paulo, SP, 2006, p. 27.

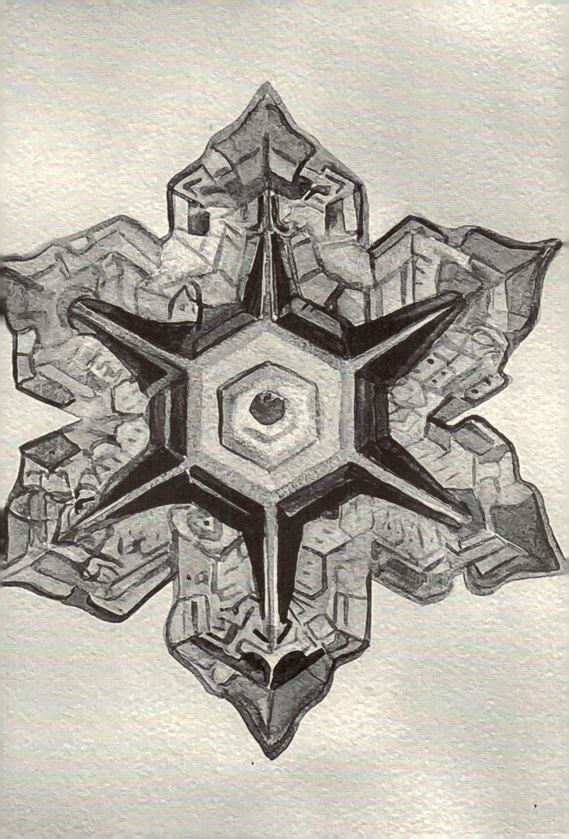

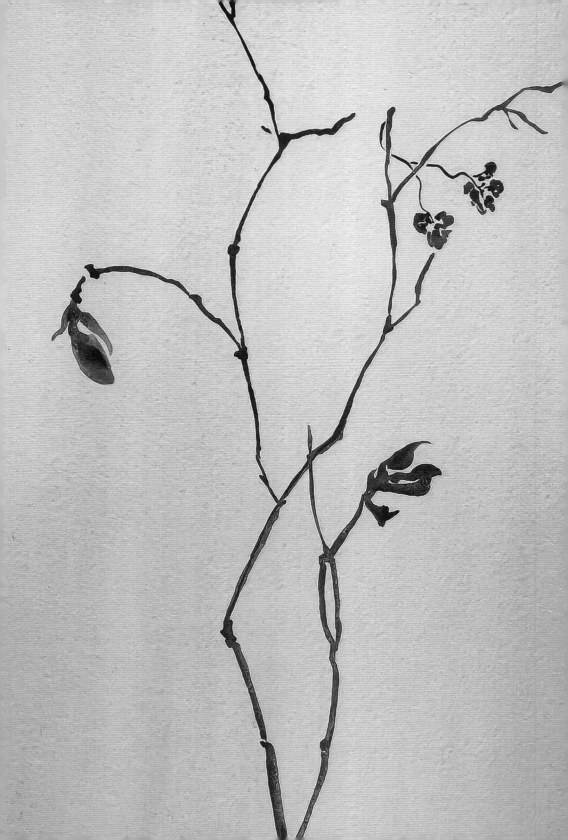

Capítulo 76

Suicídio: quando o sentido encontra-se em morrer

Há uma morte que vem de fora e uma morte que cresce por dentro.
Cada uma delas produz uma dor diferente.[1]

Psicanalista Roosevelt Cassorla

No suicídio não há entrega, mas absoluto controle.[2]

Rabino Nilton Bonder

Segundo a Organização Mundial de Saúde (OMS), houve um aumento de até 60% no número de suicídios nos últimos 45 anos em todo o mundo. O suicídio representa a terceira maior causa de morte na faixa etária dos 15 aos 35 anos, em ambos os sexos. Para cada suicídio, de cinco a dez pessoas próximas sofrem graves consequências psicológicas, econômicas e sociais – são os chamados "sobreviventes". A cada ano, há cerca de 1 milhão de mortes por suicídio no mundo, o que representa uma morte a cada 40 segundos[3]. Não é fácil explicar por que há tantos suicídios.

---

[1] Cassorla, Roosevelt Moises Smeke. *Estudos sobre suicídio*: psicanálise e saúde mental. Blucher, São Paulo, SP, 2021, eBook Kindle, posição 50.

[2] Bonder, Nilton. *A arte de se salvar*: ensinamentos judaicos sobre os limites do fim e da tristeza. Rocco, Rio de Janeiro, RJ, 2011, eBook Kindle, posição 685.

[3] "Prevenção do suicídio no nível local: orientações para a formação de redes municipais de prevenção e controle do suicídio e para os profissionais que a integram". Organização: Anna Tereza Miranda Soares de Moura; Eliane Carnot de Almeida; Paulo Henrique de Almeida Rodrigues; Ricardo Campos Nogueira; Tânia E. H. H. dos Santos.

O dia 10 de setembro é considerado, oficialmente, o Dia Mundial de Prevenção ao Suicídio. Ele foi criado em 2003 pela Associação Internacional para a Prevenção do Suicídio (Iasp) e pela Organização Mundial de Saúde (OMS). No Brasil, o Setembro Amarelo é organizado, desde 2014, pela Associação Brasileira de Psiquiatria (ABP) e pelo Conselho Federal de Medicina (CFM).

Dados de pesquisas apontaram para um decréscimo de 18% nas taxas mundiais de suicídio, entre 2000 e 2016, com a existência de políticas públicas em muitos países e regiões. Mas as taxas brasileiras aumentaram 26,5% no mesmo período[4]. No entanto, estudos publicados em 2021 sobre suicídio e coronavírus revelaram que no Brasil o nível de suicídio se manteve num patamar estável. Em alguns países, como a Austrália, até caíram.

Os suicídios na Itália são 7 vezes mais frequentes do que os homicídios. No Reino Unido, é 8 vezes maior. Na Bélgica, 10. Na Áustria, 20 (M. Bargagli, 2009, p. 140).[5]

Na faixa etária entre 15 e 35 anos, o suicídio está entre as três maiores causas de morte. Estudos apontam para a influência da mídia social como sendo a causa desse aumento. Por um lado, a internet facilita um "ponto de encontro" entre aqueles que pensam em suicidar-se ao promover manuais e jogos suicidas. Por outro lado, as mídias sociais geram uma exposição excessiva da intimidade, o que causa vergonha, inadequação e insatisfação com a imagem corporal – ao ponto do jovem

---

[4] Cassorla, Roosevelt Moises Smeke. *Estudos sobre suicídio*: psicanálise e saúde mental, Blucher, São Paulo, SP, 2021, eBook Kindle, posição 297.

[5] Polito, Mario. *Suicidio. La guerra contro se stessi*: cause e prevenzione. Amazon Itália Logistica S.r.l. Torrazza Piemonte, TO, Itália, 2021, p. 18-19. Tradução livre.

escolher por suicidar-se. Ingestão de pesticidas, enforcamento e armas de fogo estão entre os métodos mais comuns de suicídio a nível global[6].

A vergonha é uma emoção gerada pelo medo de ser julgado por quem se é e, por isso, traz consigo a ameaça de ser excluído do grupo social. O sentimento de isolamento e rejeição é ampliado quando se sente vergonha. Quando algo íntimo é revelado, a pessoa se sente fragmentada e fragilizada. É como se a parte exposta se tornasse a sua única realidade.

Ajudar quem se sente envergonhado a reconhecer que ele é mais do que aquilo que lhe foi ressaltado pode dissolver a paralisia de sentir-se condenado ao isolamento e irá lhe ajudar a recuperar uma imagem íntegra de si mesmo.

O suicídio é um fenômeno complexo, que tem suas raízes em contextos psicológicos, psiquiátricos, culturais, sociais, biológicos e até mesmo genéticos. A razão que desencadeia o suicídio é apenas a gota d'água que faz o copo cheio transbordar.

O psicólogo italiano Mario Polito[7] define o suicídio de modo simples:

> O suicídio é o ato voluntário de pôr fim à vida. Voluntário não significa necessariamente consciente. Um ato voluntário às vezes pode ser ditado por motivos que você não conhece totalmente. [...] O suicídio é o resultado de um processo psicológico altamente estratificado, gerado por um emaranhado de fatores, que apresenta três elementos: a ideia da morte como libertação, a intenção deliberada e fundamentada de morrer e um comportamento autodestrutivo fatal.[8]

---

[6] <www.paho.org/pt/topicos/suicidio>

[7] <www.mariopolito.it/>

[8] Polito, Mario. *Suicidio. La guerra contro se stessi*: cause e prevenzione. Amazon Itália Logistica S.r.l. Torrazza Piemonte, TO, Itália, 2021, p. 18-19. Tradução livre.

Escrever sobre suicídio parece tão difícil quando estar ao lado e escutar um suicída em potencial. Temos dificuldade de ouvi-lo, de nos colocarmos de fato no seu lugar. Sentir a sua desesperança e a sua decisão autoritária de fazer o que lhe vem à cabeça não é fácil. Já estive diante dessa situação algumas vezes e, como amiga, eu lhes disse: "Eu posso até te entender, mas não posso aceitar". Mas até que ponto minha não aceitação contribui para que ele desista de se matar?

Claro que cada caso é um caso. A disponibilidade de poder ajudá-los de alguma maneira deve sempre existir. Há aqueles que mesmo sob tratamento se matam assim que voltam a sentir força para agir.

Entender significa elaborar racionalmente algo que lhe é dito. Aceitar, entretanto, envolve compactuar com essa ideia. Num relacionamento afetivo, podemos entender e não aceitar diversos comportamentos, o que nos leva à decisão de permanecer juntos ou nos separar. Mas, quando alguém que amamos diz ter tomado a decisão de se matar, naquele mesmo momento, ela está nos dizendo que a nossa relação não existe mais, pois o que sentimos não conta nada. Se soubermos manter a lucidez diante da nossa impotência, podemos, ainda assim, retirar nossos julgamentos sobre o que nos impede de aceitar o suicídio e nos abrirmos para ouvi-la. Esse é o momento em que temos aceitar uma realidade mesmo sem concordar com ela, isto é, temos que aceitar os fatos como eles são, seja diante de nossos limites internos ou externos. Para tanto, teremos que buscar apoio junto a médicos, terapeutas e amigos para compartilhar o que está ocorrendo.

O paradoxo é que, ao mesmo tempo que nos sentimos impotentes frente à decisão alheia, nos agarramos à esperança de que ainda assim poderemos fazer algo para evitar que ela se mate. Ouvi-la sem criticá-la, nesse sentido, creio que é um ato último de abertura para um novo entendimento. Ajudar a pessoa a admitir que tem um problema e pode haver uma solução para ele são os primeiros passos. Se ela puder compartilhar seus medos e pensamentos já estará de algum modo aceitando ser ajudada.

A impotência diante do suicida é, infelizmente, uma condição frequente. David Kessler reintera que o suicídio é, muitas vezes, um ato impulsivo, realizado em um momento de desespero:

> Pode acontecer após anos de psicoterapia, antidepressivos, hospitalizações e até terapia de choque [...] Acho que para aqueles de nós sem tendências suicidas, é quase impossível imaginar como é para aqueles que as têm.[9]

Meu ex-marido, que era italiano, suicidou-se quando nos separamos. Não foi um ato impulsivo, mas muito bem planejado com meses de antecedência. Eu compreendi que, por mais que quisesse ajudá-lo, essa era a sua escolha possível. Procuro me abster de julgá-la como sendo um ato egoísta ou mesmo uma escolha autodestrutiva. "É o que ele soube fazer", digo a mim mesma. Na época, conversei e compartilhei minhas preocupações com amigos e com os seus familiares. A resposta que mais ouvi foi: "Quem ameaça não se mata". No entanto, a impotência era de todos. Ele era um homem que quando punha uma coisa na cabeça não havia quem lhe fizesse pensar diferente. Mas nem todo mundo que planeja se matar está determinado a morrer. Esse é um ponto a ser ressaltado.

"Mas e quem ameaça cometer suicídio só para chamar a atenção?" Essa foi a pergunta que levou o psicólogo Mario Polito a fazer uma série

---

[9] Kessler, David. *Finding meaning*: the sixth stage of grief. Scribner, New York, USA, 2019, p. 114. Tradução livre.

de estudos. Segundo ele, a maioria das tentativas de suicídio – talvez mais de 80% – são precedidas por ameaças mais ou menos explícitas ou avisos muitas vezes não levados a sério. Em seu livro *Suicidio. La guerra contro se stessi: cause e prevenzione* (*Suicídio. A guerra contra si mesmo: causas e prevenção*), escreve que o suicídio raramente é um ato impulsivo. Muitas vezes, ele é repensado várias vezes, isto é, ele resulta de um processo de reflexões e preparos. Por isso, nas semanas anteriores é possível notar alguns sinais de indicadores que precedem o ato em si. Os sinais explícitos são muito importantes, mas também é útil avaliar os sinais não verbais do comportamento. Os sinais ou indicações de suicídio mais perigosos são os seguintes:

- Ameaças verbais de suicídio: "Não aguento mais", "Não quero mais viver", "Quero morrer", "Quem se importa se eu viver?", "Em breve você não vai ter que se preocupar mais comigo", "Você ficará feliz quando eu sair do seu caminho", "Eu sou um perdedor", "Eu vou resolver o problema", "Melhor sem mim".

- Tentativas anteriores de suicídio.

- Estados depressivos permanentes.

- Desinteresse pelo futuro.

- Linguagem e pensamentos rígidos e polarizados ("Ou isso acontece ou eu me mato").

- Frases de total autodepreciação, de indignidade, de vergonha e de autodesprezo ("Eu me odeio", "Eu sou péssimo").

- Colapso da autoestima.

- Retirada, encerramento, silêncio e isolamento prolongado.

- Apatia, letargia, preguiça contínua, tédio infinito.

- Comportamento descuidado e irresponsável e atração ao risco.

- O prazer mórbido de provocar a morte.

- Mudanças repentinas de comportamentos e atitudes.

- Negligenciar a aparência física, vestuário e higiene.

- Mudança repentina de humor que, por exemplo, de sombrio, inquieto, angustiado, ofegante, torna-se inexplicavelmente sorridente, sereno, feliz. Quando uma pessoa planejou o caminho, dia e hora do suicídio, paradoxalmente, havia um estado de euforia; é como se tivesse tomado uma decisão que em breve o libertará de um estado insustentável de oferenda. Ela começa a se sentir mais leve e calma.

- Automutilação.

- Abuso de álcool e drogas.

Quando estes indícios ocorrem juntos, o risco é muito maior[10]

O sociólogo, cientista político, psicólogo social, antropólogo e filósofo francês Émile Durkheim (1858-1917) dedicou-se ao estudo do suicídio e o caracterizou em três tipos: egoísta, anômico e altruísta.

O suicídio *egoísta* é um ato de individualismo extremo, praticado por pessoas não integradas aos grupos sociais.

O suicídio *anômico* ocorre em momentos de anomia social, ou seja, momentos como crises sociais (desemprego, por exemplo) e processos de transformação sociais (como a modernização).

---

[10] Polito, Mario. *Suicidio. La guerra contro se stessi*: cause e prevenzione. Amazon Itália Logistica S.r.l. Torrazza Piemonte, TO, Itália, 2021, p. 107. Tradução livre.

O suicídio *altruísta* é o oposto do suicídio egoísta, pois é um ato em que a pessoa está tomada pelo estado de altruísmo, como no caso dos homens-bomba pertencentes ao movimento fundamentalista islâmico Jihad Islâmica da Palestina (PIJ).

No judaísmo, os suicídios estão divididos em duas categorias: aqueles que estão em sua plena capacidade física e mental, conscientes de seu ato e aqueles que estão sob um severo estresse mental ou dor física. De acordo com o livro *Regole ebraiche di lutto*[11] (*Regras hebraicas do luto*), escrito pelos rabinos italianos Ariel di Porto e Riccardo Di Segni, o suicídio (que em hebraico quer dizer "aquele que se destrói conscientemente"), apesar se ser uma violação muito grave na lei judaica, isenta os seguintes casos:

I. Aquele que tira a própria vida porque foi submetido a uma extrema violência de gravidade particular.

II. Um menor de idade.

III. Um doente mental.

IV. Segundo alguns, aquele que se mata para expiar seus pecados.

V. Aquele que se mata por medo de grande sofrimento (por exemplo, os deportados para campos de extermínio e os que sofrem de doenças incuráveis).

De qualquer forma, cada caso deve ser submetido a uma autoridade competente.

Para o psicanalista brasileiro Christian Lenz Dunker:

> O suicídio é a patologia social por excelência. Por isso ele é covariante com processos sociais de individualização, com sentimentos sociais

---

[11] Pela orientação do Conselho Rabínico de Roma e Milão. Roma, Itália, 2007, p. 22.

como a solidão e o tédio, bem como com sofrimentos derivados da lógica do reconhecimento, como a depressão, o apego e o desamparo.[12]

Nos Estados Unidos, em média, um médico comete suicídio por dia, uma taxa duas vezes maior do que a da população em geral. Os motivos envolvem uso e dependência de álcool e drogas como paliativos para aliviar as tensões geradas por muitos motivos. Alguns são a vivência diária com cargas horárias pesadas, as enormes responsabilidades, exposição à dor, ao sofrimento e à morte. Outro motivo é a carga de frustração gerada pela impotência diante da morte, seja por erro humano, falha do sistema ou por causa natural do trauma ou da doença.

Igualmente nos Estados Unidos, há um aumento significativo da taxa de suicídios da geração pós-guerra, o que os estudiosos chamam de "suicídio racional": uma escolha de pessoas muito velhas, saudáveis e que decidem encerrar sua história em determinado ponto da vida. Ou seja, é uma escolha livre e premeditada e não relacionada a uma doença mental. Afinal, tratam-se de pessoas que sempre foram autossuficientes física e emocionalmente. Nesses casos, a morte significa a retomada da dignidade e decência, ao invés de perpetuar suas fraquezas.

O jornalista brasileiro André Trigueiro, em seu livro *Viver é a melhor opção*, escreve que:

> Do ponto de vista científico, mais especificamente da suicidologia, já se sabe que, na maioria absoluta dos casos (aproximadamente 90%), o autoextermínio está associado a patologias de ordem mental diagnosticáveis e tratáveis, razão pela qual não é mais possível dizer que alguém com o ímpeto suicida esteja irremediavelmente condenado a cometê-lo.[13]

---

[12] "Vamos falar sobre suicídio?" *Revista Cult*, 250. ed.

[13] Trigueiro, André. *Viver é a melhor opção*. Correio Fraterno, São Bernardo do Campo, São Paulo, 2015, eBook Kindle, posição 32.

Mas isso será um mito se encararmos o fator mental como o único que desencadeia o suicídio. Há outros fatores que independem de um transtorno mental, como a solidão, o uso de álcool e outras drogas, a desesperança e o desespero diante de uma razão para viver ou resolver um problema, os problemas socioeconômicos e a exclusão social devido à características raciais e sexuais. É também verdade que muitas pessoas enfrentam esses desafios, mas nem por isso se matam. Por isso, a questão é sempre complexa.

O jornalista americano David Kessler, no seu livro *Finding meaning: the sixth stage of grief* (*Encontrando o significado: a sexta etapa do luto*), diz:

> A Control and Prevention (CDC) revela que o suicídio é a principal causa de morte nos EUA e que as taxas de suicídio aumentaram dramaticamente nos últimos anos. Mas ainda não sabemos o suficiente sobre isso para realmente entender quais as causas. A depressão e outros distúrbios de saúde mental certamente desempenham um papel, mas o suicídio raramente é causado por um único fator. Muitas pessoas que morrem por suicídio não são conhecidas por terem uma condição de saúde mental diagnosticada no momento da morte, embora isso simplesmente possa ser porque há uma subnotificação e um diagnóstico errôneo de doença mental. Assim como sabemos muito pouco sobre o que causa o suicídio, nosso conhecimento sobre como preveni-lo também é limitado.[14]

Podemos compreender ou não o que levou alguém a se matar, mas cabe a nós entender o impacto que essa morte nos causou. Aceitar a determinação de meu ex-marido em suicidar-se me ensinou a não desistir da vida, mesmo quando alguém está querendo te levar junto ao tentar se matar. Por isso, digo que a experiência de quem comete o

---

[14] Kessler, David. *Finding meaning*: the sixth stage of grief. Scribner, New York, USA, 2019, p. 115. Tradução livre.

suicídio e daqueles que o testemunham andam em direções opostas – cada um dá a esse ato um sentido subjetivo muito próprio, como as ideias passivas de morte ("Seria melhor estar morto").

A médica australiana Sheila Clark comenta em seu livro *Depois do suicídio: apoio às pessoas em luto* que as mudanças de comportamento das pessoas que pensam em suicidar-se são graduais.

> É extremamente difícil identificá-las e perceber em que momento elas se tornam significativas. Depois que a pessoa decidiu se matar, parece se esforçar para disfarçar seu estado das pessoas que a rodeiam, pois elas é que poderiam, com maior probabilidade, descobrir seus planos e interrompê-los. Até médicos especializados nesse campo têm dificuldade de perceber o momento extremo.[15]

No entanto, é comum nos encontrarmos diante de todos os "E se" possíveis que poderiam ter ocorrido que nos ajudariam a evitar a sua morte.

A psicóloga e suicidologista brasileira Karina Fukumitsu[16] atenta ao fato de que "O enlutado se torna uma espécie de investigador, aquele que 'investiga a dor' de quem se matou para acolher e 'dar chão' à própria dor".[17] Mas podemos ficar tempo demais nos interrogando sobre as suas razões e, ao final, não cuidarmos das nossas próprias dores.

Karina Fukumitsu ressalta que diante do enlutado que se sente culpado pelo suicídio é incorreto dizer:

---

[15] Clark, Sheila. *Depois do suicídio*: apoio as pessoas em luto. Gaia, São Paulo, SP, 2007, eBook Kindle, posição 169.

[16] Em 2020, devido à pandemia de Covid-19 que assolou o mundo, participou de várias frentes no cuidado e prevenção da depressão e do suicídio. Nesse mesmo ano estreou o seu *podcast* "Se tem vida, tem jeito".

[17] Fukumitsu, Karina okajima. *Sobreviventes enlutados por suicídio*: cuidados e intervenções. Summus Editorial, São Paulo, SP, 2019, eBook Kindle, posição 592.

"Não sinta culpa". Ao contrário, é preciso fazer a pergunta: "Do que você se culpa?" A partir dessa questão, o enlutado poderá, por meio das ruminações, reinvestir energia em si e reintegrar sua potência. Em outras palavras, aquele que se percebe impotente pela morte do outro poderá, por meio da culpa, reativar sua potência. Explico.

O antídoto para a culpa é o fortalecimento das ações do aqui-agora. Agimos como é possível no momento em que a situação acontece. Não conseguimos antecipar como agiremos e, por isso, precisamos compreender que nossas ações são respostas que acontecem em um tempo e em um espaço nos quais temos prontidão e maturidade.

É só depois de ouvir do que a pessoa sente culpa que trabalho com a ideia de que tenho certeza de que, se o enlutado soubesse do desfecho da morte por suicídio, teria feito tudo diferente.[18]

São muitas as vezes que temos que aceitar situações sem entender o quanto gostaríamos. Podemos não ter dados suficientes para tirar conclusões justas ou a situação em si mesma é tão complexa que não permite uma só resposta. Nesses casos, poder dizer "Eu não sei" e "Prefiro não julgar" não é abster-se de dar uma opinião, mas, sim, aceitar que simplesmente não sabemos. Sair da posição que nos cabe saber de tudo, de que tudo nos é devido, faz parte do estado de abertura que pode nos manter abertos para o mundo. Algumas perguntas se mantêm sem resposta por muito tempo, outras, com o tempo, são respondidas, mas por que uma pessoa se suicida creio que terão muitas respostas das quais poucas saberemos. Quando passamos a cuidar mais da nossa dor do que tentar compreender a dor de quem se matou, começamos a processar o que essa dor quer nos ensinar.

Para concluir, cito mais uma vez o psicólogo Mario Polito:

---

[18] Fukumitsu, Karina Okajima. *Sobreviventes enlutados por suicídio*: cuidados e intervenções. Summus Editorial, São Paulo, SP, 2019, eBook Kindle, posição 592.

O suicídio não pode ser considerado um ato livre, também porque muitos suicidas se sentem "forçados" por muitas causas a recorrer a esse ato e, além disso, sentem que não têm outra possibilidade e estão convencidos de que o suicídio representa para eles o único caminho obrigatório. O suicídio pode certamente ser uma "escolha", mas dificilmente pode ser considerado uma escolha "livre". É, ao invés disso, uma "escolha forçada". O suicídio, portanto, não é uma escolha de liberdade (porque depois desse gesto trágico nenhuma liberdade pode ser exercida), mas é apenas uma escolha de libertação. O suicídio é uma decisão para se libertar de uma dor intolerável ou de uma situação absurda ou sem sentido. Não se deve confundir "libertação" e "liberdade".[19]

Ao conversar com Geshe Lobsang Phuntsok sobre o suicídio, ele explica que esse é o resultado kármico de uma pessoa já ter se suicidado em vidas precedentes. Isto é, ela criou as causas para ter uma vida curta ao negar o próprio corpo humano em vidas passadas e entrará num ciclo de inúmeros renascimentos com o impulso de se matar.

Conclui Geshe Lobsang Phuntsok:

O momento da morte é o melhor momento para nos direcionarmos positivamente para o nosso próximo renascimento. A mente no momento da morte é muito poderosa e afiada. Uma pessoa ao morrer cria uma condição mental muito forte contra a vida. Esse é o problema. Se no momento da morte tivermos uma mente virtuosa, mesmo tendo durante a vida gerado muitas negatividades, teremos um bom renascimento.

---

[19] Polito, Mario. *Suicidio. La guerra contro se stessi*: cause e prevenzione. Amazon Itália Logistica S.r.l. Torrazza Piemonte, TO, Itália, 2021, p. 74. Tradução livre.

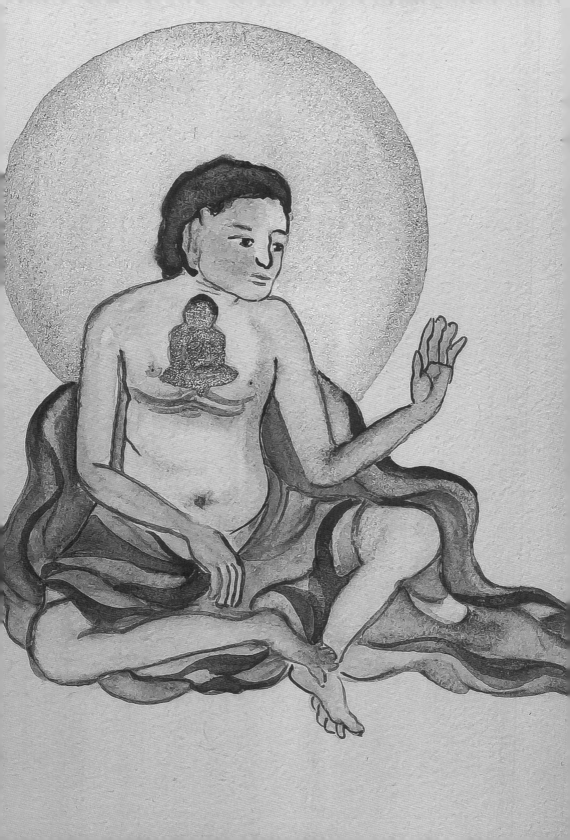

Capítulo 75

Como cuidar de si mesmo
para ajudar os outros?

Rejeitamos nós mesmos quando
tentamos controlar nossos sentimentos.
Rejeitamos nós mesmos quando
manipulamos nossos sentimentos,
achando que deveríamos ou não
estar tendo certo sentimento,
ou então quando tentamos realmente
controlar as circunstâncias e as pessoas externas.[1]

John Ruskan

"O que eu preciso agora para poder te ajudar?" Essa é uma pergunta que só pode ser respondida se estivermos em dia com nós mesmos. Temos necessidades e desejos que precisam ser constantemente alimentados para manter nossa energia ativa e disponível.

Quando nos dispomos a ajudar alguém, nossa atenção volta-se para essa pessoa e nos colocamos em segundo plano. Esse é um gesto positivo até o ponto em que não ultrapassamos os limites da nossa capacidade de oferecer ajuda.

Não podemos confundir generosidade com autoanulação. Isto é, não podemos esquecer de nós mesmos quando nos focamos no outro.

---

[1] Ruskan, John. *Purificação emocional*. Rocco, Rio de Janeiro, RJ, 2001, p. 147.

Gosto muito da frase "Eu de mim, sei". Se aprendermos a utilizá-la de modo direto e prático, seremos pessoas autênticas, sem dificuldade de reconhecer nossos limites.

"Eu de mim, sei" dos meus limites.

"Eu de mim, sei" que preciso dormir cedo para ter energia para trabalhar no dia seguinte.

"Eu de mim, sei" que se eu for num lugar que tenha música ambiente muito alta irei me sentir irritada.

E assim por diante.

Conhecer o que nos dá e nos tira energia é um exercício constante que precisamos praticar para cuidarmos de nós mesmos e sabermos nos proteger. Se não reconhecemos o que nos incomoda, acabamos por sobrecarregar os outros com as nossas necessidades não atendidas.

Outra questão é que sem conhecermos os nossos limites podemos nos dispor a ajudar o outro e facilmente nos sobrecarregar. Parece óbvio, mas não é. A pessoa doente tem suas necessidades claras, enquanto as nossas estão ocultas. Essa é uma armadilha que nos leva a cair em comportamentos codependentes, pois é mais fácil ver o que as outras pessoas estão fazendo e precisando do que ver a nós mesmos.

A escritora americana Melody Beattie[2], autora do bestseller *Codependência nunca mais*, descreve claramente o que é um comportamento codependente quando diz que ao se assumir a função de cuidador, é fácil se tornar os "salvadores do mundo":

---

[2] Melody Beattie é uma escritora americana que compartilha sua experiência de descobrir-se codependente e como liberar-se desse comportamento disfuncional de modo muito claro e acolhedor.

Não somente satisfazemos às necessidades das pessoas; nós as adivinhamos. Nós consertamos, educamos e nos preocupamos com os outros. Nós fazemos melhor, resolvemos e atendemos. E fazemos tudo isso muito bem. "Seu desejo é uma ordem", é nosso lema. "Seu problema é meu problema", é nosso ditado. Nós somos aqueles que tomam conta.[3]

Muitas vezes, a dificuldade de um codependente é a de esperar que um pedido de ajuda lhe seja feito. Por isso, como *salvadores*, se antecipam, controlam e depois se sentem vítimas de suas próprias atitudes.

Melody Beattie esclarece perfeitamente quando escreve:

Salvar e tomar conta significam quase o que parecem dizer. Salvamos as pessoas de suas responsabilidades. Tomamos conta das responsabilidades delas. Depois ficamos com raiva delas pelo que nós fizemos. Então nos sentimos usados e com pena de nós mesmos.[4]

Sempre que assumimos a responsabilidade por outro ser humano – pelos seus pensamentos, emoções, decisões, comportamento, crescimento, bem-estar, problemas ou destino –, sem que ele tenha nos pedido, caímos em comportamentos de codependência. Por isso, sugiro respondermos honestamente a lista de atitudes codependentes proposta por Melody Beattie. Constitui salvar ou tomar conta:

- Fazer algo que realmente não queremos fazer.

- Dizer sim quando queremos dizer não.

- Fazer algo para alguém, embora essa pessoa seja capaz e devesse estar fazendo isso por si mesma.

---

[3] Beattie, Melody. *Codependência nunca mais*. Viva Livros, Rio de Janeiro, RJ, 2017, eBook Kindle, posição 1521.

[4] Ibidem.

- Atender às necessidades das pessoas sem que isso nos tenha sido solicitado antes ou que tenhamos concordado em fazê-lo.

- Fazer mais do que nos foi solicitado.

- Dar substancialmente mais do que recebemos numa determinada situação.

- Consertar os sentimentos das pessoas.

- Pensar e falar por outras pessoas.

- Sofrer as consequências por outras pessoas.

- Resolver os problemas de outras pessoas.

- Numa atividade em conjunto, dedicar mais interesse e esforço que outra pessoa.

- Não pedir o que precisamos ou desejamos.

É muito difícil mudar hábitos que imaginávamos ser virtuosos, nesse caso, o de sermos boas pessoas. Mas podemos começar por evitar a agir assim a partir de um ou mais itens descritos anteriormente. Compreender que ser um codependente é ser um controlador e que não somos tão insubstituíveis como pensávamos é desconfortante. Dessa forma, deixar de ter essas atitudes pode parecer assustador no início.

Melody Beattie nos instiga: "Você está disposto a se sentir desconfortável por um tempo?"[5] Ou seja, você está disposto a frear e a não seguir os seus impulsos habituais?

---

[5] Beattie, Melody. *The New Codependency*: Help and Guidance for Today's Generation. Simon & Schuster, New York, USA, 2009, eBook Kindle, posição 10. Tradução livre.

Não é fácil reconhecer nossos reais limites e a nossa vulnerabilidade, principalmente quando a demanda do outro torna-se um pedido de ajuda urgente.

Tive a oportunidade de participar de uma reunião, no condomínio do prédio onde tinha consultório em São Paulo, com um bombeiro que treinava os funcionários do edifício a como agir em caso de um incêndio. Ele colocou a seguinte situação: se seu filho estiver num quarto cheio de fumaça, você entraria para resgatá-lo? Algumas pessoas responderam: "Claro, mas com uma toalha úmida no rosto". O bombeiro fez uma expressão de tristeza e frustração e nos disse emocionado:

> Eu compreendo perfeitamente a resposta de vocês, mas infelizmente eu já me cansei de encontrar pai e filho mortos juntos. A fumaça mata mais que o fogo. Se vocês estiverem numa situação assim, fiquem fora do quarto e gritem para seu filho: "Estou aqui, venha na minha direção. Eu não posso entrar, mas você pode sair."

Cuidar de si mesmo é prioridade. Lembro-me de uma mãe com câncer que havia faltado na sessão de quimioterapia porque seu filho havia adoecido. Ela me disse:

— Ele é minha prioridade.

Então compreendi o que queria dizer e lhe respondi:

— Ele é o que você tem de mais importante, mas a sua prioridade é o seu tratamento. Prioridade é apenas o que vem primeiro, mas não necessariamente o que tem mais valor.

Lama Gangchen Rinpoche nos disse que não havia saído do Oriente para propagar o Dharma como religião, mas para compartilhar algo tão maravilhoso que não poderia guardar só para si. Em seguida, nos disse: "Quando decidimos fazer algo assim, temos que assumir para nós mesmos o sacrifício de nossas escolhas. Sacrifício não é uma forma de suicídio, mas um modo de assumir completamente o seu compromisso."

Com essas duas situações temos a união de duas importantes informações: podemos manter a motivação de ajudar o outro, mas sem negar os nossos limites e os limites de cada situação.

Podemos dedicar a nossa vida ao bem-estar alheio como uma motivação de grande coração. Mas, se estivermos sendo demasiadamente afetados pelo comportamentos das pessoas, podemos, muitas vezes, começar a querer controlá-las como uma maneira de darmos os limites que necessitamos, mas não admitimos. Passamos a querer obcecadamente mudar o outro em vez de mudarmos a nós mesmos, isto é, reconhecendo os nossos próprios limites.

Certa vez, Lama Zopa nos disse: "Você pode ter o *karma* de estar na floresta amazônica sendo picado por todos os insetos e ainda assim pode se levantar e ir embora". Nem sempre precisamos abandonar a situação como um todo, mas é importante abrirmos mão de nos sentirmos os únicos responsáveis pela situação.

No início, é natural sentirmos medo do que vai acontecer se deixarmos as pessoas serem quem são e assumirmos nossos desejos e necessidades antes negligenciados. Mas, na medida em que a vida flui sem a nossa influência ou ajuda e recuperamos os nossos interesses e motivações, passamos a nos envolver com pessoas e situações que compartilham as tarefas.

Se somos pessoas que gostam de ajudar as outras pessoas, podemos manter a nossa disponibilidade interna aberta, simplesmente aguardando que um pedido de ajuda nos seja solicitado. Diante dele, podemos avaliar nossa contribuição sem assumirmos a totalidade da responsabilidade pela situação. Ela deve ser sempre compartilhada entre todos os envolvidos. E, acima de tudo, é importante lembrar que mesmo munidos das melhores intenções, não podemos ajudar aquele que não quer ser ajudado. Mas, ainda assim, se ele nos solicitar companhia, podemos permanecer ao seu lado, com uma atitude sincera de abertura e disponibilidade, isto é, de não querer transformá-lo nem sermos por ele transformados.

Todos nós precisamos de um pouco de calma para ter mais serenidade, um pouco de segurança dentro e fora para ter mais confiança e um pouco de curiosidade para ter mais abertura.

Assim como nos dizia Lama Gangchen Rinpoche:

**"Devagar, devagar, rápido, então, algo
transformador acontece."**

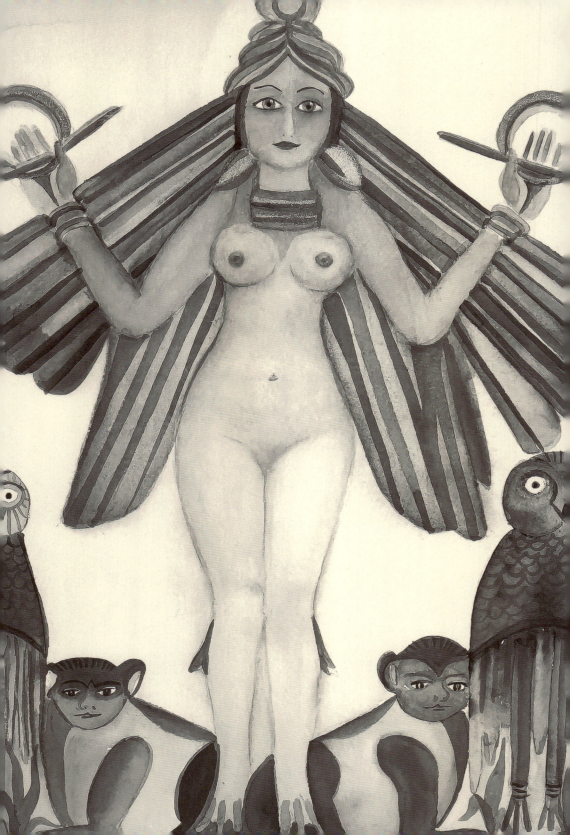

Capítulo 78

O mito de Inanna e sua irmã Ereshkigal

Concluo este livro com o mito sumeriano da Deusa da Vida, conhecida por Inanna. Intitulado como "A descida de Inanna", ele foi encontrado em Nippur, no sul da Mesopotâmia, nos tablados mesopotâmicos. Escrito em forma de poema, com a escrita cuneiforme, esse mito, com mais de 5500 anos, nos inspira a reconhecer como a morte necessita da vida assim como a vida necessita da morte para que ambas possam existir.

Inanna era uma deusa poderosa e destemida que conquistou os céus e a terra. Imaginem uma mulher muito bela, com grande poder de cura e doadora de vida, que tinha a força de tornar o mundo fértil por meio do seu amor e da sua sexualidade. Era amável, confiante, sábia, sedutora, protetora e compassiva.

Sua irmã gêmea, Ereshkigal, era a deusa negra, a "dama do grande lugar mais baixo", habitava o submundo, o reino dos mortos. Ela vivia isolada em seu reino, não podia sair e era sexualmente frustrada.

A história conta que Inanna, motivada pela curiosidade ou pelo desejo de poder, decide fazer uma visita ao submundo para prestar condolências à sua irmã Ereshkigal, grávida e recém-viúva.

Também com o propósito de participar dos ritos funerários do seu cunhado Gugalanna, o "touro do céu", Inanna vai até Ereshkigal, porém, sem antes avisá-la.

Ela não sabia o que a esperava. Se encontraria gratidão e honra por seu gesto ou punição por ter decidido entrar em seu reino sem pedir permissão, pois era consciente de que estava quebrando as regras do reino do mortos ao entrar lá, viva. Por isso, combinou com sua fiel serva, Ninshubur, que se ela não voltasse dentro de três dias e três noites, a serva organizaria grandes cerimônias fúnebres e apelaria às divindades maiores para que viessem em seu auxílio.

No primeiro dos sete portões do submundo, Inanna foi questionada pelo guardião, Neti, por que ela estava ali. Inanna revelou sua intenção de prestar homenagem à sua irmã Ereshkigal pela morte de seu cunhado.

Sua entrada é concedida, mas, ainda assim, ela teria que passar pelos mesmos procedimentos de qualquer morto quando entra no submundo. O processo é lento e difícil. Em cada um dos sete portões, Inanna é obrigada a deixar os seus apetrechos de proteção, que legitimam e lhe conferem o posto de rainha, alta sacerdotisa e mulher.

Quando ela passa pela primeira porta, deixa sua coroa; na segunda porta, o colar de lápis-lazúli; na terceira, os colares que protegiam seu peito; na quarta, seu colete de armadura; na quinta, o anel de ouro; na sexta, as tiras sagradas de lápis-lazúli. E, finalmente, quando passou pela sétima porta, sua túnica real foi removida.

Ereshkigal vê sua irmã com o rosto voltado para baixo, vulnerável e despida de poder. Ereshkigal clama por seu nome e, ao se olharem, fixa-a com o olhar da morte e, com raiva, mata-a lentamente.

Vamos nos colocar no lugar de Ereshkigal. Apesar de estar sofrendo em solidão pela perda do marido, guardava dentro de si um grande ressentimento de viver eternamente nas sombras. É como estarmos mergulhados numa dor antiga e muito profunda e alguém querer nos trazer coragem e vitalidade sem antes reconhecer como nos encontramos. Podemos nos tornar muito agressivos, como as pessoas com depressão diante daqueles que não percebem sua condição.

Ereshkigal pendura Inanna num gancho preso na parede e a deixa lá, ensanguentada, morrendo aos poucos. Algo como o tempo prolongado do luto até que a dor se extinga por si só.

Ao morrer lentamente, Inanna é obrigada a testemunhar tudo o que se passa no submundo. Com isso, ela aprende a compreender e a se conscientizar do que necessitamos diante do lento processo da morte.

Como Inanna não havia retornado ao seu reino celestial, Ninshubur fez o que lhe foi ordenado e pediu ajuda a Enki, pai das duas deusas, conhecido como o deus da sabedoria. O único deus que não temeu por interceder em ajudar Inanna.

Enki, com a sujeira debaixo das suas unhas, cria duas estranhas criaturas, Kurgarra e Galatur. Seres hermafroditas, instintivos e empáticos, eles têm a missão de resgatar Inanna do submundo. Por serem criaturas minúsculas, como bactérias, puderam entrar no reino dos mortos sem serem notadas.

Quando veem Inanna quase morta, não param para tentar salvá-la. Seguem diretamente para encontrar com Ereshkigal, que estava gritando devido às intensas dores do trabalho de parto. Afinal, agora que Inanna estava morta, cabia a ela conhecer a dor daquela que gera a vida.

Quando Ereshkigal urrava "aiiii…", Kurgarra e Galatur repetiam sua dor "aiiii…" E assim foi feito, como um eco, repetidas vezes. Ereshkigal sentiu-se acolhida em sua dor e conseguiu dar a luz.

Pela primeira vez, Ereshkigal sente que sua dor foi ouvida com compaixão. Sua dor não era mais vivida em solidão. Pela ressonância empática de Kurgarra e Galatur, ela se sente finalmente compreendida.

Com imensa gratidão, diz aos seres Kurgarra e Galatur que está disposta a compensá-los com o que eles quiserem. Eles pedem pela vida de Inanna. Eles ressuscitam Inanna borrifando nela o alimento e a água da vida.

Inanna está se preparando para retornar ao mundo dos vivos, mas é obrigada a enfrentar as leis do mundo dos mortos. Segundo elas, ninguém pode sair do submundo despercebido e é preciso dar uma pessoa em troca da sua volta à vida terrena.

Inanna recebe de volta sua coroa, seu cetro e suas joias, No entanto, agora ela está transformada pelo seu processo de morte e renascimento e tem outros olhos para o mundo. Sente-se extremamente sensível a cada gesto de alegria daqueles que lhe dão as boas-vindas. Antes, mal olhava para o seu povo, agora o reconhece com amor.

Ao chegar em Uruk, sua cidade sagrada, encontra seu marido Dumuzi sentado em seu trono sem estar vestido de luto por seu desaparecimento. Ao seu lado, está sua irmã Geshtinanna.

Indignada, Inanna não hesitou em enviá-lo como substituto para o reino de Ereshkigal. Após longas tratativas, Dumuzi, que era o deus da vegetação, consegue convencer que ficará apenas metade de cada ano no reino dos mortos e outra metade caberá à sua irmã, criando assim o ciclo sazonal.

Pessoalmente, reconheço nesse mito a mensagem de que para entrarmos em contato com a morte, temos que nos despir de toda e qualquer defesa.

Inanna, mesmo que inconsciente, tem o impulso de visitar a sua irmã. A ideia de participar do funeral de seu cunhado é uma oportunidade para ela ir em direção ao que lhe era desconhecido, mesmo intuindo que isso lhe custaria sua vida.

O conto, em várias versões, diz que a motivação de Inanna era baseada na curiosidade, no seu espírito de conquista. No entanto, arrisco-me a dar uma outra versão. Inanna não buscava dominar para ter mais poder, mas, sim, porque sentia que deveria integrar algo em si que ainda não conhecia. A conquista instintiva que ela buscava era a união das polaridades luz e sombra, vida e morte. Uma não pode cumprir a sua função sem a outra.

Em geral, a vida é vista como algo separado da morte. Mas esse mito nos ensina o contrário.

Inanna, deusa da vida, do reino do céu e da terra, não conhecia o significado de abrir mão de suas defesas e tornar-se vulnerável, humilde e nua diante da morte. Por isso, ela urge encontrar com sua irmã Ereshkigal.

Ereshkigal, por sua vez, no reino dos mortos, necessitava ser vista e se sentir reconhecida para ganhar vitalidade e poder devolver a vida a Inanna e dar à luz. Ao sentir-se sentida, ela pôde, pela primeira vez, reconhecer o poder de cura do amor.

Esse mito nos inspira tanto a olhar para os nossos traumas e dores guardadas quanto para os lutos que estão sendo realizados e para o processo diante da morte.

Com Inanna, aprendemos a renunciar as nossas defesas, posses, *status* e a necessidade de controle. Somente assim ganhamos a humildade necessária para reconhecer nossa finitude e entrar em contato com o nosso mundo interno. Com Ereshkigal, vimos que dores e ressentimentos guardados podem nos matar se não os visitarmos com empatia e compaixão. Aprendemos também que podemos nos curar se nos abrirmos para receber o amor daqueles que estão dispostos a nos ajudar nos momentos difíceis.

Luz e sombra, vida e morte, caminham juntas. Agora e sempre.

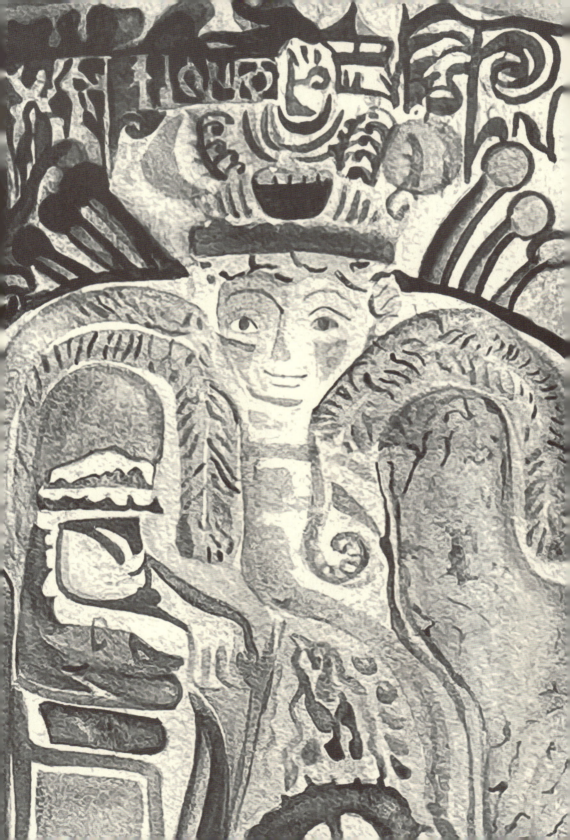

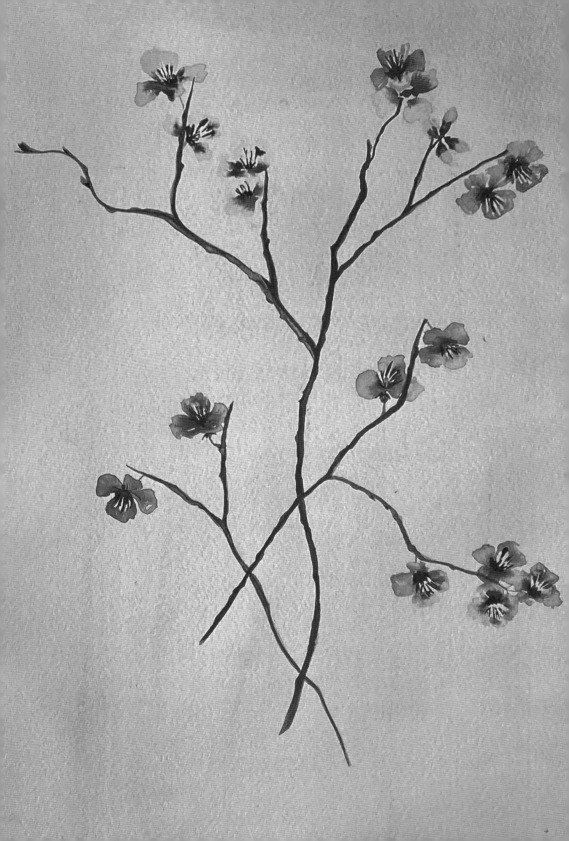

Índice remissivo

A

abandono   68, 81, 156, 182, 193, 219, 414

aborto   399, 455, 459, 460, 461, 462, 463, 464

abraço   40, 96, 240, 474, 521, 525

abuso   70, 82, 248, 573

aceitar a morte   389, 392, 393, 394, 395

afeto   207, 231, 239, 240, 242, 359, 390, 513, 551

agradecer   241, 493

agressividade   119, 189, 247, 248, 250, 521, 548

Ahimsa   222

Alexandra Kennedy   542, 563

alexitimia   236, 237, 238, 239, 243

altar budista   362

Am Chi Tsetan   402, 403, 404, 405, 406

amígdala cerebral   106, 174

André Trigueiro   575

anestesia geral   129

Anna Möller   70

apatia   233, 506, 510, 543, 555, 572

apego inseguro-evitante   239

arrogância   190

Atisha   383

autoanulação   581

autocompaixão   64

autonomia   189, 195, 196, 461, 480, 481, 514

autorregulação   33, 35, 37, 73, 74, 77, 88, 133, 549

autossustentação   92, 142, 168, 181, 524

avó   183, 184, 261, 346, 397

B

balão   166, 500

Banksy   207

bardo   211, 212, 264, 359, 361, 397, 437, 449, 450, 453, 454, 455, 456

bem-estar   31, 32, 44, 50, 62, 67, 79, 94, 95, 125, 126, 155, 156, 179, 187, 256, 271, 302, 445, 485, 555, 583, 586

Big Bang   266

bombeiro 585

brincar 240, 241, 389, 444

bruxismo 80

budismo tibetano 25, 27, 105, 136, 138, 163, 164, 195, 215, 256, 264, 359, 365, 376, 377, 383, 391, 406, 421, 436, 453, 455, 534, 548, 551

C

câncer 178, 179, 199, 215, 237, 272, 372, 385, 392, 393, 473, 483, 585

Carl Jung 179, 371

Carl Rogers 244

cérebro 37, 41, 46, 53, 58, 62, 70, 88, 105, 106, 112, 122, 134, 174, 196, 225, 247, 249, 365, 366, 427, 432, 507, 508

Chagdud Rinpoche 164

Chögyam Trungpa Rinpoche 78, 159, 160, 188, 219, 222, 223, 394, 453, 516, 517, 518

chorar 182, 200, 221, 283, 320, 343

Christian Lenz Dunker 574

Christine Longaker 392, 541

Clara Winnicott 148, 149

codependência 582, 583

compaixão 64, 104, 105, 106, 107, 111, 171, 394, 402, 502, 515, 517, 543, 592, 594

compulsão 56

conforto 91, 92, 96, 111, 115, 119, 188, 204, 308, 349, 373, 423, 479, 516, 517, 518, 555

continuum mental 372, 429

coração 63, 64, 70, 96, 129, 142, 164, 170, 282, 288, 308, 320, 351, 360, 363, 366, 367, 375, 377, 378, 384, 425, 426, 427, 430, 432, 433, 434, 435, 447, 463, 470, 493, 494, 517, 525, 530, 531, 543, 586

coragem 106, 107, 110, 150, 203, 205, 208, 253, 372, 399, 470, 471, 506, 516, 517, 564, 591

Cornélia Rossi 71

corregulação 84

córtex 174, 247, 249, 507

Covid-19 26, 47, 254, 301, 446, 521, 535, 541, 577

cremação 291, 352, 353, 360, 361

cuidar de si mesmo 581, 585

culpa 190, 292, 413, 414, 459, 463, 534, 538, 578

curiosidade 40, 43, 56, 64, 161, 175, 558, 587, 589, 593

D

Daniel Goleman 105, 106

Daniel Siegel 35, 112, 366

David Kessler   156, 157, 546, 556, 571, 576

David Le Breton   147

Deb Dana   77

decatexia   410

Deepak Chopra   351, 352

dependência   196, 197, 575

desejo   157, 178, 206, 207, 211, 240, 271, 397, 412, 482, 483, 548, 583, 589

Deus   176, 199, 243, 262, 276, 279, 285, 287, 288, 289, 290, 291, 295, 297, 298, 307, 308, 309, 311, 312, 313, 314, 317, 319, 324, 329, 363, 443, 446, 474, 498, 505, 506, 554

Dharma   27, 227, 255, 264, 383, 585

Donald Winnicott   49, 148

dor emocional   106, 228, 412, 497, 498, 500, 501, 541

dor física   105, 155, 412, 441, 498, 574

dorsal   63, 64, 69, 71, 72, 74, 83, 84, 431

dúvida   33, 80, 83, 134, 153, 177, 181, 205, 212, 242, 265, 380, 389, 391, 516

E

Elaine Aron   225

Elisabeth Kübler-Ross   156, 157, 396, 410, 543, 545, 546

empatia   40, 64, 104, 105, 106, 111, 112, 188, 239, 242, 390, 501, 517, 521, 525, 558, 594

energia residual   130, 133

enzima monoamina oxidase A (MAOA)   247, 248

escanerizar   92, 93

espaço   39, 40, 78, 79, 80, 91, 93, 99, 101, 109, 110, 154, 159, 160, 163, 164, 165, 166, 167, 168, 169, 170, 173, 175, 212, 221, 240, 250, 296, 312, 324, 331, 333, 375, 379, 380, 421, 422, 425, 428, 431, 435, 442, 461, 470, 493, 498, 506, 510, 518, 522, 523, 524, 533, 542, 551, 553, 562, 563, 578

esperança   84, 161, 164, 190, 199, 272, 280, 302, 308, 392, 395, 414, 423, 473, 507, 541, 543, 554, 570

esternocleidomastóideo   67, 68, 69

estresse   41, 50, 58, 61, 70, 106, 141, 228, 237, 247, 249, 378, 417, 507, 508, 574

estupro   70, 459, 460, 462

Eugene Gendlin   27, 93, 99, 100, 101, 109, 110, 111, 189, 190, 245

experiência de quase morte   431, 441, 443, 444, 446

Experiência Somática® (Somatic
Experiencing® – SE™)   25, 27,
33, 36, 37, 46, 49, 50, 51, 71, 93, 94,
95, 97, 116, 122, 127, 522, 525

F

fadiga   106

família   81, 148, 150, 160, 178, 184,
191, 232, 255, 282, 283, 284, 301,
302, 308, 318, 319, 320, 331, 332,
342, 346, 347, 348, 349, 353, 395,
409, 411, 414, 423, 463, 477, 481,
482, 483, 484, 487, 488, 489, 490

fé   91, 255, 275, 279, 287, 288, 306,
308, 327, 362, 363, 384, 423,
446, 498

fertilização *in vitro*   454, 456

Focalização   27, 93, 94, 99, 100, 101,
109, 111, 190, 245

Francesca Fremantle   211, 453

fúria   73, 125, 126, 130

G

gaslight   80, 81

Gelek Rinpoche   94, 177, 254, 255,
256, 515, 534

gene do guerreiro   247, 249

Geshe Kelsang Gyatso   365,
366, 375

Geshe Lobsang Phuntsok   455,
456, 579

gesto   49, 68, 241, 579, 581, 590, 592

Gilberto Safra   149, 153, 154, 162,
173, 197, 205, 211, 556

Gina Ross   37, 50, 103

gratidão   107, 134, 184, 336, 363,
385, 485, 493, 564, 590, 592

Grupo Genera   249

Guido Boletti   529

H

hábito mental   134

háptico   522, 523, 524, 527, 529

hierarquia de valores   184

hiperagitação   73, 126, 130

humor   78, 188, 516, 521, 573

I

imobilidade   69, 70, 71, 72, 73, 87,
125, 126, 130, 196

imobilização tônica   54

impotência   87, 200, 201, 236, 413,
570, 571, 575

infelicidade   170, 499

intimidade   112, 195, 239, 389,
390, 568

Ivan Capelatto   513, 514

J

Jason Thompson   237, 242

Jeremy Hayward   219

jet lag   71

Joan Halifax   106, 107, 170, 171, 470, 471, 526

John Bowlby   239, 561

John Ratey   225

John Ruskan   581

K

Karina Fukumitsu   577, 578

Karlen Lyons-Ruth   70

Keila Bis   262, 263

L

Lama Gangchen Rinpoche   25, 27, 31, 32, 43, 67, 77, 96, 109, 134, 136, 138, 141, 142, 147, 155, 163, 164, 165, 167, 168, 169, 182, 183, 195, 199, 212, 216, 222, 241, 255, 261, 265, 269, 270, 271, 272, 360, 363, 371, 377, 378, 379, 380, 384, 386, 389, 391, 392, 393, 394, 396, 397, 402, 406, 415, 427, 433, 435, 447, 449, 456, 461, 464, 474, 483, 510, 511, 519, 526, 528, 531, 534, 539, 548, 550, 551, 553, 554, 556, 558, 585, 587

Lama Michel Rinpoche   26, 31, 39, 58, 79, 141, 149, 163, 175, 176, 177, 203, 250, 261, 262, 264, 359, 360, 361, 367, 371, 372, 396, 397, 403, 424, 435, 436, 449, 450, 454, 455, 456, 464, 494, 507, 508, 511, 518, 537, 552, 555, 563, 564

Lama Yeshe   39, 227, 508, 509

Lama Zopa   586

Lati Rinpoche   437

Leonardo Marchetti   62

leucemia   217

Loki Chandra   79, 163

lung   376, 378, 431

luta e fuga   46, 54, 63, 64, 73, 121

M

mãe   72, 82, 104, 154, 175, 176, 182, 215, 216, 217, 218, 219, 235, 238, 242, 301, 331, 334, 335, 336, 337, 346, 385, 390, 404, 412, 414, 437, 454, 474, 538, 585

Maggie Callanan   411, 412, 421, 423, 424, 425, 426, 427, 429

mamíferos   55, 63, 196

mãos   26, 32, 56, 96, 97, 99, 134, 199, 240, 283, 385, 391, 392, 426, 473, 500

Marcia Mattos   149, 150, 223, 240, 512, 513, 552

Maria Goretti Sales Maciel   481, 482

Maria Helena Pereira Franco   545, 546

Maria Rita Kehl   173

Marie de Hennezel   192, 193, 199, 200, 201, 390, 396

Marie-France Hirigoyen   82, 83

Marie Kondo   134

Marion Milner   205, 206, 207, 208, 529

Marion Solomon   35, 112

Mario Polito   568, 569, 571, 573, 578, 579

Martin Heidegger   153

Matthieu Ricard   105

medo   33, 50, 57, 58, 69, 70, 71, 72, 74, 80, 87, 105, 106, 107, 125, 126, 127, 129, 130, 133, 155, 156, 159, 181, 183, 187, 200, 204, 208, 219, 221, 222, 223, 239, 241, 245, 247, 250, 253, 378, 384, 390, 391, 392, 393, 395, 414, 415, 438, 453, 463, 470, 471, 485, 487, 498, 500, 501, 513, 515, 516, 517, 526, 543, 569, 574, 586

Melody Beattie   582, 583, 584

memória traumática   126

mente grosseira   376, 378, 379, 424, 435, 437, 438, 553

mente muito sutil   371, 376, 378, 379, 380, 421, 422, 431, 436, 437, 455

mente sutil   376, 379, 422, 428, 430, 431, 455, 553

Mizuko   463

N

natureza humana   153, 154, 156, 169, 191, 206, 413, 515

necessidades ontológicas   27, 153, 154, 155, 157, 162, 177, 184

nervo vago   55, 62, 63, 64, 67

neurocepção   64, 71, 84

neutralidade com abertura   79, 537

Nilton Bonder   149, 567

Nova York (New York)   46, 78, 256, 283, 284, 394, 462, 464, 556, 571, 576, 584

O

ôntico   153, 154, 155

ontológico   153, 154, 155, 162, 169, 182

P

paciência   221, 402, 518

pai   70, 71, 154, 192, 215, 217, 218, 219, 239, 242, 243, 288, 289, 298, 329, 332, 335, 336, 367, 385, 386, 390, 454, 585, 591

pais alexitímicos   239, 241, 242

Paramahansa Yogananda   401

Patricia Kelley   411, 412, 421, 423, 424, 425, 426, 427, 429

Paul Gorner   153

paz   26, 31, 32, 68, 77, 165, 178, 244, 261, 262, 314, 351, 359, 372, 384, 389, 441, 469, 471, 489, 509, 528, 555

Pema Chödrön   394, 395, 516, 517, 518

pendulação   87, 115, 121

peregrinação   563

pés no chão   94, 97

pessoas altamente sensíveis (PAS)   225, 227, 228

pessoas controladoras   189, 190

Peter Levine   25, 27, 33, 36, 49, 50, 84, 87, 95, 119, 126, 129

Peter Webb   26, 464, 537

Pim van Lommel   441

pinturas rupestres   207

powa   359, 360

prática de purificação   360

prazer   46, 56, 71, 97, 208, 227, 236, 240, 241, 242, 249, 272, 378, 397, 410, 424, 426, 445, 499, 508, 518, 539, 550, 573

princípio da continuidade   271

pulso   335, 401, 402, 429

R

Rabino Ariel di Porto   280, 574

Rabino Riccardo Di Segni   280, 574

Rachel Naomi Remen   497

resiliente   133

ressentimento   178, 188, 242, 459, 511, 590

ressonância   35, 109, 111, 112, 125, 377, 472, 498, 510, 564, 592

risco de vida   63, 64

Robert Sapolsky   248, 250

Robin Stern   81, 82

Roland Schulz   409, 410, 414, 415, 417

Rollo May   231, 232, 233, 235

Ronald Winnicott   197

Roosevelt Cassorla   567, 568

S

sedação paliativa   479

Segunda Guerra Mundial   46, 148, 195, 231, 235, 499

segurança interna   41, 78, 96

sensopercepção   93, 103, 109, 113

Sergio Klepacz   58, 141, 507, 508

ser humano   27, 37, 58, 149, 153, 154, 156, 173, 174, 175, 184, 193, 207, 239, 289, 295, 302, 307, 312, 318, 327, 330, 401, 477, 556, 583

serotonina   62, 247, 248, 378, 508

Sheila Clark   577

Sherwin Nuland   270

silêncio   78, 92, 99, 100, 165, 167, 168, 169, 170, 182, 183, 197, 200, 215, 264, 359, 384, 398, 435, 473, 474, 493, 525, 528, 538, 572

sinais de descarga   73

singularidade   107, 148, 150

sistema nervoso autônomo   49, 51, 55, 61, 62, 63, 65, 71, 73, 74, 77, 84, 85, 115, 116, 247

sistema nervoso dorsal   69

sistema nervoso entérico   62

sistema nervoso parassimpático   61, 62, 77, 83

sistema nervoso simpático   54, 61, 62, 64, 67, 74, 79, 80

Sobonfu Somé   195

Sogdzin lung   378

Sogyal Rinpoche   396

solidão   85, 181, 182, 183, 187, 193, 196, 197, 219, 301, 453, 459, 575, 576, 590, 592

Sonia Gomes   95, 97, 522

Stephen Levine   543

Stephen Porges   27, 33, 51, 61, 63, 77

Sushila Blackman   372, 373, 383, 384

T

tédio   41, 160, 205, 572, 575

Teoria Polivagal   27, 33, 51, 61, 63, 65, 67, 77

terapia do balão   166

Terri Schiavo   474

Thich Nhat Hanh   244, 538, 539

Thinley Norbu   471, 472

Tibete   25, 26, 164, 165, 166, 167, 255, 383, 405

tigle   360, 376, 378

titulação   87, 119, 126, 130

tom de voz   226, 390, 497, 525, 526

toque de contenção   525

transtorno explosivo
   intermitente   248

trauma   27, 33, 36, 37, 46, 49, 50, 51,
   73, 74, 77, 87, 97, 103, 115, 119, 121,
   122, 125, 126, 129, 522, 523, 575

tristeza   104, 111, 134, 155, 156, 162,
   181, 200, 206, 219, 226, 243, 281,
   283, 307, 331, 343, 347, 499, 505,
   506, 507, 509, 510, 511, 512, 515, 516,
   517, 533, 534, 543, 547, 548, 551,
   555, 567, 585

tsa   377, 378, 431

Tsa-tsas   361

Tsoknyi Rinpoche   375, 377, 378

U

últimas palavras   208, 265, 398

V

Vajrayogini   553

vazio   161, 167, 211, 212, 219, 231,
   235, 270, 283, 290, 302, 360, 361,
   375, 436, 454, 498, 505, 508

ventral   55, 63, 64, 67, 68, 73, 74, 77,
   78, 84

vergonha   126, 190, 241, 459, 568,
   569, 572

vórtice de cura   37

vórtice de trauma   36, 37

vulnerabilidade   50, 148, 154, 155,
   156, 157, 184, 187, 188, 189, 190,
   191, 192, 193, 200, 517, 526, 585

Y

Yuval Noah Harari   56, 57

Obras de Bel Cesar publicadas pela Editora Gaia

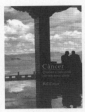

CÂNCER
Quando a vida pede por um novo ajuste

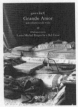

GRANDE AMOR – UM OBJETIVO DE VIDA
Diálogos entre Lama Michel
Rinpoche e Bel Cesar

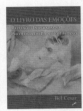

O LIVRO DAS EMOÇÕES
Reflexões inspiradas na psicologia
do budismo tibetano

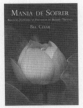

MANIA DE SOFRER
Reflexões inspiradas na psicologia
do budismo tibetano

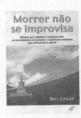

MORRER NÃO SE IMPROVISA
Relatos que ajudam a compreender as
necessidades emocionais e espirituais
daqueles que enfrentam a morte

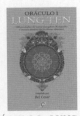

ORÁCULO I – LUNG TEN
108 predições de Lama Gangchen Rinpoche
e outros mestres do budismo tibetano

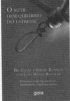

O SUTIL DESEQUILÍBRIO DO ESTRESSE
Conversas entre uma psicóloga, um
psiquiatra e um Lama budista

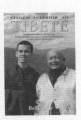

VIAGEM INTERIOR AO TIBETE
Acompanhando os mestres do budismo
tibetano Lama Gangchen Rinpoche
e Lama Michel Rinpoche

Impresso por :

Graphium
gráfica e editora

Tel.:11 2769-9056